Knaus

K

Luitgard Marschall & Christine Wolfrum

Das übertherapierte Geschlecht

Ein kritischer Leitfaden für die Frauenmedizin

KNAUS

MIX
Papier aus verantwortungsvollen Quellen
FSC® C083411

Verlagsgruppe Random House FSC® N001967

1. Auflage

Redaktion: Meiken Endruweit, www.stapel-lauf.de
Satz: Buch-Werkstatt GmbH, Bad Aibling
Druck und Einband: CPI books GmbH, Leck
Printed in Germany
ISBN 978-3-8135-0758-4

www.knaus-verlag.de

Inhalt

Das übertherapierte Geschlecht

Ein kritischer Leitfaden für die Frauenmedizin

Ich setze nichts voraus, außer die Überzeugung, dass jede Wahrheit interessant und dienlich sein kann.[1]

Simone de Beauvoir

Frauen sind heute informierter denn je. Ob im Internet oder in den TV- und Printmedien – überall wird ihnen Wissen im Überfluss angeboten, um gesund und schön zu bleiben oder es zu werden. Die Informationen haben jedoch ein oft unterschätztes Defizit: Vielfach und aus unterschiedlichen Gründen sind sie einseitig, unkritisch, oberflächlich oder lückenhaft. Als wir noch als Redakteurinnen in einem großen Medizinverlag arbeiteten und zum Thema Mammografie-Screening recherchierten, kam eines Tages unser Chef auf uns zu und sagte: »Diese detaillierten Daten verunsichern unsere Leserinnen doch nur und nehmen ihnen die Lust am Lesen. Lassen Sie die lieber weg!« Eine Art Wagenburgmentalität zeigte sich, die notwendige Aufklärung unterschlägt und eine kritische medizinische Berichterstattung behindert. Dabei brauchen wir dringend eine öffentliche Debatte über Probleme und Missstände in unserem Gesundheitswesen. Dies betrifft besonders jene medizinischen Maßnahmen und Therapien, die – oft entgegen zahlreicher Behauptungen – mit einem Gesundheitsrisiko behaftet sind und deren medizinischer Nutzen längst nicht immer wissenschaftlich so gut belegt ist wie behauptet.

Viele davon richten sich gezielt an Frauen. Ihnen geben

wir mit diesem Buch ein Instrument an die Hand, das sie in wichtigen Lebensphasen dabei unterstützt, selbstbestimmt zu entscheiden, welche ärztlichen Angebote sie annehmen oder ablehnen wollen. Denn davon erhalten sie in der Regel mehr als genug. Viele Gesundheitsleistungen sind speziell auf die junge, gesunde und gut verdienende Patientin zugeschnitten. Ärztliche Behandlungsangebote, Werbebroschüren der Pharmaindustrie und sogar Informationsbroschüren von offiziellen Gesundheitsstellen sprechen vor allem das Sicherheitsbedürfnis von Frauen an, ihre Ängste und Sorgen. Der Nutzen solcher Offerten wird dabei unangemessen betont, potenzielle Risiken bleiben oft unerwähnt oder werden vernachlässigt.

Mehr hilft nicht immer mehr – auch in diesem Fall nicht. Denn ein Zuviel an Arzt*, Untersuchungen und Behandlungen, gepaart mit mangelhafter Aufklärung, birgt massive Risiken für die Gesundheit. Doch davon ahnen viele Frauen nichts und verlassen sich auf Sicherheitsversprechen, die sie in Wirklichkeit gefährden.

Viele der Forschungsarbeiten und Sichtweisen, die wir in diesem Buch präsentieren, stammen von Ärzten, die gegen Missstände im Gesundheitssystem aufbegehren oder schlicht Faktenwissen sammeln und veröffentlichen. Wissenschaftler, Therapeuten und andere Vertreter des Gesundheitssystems, mitunter auch Mitarbeiter von Krankenkassen, versorgten uns in einem Maß an Insider-Wissen und Hintergrund-

* Der leichteren Lesbarkeit wegen verwenden wir so gut wie immer die männliche Form, außer bei »Patientinnen«, denn es geht in diesem Buch um die Frau als Patientin, und in Zitaten, bei denen es ausdrücklich anders gewünscht war. Gemeint sind damit durchgängig alle Geschlechter und Identitäten.

informationen, das uns selbst erstaunte. Auch ihnen missfällt offensichtlich die Tendenz unseres Gesundheitssystems, gesunde Frauen zu Patientinnen und Kundinnen zu machen. Das nun vorliegende Buch liefert sachliche und gut verständliche Informationen, auf die jede Frau zurückgreifen kann, um sich davor zu schützen. Von Christine Wolfrum stammen die Kapitel 2, 3, 4, 7 und 8, von Luitgard Marschall 5, 6 und 9. Das 1. Kapitel verantworten beide.

München, im Februar 2017

1.

Frausein gefährdet Ihre Gesundheit!

1.

Frausein gefährdet Ihre Gesundheit!

Wir alle wünschen uns, gesund zu sein. Um Körper, Seele und Geist vital zu erhalten, unternehmen wir gewaltige Anstrengungen. Dabei werden wir allerseits tatkräftig unterstützt. Nicht immer in bester Absicht. Unter der Tarnung des Wohlmeinens wird versucht, alles Gesunde in unseren Lebenswelten in Krankes und damit Behandlungsbedürftiges zu verwandeln, schreibt der Psychiater Klaus Dörner in seinem Buch *Die Gesundheitsfalle.*[1] Vor allem bei Frauen hat dies eine lange Tradition: Normale Zustände oder Befindlichkeitsstörungen bekommen den Stempel von Krankheiten, das nennt sich Pathologisierung. Wenn für diese Zustände Arzneimittel verordnet werden, wird medikalisiert. Gegen die willkürliche Krankheitszuschreibung an Frauen und den abschätzigen männlichen Blick in der Gynäkologie kämpfte die feministische Frauengesundheitsbewegung bereits in den 1970er- und 1980er-Jahren vehement an. Viele ihrer Errungenschaften sind inzwischen in die Schulmedizin eingegangen. Die damaligen Schlagwörter und Parolen – *Weiblichkeit als Krankheit* oder *Pathologisierung und Medikalisierung des Frauenkörpers* – klingen mittlerweile zwar ein wenig gestrig und angestaubt. Doch unsere Recherchen zeigen: Die damit gemeinten Entwicklungen sind gerade vor dem Hintergrund der zunehmenden Ökonomisierung des Gesundheitswesens heute aktueller denn je.

Im April 2016 stellte Ulrike Hauffe, Leiterin der Bremischen Zentralstelle für die Verwirklichung der Gleichberechtigung der Frau, fest: »In der allgemeinen Wahrnehmung ist der weibliche Körper – nach wie vor – vor allem ein potenzieller Krankheitswirt.«[2] Diese pessimistische Einschätzung machte die Psychologin am Beispiel der ersten Regelblutung fest: »Der erste von ab da fortlaufend auftretenden Gründen zur Sorge, weil der Körper ab dem Moment, wo aus dem Kind eine Frau wird, zum permanenten Risikofaktor wird.« Mütter schicken ihre Töchter in die Frauenarztpraxis, damit geklärt wird, ob alles in Ordnung ist. Gynäkologen übernehmen diese Aufgabe gerne. Sie stellen so den ersten Kontakt zu ihren künftigen Patientinnen her: Bei der Untersuchung wird dann der Muttermund ertastet, die Gebärmutter vermessen und überprüft, ob die Schleimhaut richtig abblutet. »Niemand käme auf die Idee, einen Jungen nach dem ersten Samenerguss zum Urologen zu schicken, damit er die Länge von Hoden und Penis misst«, gibt die Psychologin und Gesundheitswissenschaftlerin Petra Kolip von der Universität Bielefeld zu bedenken.

Frauen erleben kaum noch Lebensabschnitte ohne ärztliche Begleitung. Pubertät, Phase der Fruchtbarkeit und Verhütung, Schwangerschaft, Geburt, Wechseljahre oder frühes Alter – die Medikalisierung weitet sich immer mehr aus. »Sie wird von den meisten Frauen inzwischen gar nicht mehr als solche empfunden, da sie so selbstverständlich Teil ihres Lebens geworden ist«, resümiert Cornelia Burgert, Sozialpädagogin beim Feministischen Frauengesundheitszentrum (FFGZ) in Berlin.[3]

Doch woher rührt dieser Impuls, uns in allen Lebenslagen vertrauensvoll in die Hände von Ärzten zu begeben? Kolips Antwort hierzu: »Wir Frauen sind sehr darauf getrimmt, alles, was mit unserer Fortpflanzung zusammenhängt, als medizinische Probleme zu begreifen, die unbedingt einen Arztbesuch nötig machen.« Vermutlich ist es unsere kulturelle Prägung, die es so schwierig macht, sich dem zu entziehen. Besonders Gynäkologen spielen im Leben vieler Frauen eine große Rolle. »Wenn heutzutage eine Frau in eine andere Stadt umzieht, ist oft das Erste, wonach sie sucht, ein Frauenarzt. Fast so, als wäre sie ohne ihn nicht mehr lebensfähig«, sagt die Gesundheitswissenschaftlerin Ingrid Mühlhauser, die an der Universität Hamburg lehrt. Die Anzahl der Gynäkologen hat sich seit Ende der 1960er-Jahre vervierfacht.

In Gesprächen mit Ärzten hat Mühlhauser die Erfahrung gemacht: »Auch Gynäkologinnen, die ich durchaus als fortschrittlich und aufgeklärt bezeichnen würde, befürchten, dass man sie eines Tages nicht mehr braucht, und bemühen sich intensiv um Kundschaft.« Etwa durch neue Offerten im Bereich des Anti-Agings und der Hormon-Kosmetik. Oder sie bieten Individuelle Gesundheitsleistungen an, kurz IGeL (Kap. 3). Aus Ärzten werden so Verkäufer und aus den Patientinnen Kundinnen. »Potenzierte Medikalisierung« nennt Kolip das – getarnt als ärztliche Fürsorge.[4] Die Sorge von Frauen, nicht genug für ihre Gesundheit zu tun, wird aus wirtschaftlichen Interessen heraus ausgenutzt. Mühlhauser bestätigt das: »Es ist schon skandalös, was in den Frauenarztpraxen abläuft. Da wird keine Gelegenheit verpasst, um mit Frauen irgendwelche IGeLeien zu machen. Und ihnen etwas aufzuschwatzen!«

Auch in einem anderen Bereich, der Schönheitsmedizin, stehen Frauen bereits seit Jahren unter Druck (Kap. 4). Diäten, Faltenunterspritzungen sowie Schönheitsoperationen sollen das Äußere nach bestehenden Normen und Standards »verbessern«. Das belegen die steigenden Zahlen der Eingriffe. Dabei gehen Frauen enorme Risiken ein oder ignorieren sie sogar.

Wenn es um das Wohlergehen ihrer ungeborenen Kinder geht, nimmt das Sicherheitsbedürfnis der Frauen zu.

Sie wollen optimal auf die Geburt vorbereitet sein und alles unter Kontrolle haben. Ein Kind auszutragen, gilt inzwischen schon als riskanter Körperzustand – obwohl zwei Drittel der Schwangerschaften problemlos verlaufen. »Die Gesellschaft impft Frauen das Gefühl ein, dass sie als Schwangere Sorgfaltspflichten einzuhalten hätten, damit sie auf jeden Fall ein gesundes Kind auf die Welt bringen. Schwangere fühlen sich enorm unter sozialem Druck, weil sie spüren, dass alles auf sie zurückfällt, wenn es irgendwelche Komplikationen gibt«, sagt Medizinethiker Giovanni Maio von der Universität Freiburg. Diese Gemengelage aus Angst, Bedrängnis und Verantwortungsbewusstsein vermag auch zu erklären, warum ansonsten selbstbewusste und kritische Frauen leicht in einen Sog unnötiger und oft kostspieliger Diagnosen geraten, der sie in Konflikte stürzen und letztlich schwerwiegende Nachteile für sie und ihr Kind mit sich bringen kann.

Viel hilft nicht viel, sondern schadet

Insbesondere junge Frauen fühlen sich heute gleichberechtigter als alle früheren Frauengenerationen. Sie wollen finanziell unabhängig sein und selbstbestimmt entscheiden. Bei allem Erfolg führte dies auch zu dem verhängnisvollen Nebeneffekt, dass das Erreichte zur Pflicht, das Machbare zum Zwang geworden ist. Die Wissenschaftlerin Barbara Duden konstatiert, dass die Selbstbestimmung sich inzwischen gegen Frauen gewendet hat. Zwar könnten heute viele von ihnen freier über ihre Sexualität, ihren Körper und ihre Lebensplanung bestimmen. Gleichzeitig würden sie aber mit einer verwirrenden Vielzahl an medizinischen Angeboten konfrontiert und müssten sich damit auseinandersetzen. Die Historikerin spricht von einer »Selbstbestimmungsfalle«.[5] Laut Dudens pessimistischer Sicht ist die »selbstbestimmte Entscheidung«

zu einer einzigen Aktivität verkümmert, nämlich aus dem vorhandenen Überangebot an Möglichkeiten auszuwählen, was konsumiert werden mag.

Im besten Fall bezahlen die Frauen und tragen keinen Schaden davon. Doch gerade bei den modernen bildgebenden diagnostischen Verfahren kommt es nicht selten zu Verdachtsbefunden, die weiter abgeklärt werden müssen. »Und schon ist man in der diagnostischen Mühle drin mit ihren unnötigen Behandlungen«, sagt Ingrid Mühlhauser. Unnötig bedeutet in vielen Fällen auch gefährlich. So birgt ein Zuviel an Arzt, Untersuchungen und Behandlungen, gepaart mit mangelhafter Aufklärung, massive Risiken für gesundheitliche Schäden.

Wenn Ärzte zu viel oder unnötig diagnostizieren, heißt das im Fachjargon Überdiagnostik. Die Untersuchungen und ihre Folgen schaden dann mehr als die ursprünglichen Beschwerden – falls solche überhaupt vorhanden waren. Bei vielen Screening-Verfahren, das sind Tests zur frühzeitigen und gezielten Suche nach bestimmten Erkrankungen, sind Überdiagnosen üblich. Bei der Brustkrebs-Früherkennung beispielsweise lassen sich sowohl gefährliche Tumore frühzeitig entdecken als auch solche, die nie Beschwerden verursacht hätten (Kap. 8). Ein bislang ungelöstes Problem.

Sobald Mediziner ihre Patientinnen mit zu großem Eifer und über Gebühr behandeln, ist das eine Übertherapie. Der Begriff bezieht sich beispielsweise auf überflüssige Operationen wie die in Deutschland noch immer viel zu oft durchgeführte Gebärmutterentfernung (Kap. 7). Oder auf die Verordnung von unnützen oder unnötig vielen Arzneien, wie bei zahlreichen Patientinnen mit einem prämenstruellen Syndrom (PMS) (Kap. 5), Wechseljahresbeschwerden (Kap. 6) oder

Depressionen (Kap. 9). Einen wichtigen Grund dafür hebt Gesundheitswissenschaftlerin Kolip hervor: »Gesundheit und Krankheit hängen nicht nur mit dem Körper zusammen, sondern auch mit den Lebensumständen.«

Im April 2016 zeigte eine Studie, was viele Frauen ohnehin schon aus eigener Erfahrung vermuteten: Ärzte verordnen ihnen öfter Antibiotika als ihren Partnern.[6] Ein Forscherteam der Universität Tübingen nahm 576 Untersuchungen aus Deutschland und anderen Industrienationen zur Verschreibung von Antibiotika in den Blick und wertete die Daten von mehr als 44 Millionen Patienten aus. Das Ergebnis: Ärzte verschrieben weiblichen Patienten 27 Prozent mehr Antibiotika als männlichen. Die Verordnungen erfolgten, so betonen die Forscher, ohne erkennbaren medizinischen Grund. Dies schlossen sie aus der Tatsache, dass die Studienteilnehmerinnen besonders oft Cephalosporin- und Makrolid-Antibiotika erhielten, die vor allem bei Atemwegsinfektionen helfen. Doch Frauen leiden viel häufiger an Blasenentzündungen, gegen die andere Antibiotika besser wirken. Die Vermutung der Forscher: Da Frauen häufiger mit hartnäckigen Erkältungen zum Arzt gehen, bekamen sie die Antibiotika dagegen. Medizinisch macht das keinen Sinn, denn Auslöser sind meist Viren. Und gegen die helfen nun mal keine Antibiotika.

Die Studie liefert ein weiteres Indiz für unsere Hypothese vom übertherapierten Geschlecht. Aus sämtlichen Arzneiverordnungsstatistiken für Deutschland geht klar hervor, dass Frauen grundsätzlich mehr Medikamente verschrieben bekommen als Männer. »Der Einfluss des Geschlechts auf die Medikation ist seit Langem belegt«, schreiben Julia Schaufler und Carsten Telschow im Arzneiverordnungsreport 2015, wobei sich der Begriff »Geschlecht« auf biologische wie auch psychosoziale

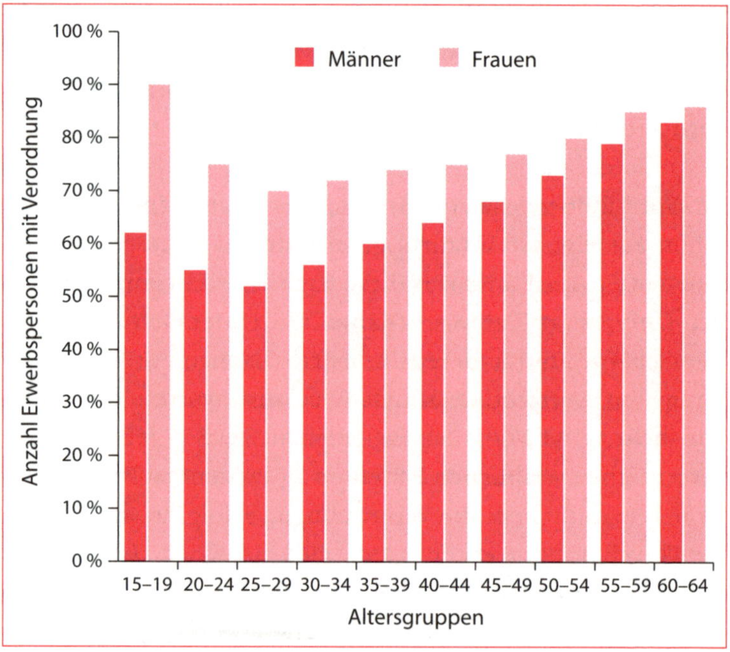

Abb. 1: Laut einer Studie der TK bekommen berufstätige Frauen mehr Rezepte ausgestellt als berufstätige Männer.
[nach: TK Gesundheitsreport 2016: 113, »Erwerbspersonen mit Verordnungen nach Alter und Geschlecht 2015«]

Komponenten bezieht. Zahlen, die Schaufler und Telschow in diesem Zusammenhang nennen: Im Jahr 2014 belief sich der Geschlechterunterschied bei den insgesamt verordneten Arzneimittel-Tagesdosen (Defined Daily Dose, kurz DDD) auf 19 Prozent. Dass Patientinnen deutlich mehr Medikamente für frauentypische, mit ihren körperlichen Bedingungen zusammenhängende Krankheiten erhalten, überrascht nicht sonderlich. Dazu zählen beispielsweise Sexualhormone, Osteoporosepräparate, Schilddrüsentherapeutika oder Migränemittel. Doch es gibt zu denken, dass sie – bezüglich verordneter

Packungen pro Kopf – 1,9- bis 2,9-mal mehr Psychopharmaka und 1,6-mal so viel Schlaf- und Beruhigungsmittel einnehmen. Auch bei den frei verkäuflichen Arzneimitteln haben Frauen einen eindeutig größeren Verbrauch. Nach Angaben des Pharmakologen Gerd Glaeske besorgen sie sich in Apotheken etwa dreimal so viele Schmerz- und Abführmittel und nehmen im Alter fast doppelt so häufig Geriatrika ein, also Stärkungsmittel, Vitaminpräparate und Arzneien, die Alterungsprozesse verzögern sollen.[7]

Ab der Pubertät bekommen Mädchen und Frauen mehr Arzneimittel verordnet als Männer. Das liegt daran, dass sie mit Beginn der Menstruation regelmäßig einen Frauenarzt aufsuchen, der ihnen beispielsweise Verhütungsmittel oder Schmerzmittel gegen Regelbeschwerden verschreibt. Glaeske hat dies in einem Vortrag so formuliert: »Körperliche Veränderungen werden immer wieder therapiert, obwohl die Frauen gesund sind: Die Menstruation mit Schmerzmitteln, die Zeit der Fruchtbarkeit mit ›Pillen‹ und die Zeit von Schwangerschaften und Stillzeit mit Vitaminen und Eisenpräparaten.«[8] Auffällig ist, dass das Verordnungsvolumen gerade bei jungen Frauen sehr hoch ist. Den Grund dafür erklärt die Wuppertaler Pharmakologin Petra Thürmann: »Bis zum vollendeten 20. Lebensjahr bekommen sie die Antibabypille noch auf Kassenrezept verschrieben.« Etwa ab dem 64. Lebensjahr gleicht sich die Menge der verordneten Wirkstoffe bei Frauen und Männern dann zunehmend an.

Bei der Interpretation dieser Daten ist allerdings Vorsicht geboten. »Ein höheres Verordnungsvolumen lässt nicht automatisch auf eine Überversorgung schließen«, sagt Pharmakologin Karen Nieber von der Universität Leipzig. Es könnte auch bedeuten, dass Frauen aus biologischen Gründen häufiger krank als Männer sind oder ein anderes Krankheitsspektrum aufweisen. Dieser Vermutung steht das

Lebenserwartung bei der Geburt

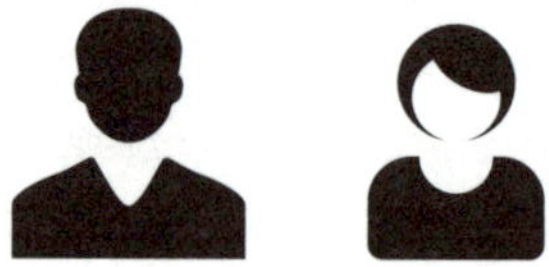

Island	81,3	86,2	Spanien
Schweiz	81,1	86,0	Frankreich
Liechtenstein	81,0	85,6	Italien
Republik Zypern	80,9	85,4	Schweiz
Italien	80,7	85,2	Luxemburg
Spanien	80,4	84,7	Republik Zypern
Schweden	80,4	84,5	Island
Norwegen	80,1	84,4	Portugal
Niederlande	80,0	84,2	Malta
Malta	79,8	84,2	Schweden
Frankreich	79,5	84,2	Norwegen
Großbritannien	79,5	84,1	Griechenland
Luxemburg	79,4	84,1	Slowenien
Irland	79,3	84,1	Finnland
Österreich	79,2	84,0	Österreich
Griechenland	78,9	83,9	Belgien
Belgien	78,8	**83,6**	**Deutschland**
Dänemark	78,7	83,5	Irland
Deutschland	**78,7**	83,5	Niederlande
Finnland	78,4	83,2	Großbritannien
Slowenien	78,2	83,2	Liechtenstein
Portugal	78,0	82,8	Dänemark
Albanien	76,4	82,0	Tschechische Republik
Tschechische Republik	75,8	81,9	Estland
Türkei	75,4	81,7	Polen
Kroatien	74,7	81,0	Kroatien
Montenegro	74,1	80,9	Türkei
Polen	73,7	80,5	Slowakei
Mazedonien	73,5	80,3	Albanien
Slowakei	73,3	80,1	Litauen
Serbien	72,8	79,4	Lettland
Estland	72,4	79,4	Ungarn
Ungarn	72,3	78,9	Montenegro
Rumänien	71,4	78,7	Rumänien
Bulgarien	71,1	78,0	Bulgarien
Litauen	69,2	78,0	Serbien
Lettland	69,1	77,5	Mazedonien

Abb. 2: So alt werden heute in Europa geborene Menschen im Durchschnitt.
[nach: ec.Europa.eu/eurostat, April 2016, »Health in the European Union«]

»Geschlechterparadox« entgegen: Darunter diskutieren Gesundheitsforscher das scheinbar widersprüchliche Phänomen, dass Frauen in westlichen Industrienationen länger als Männer leben, in mittleren Jahren seltener an schweren chronischen Erkrankungen leiden und damit objektiv betrachtet gesünder sind.[9] Erstaunlicherweise bewerten sie ihre Gesundheit in der eigenen Wahrnehmung aber eher schlecht. Sie nehmen Krankheitssymptome früher wahr und gehen häufiger zu Ärzten. So betrachtet könnten Frauen auch einfach sensibler und verantwortungsbewusster gegenüber der eigenen Gesundheit sein und geschlechtsspezifische Pfade im Gesundheitsverhalten einschlagen. »Frauen gehen anders mit Krankheit um als Männer«, bestätigt auch Karen Nieber.

Warum Frauen länger leben …

Möglicherweise machen Frauen vieles richtig: Sie ernähren sich von klein auf gesünder[10], rauchen seltener, gehen offensichtlich weniger Risiken ein und haben deshalb auch weniger tödliche Unfälle. Ein heute in Deutschland geborenes Mädchen wird 83,6 Jahre alt, ein Junge kommt nur auf 78,7 Jahre.[11] Ein Pluspunkt für Frauen: Sie gelten als risikoscheuer als Männer. Besonders junge Männer, die sich durch Aggression, Risikobereitschaft und Konkurrenz in ihrer Gruppe positionieren wollen, tendieren zu riskantem Alkoholkonsum.[12] Die Folge: Sie bauen häufiger Unfälle aufgrund überhöhter Geschwindigkeit oder/und unter Alkoholeinfluss. Eindeutig fallen neueste Untersuchungen hier aber nicht aus: »Gerade bei Frauen zeigt sich, dass auch in den höheren Statusgruppen ähnlich häufig oder sogar noch häufiger regelmäßig und auch riskant Alkohol konsumiert wird«, schreibt Thomas Lampert vom Robert Koch-Institut.[13]

Bei Frauen kommt mehr Pflanzliches auf den Tisch als bei Männern.[14] Gemüse und Obst sollen gesund sein und gegen chronische Erkrankungen schützend wirken, wie erhöhten Blutdruck, schlechte Fettwerte, Herz-Kreislauf-Erkrankungen und Schlaganfall.[15] Tatsächlich haben in Deutschland mehr Männer als Frauen im mittleren Alter chronische Erkrankungen, etwa Diabetes und Bluthochdruck.[16] Als typisch männlich – und gleichzeitig weniger gesund – gilt ein hoher Fleischkonsum, da er beispielsweise das Darmkrebsrisiko erhöht.[17]

Rauchen ist besonders schädlich: 2013 rauchten etwa 29 Prozent der Männer ab 15 Jahren sowie 20,3 Prozent der gleichaltrigen Frauen.[18] Beim genaueren Blick auf die Fakten zeigt sich, dass der Anteil der Raucher langsam sinkt, der der Raucherinnen aber seit 2009 auf hohem Niveau stagniert. Zudem wirken sich die schädigenden Effekte des Rauchens bei Frauen stärker aus, beispielsweise das Risiko, eine Herz-Kreislauf-Erkrankung zu entwickeln.[19]

… aber nicht in jedem Fall

Offensichtlich beeinflussen die Höhe des Einkommens, die Bildung und der Beruf unsere Gesundheit und Lebenserwartung stärker als gedacht – manchmal stärker als das biologische Geschlecht. Während einfache Arbeiterinnen sich im Alter von 40 Jahren ziemlich genau in der Lebensmitte befinden, leben Beamtinnen im Schnitt knapp 7 Jahre länger, errechnete die Demografische Forschung vom Max-Planck-Institut in Rostock.[20] Noch extremer fallen die Unterschiede bei den Männern aus. Für einen 40-jährigen Bergarbeiter stehen die Chancen, das Rentenalter zu erreichen, fast 50:50. Lehrer und Sozialarbeiter dagegen erleben ihren 65. Geburtstag mit einer Wahrscheinlichkeit von mehr als 90 Prozent. Untersuchungen in Klöstern zeigten, dass dort die Differenz bei der Lebenserwartung von Nonnen und Mönchen nur noch 1 bis 3 Jahre betrug. Das legt nahe, dass wichtige nicht-biologische Faktoren – Wissenschaftler sprechen dann, vereinfacht gesagt, vom psychosozialen Geschlecht (gender) – einen ungeahnt größeren Einfluss auf das Lebensalter nehmen als das biologische Geschlecht (sex). Ausschlaggebend ist der Status, gekennzeichnet durch Geld, Bildung, Beruf, und die damit einhergehenden Lebensbedingungen. Diese soziokulturellen Effekte entscheiden wirkungsvoll: So hat ein Mann in der höchsten Einkommensgruppe eine um 4 Jahre höhere Lebenserwartung als eine Frau in der niedrigsten.[21]

Keine Wirkung ohne Nebenwirkung

Die Vorstellung von geschlechtsspezifischen Gesundheitskonzepten könnte helfen, den hohen Medikamentenkonsum von Frauen zu erklären. »Weil Frauen öfter bei Ärzten Hilfe suchen und mit ihnen auch ganz offen über subjektive Beschwerden wie Unruhe, Unwohlsein, Müdigkeit, Niedergeschlagenheit oder Schmerzen reden, bekommen sie mehr Medikamente verschrieben – selbst wenn dies nicht immer notwendig ist«, erläutert die Internistin und Gendermedizinerin Alexandra Kautzky-Willer. »Das kann leicht zu einer Überversorgung mit Schmerz-, Schlaf- und Beruhigungsmitteln oder Antidepressiva führen.« Dass Mediziner Frauen zwei- bis dreimal mehr Psychopharmaka als Männern verordnen, hat noch weitere Gründe. »Bei Frauen werden körperliche Beschwerden schneller der Psyche zugeschrieben und als depressive Störung eingestuft«, sagt die Gendermedizinerin von der Medizinischen Universität Wien. Das bedeutet: Eine Frau, die beispielsweise mit beiden Beinen im Berufsleben steht, Mann und Kinder versorgt und nebenher vielleicht

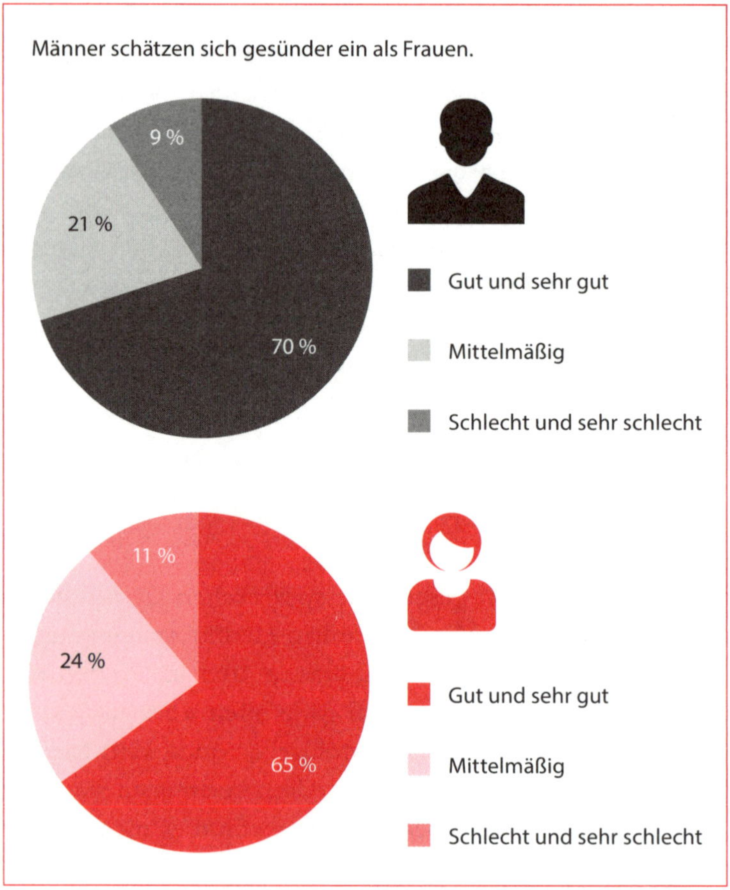

Abb. 3: Männer schätzen sich gesünder ein als Frauen.
[nach: ec.Europa.eu/eurostat, April 2016, »Self-perceived health statistics«]

auch noch einen Elternteil pflegt, bekommt beim Arzt nicht selten ein Rezept für ein Antidepressivum, um der hohen Alltagsbelastung standhalten zu können. »Einmal verordnet, holen sich manche Frauen die Rezepte für ihre medikamentösen Helfer dann über Jahre hinweg, wenn nicht gar lebenslang, in der Arztpraxis ab«, so Kautzky-Willer.

Eine Über- und Fehlversorgung mit Arzneimitteln kann in dreifacher Hinsicht problematisch sein: Es treten vermehrt unerwünschte Nebenwirkungen, Wechselwirkungen oder Abhängigkeit auf. Keine Wirkung ohne Nebenwirkung – unter Pharmakologen ist dies eine Binsenweisheit. Wird ein Medikament ohne zwingenden medizinischen Grund verabreicht, wirkt sich dies ungünstig auf das Nutzen-Risiko-Verhältnis aus: Während sich der Nutzen stark verringert, treten unerwünschte Effekte in den Vordergrund. Konkret sei dies am Beispiel der Antibiotika festgemacht, die gegen Viren wirkungslos sind. Mit ihren Nebenwirkungen, etwa Beschwerden im Verdauungstrakt, haben die Patienten zu kämpfen. »Manchmal werden auftretende Nebenwirkungen wieder durch Medikamente behandelt. Dadurch steigt der Arzneimittelverbrauch weiter an«, bemerkt Karen Nieber kritisch.

Dass auch Hormonpräparate und Verhütungspillen ernst zu nehmende Nebenwirkungen und Risiken mit sich bringen, zum Beispiel eine erhöhte Thrombose- und Emboliegefahr, ist bekannt. 2016 machte ein Forscherteam aus Dresden in der renommierten Zeitschrift *Nature Scientific Reports* auf einen weiteren unerwünschten Effekt aufmerksam: Offenbar kann sich die Einnahme der Antibabypille bei Frauen auch negativ auf das Blutfettmuster und den Fettstoffwechsel auswirken.[22] Jürgen Gräßler, Leiter des Bereiches für Pathologische Biochemie an der TU Dresden, äußerte sich dazu: »Nach einer gesonderten Auswertung der Blutfettprofile von Frauen, die orale Kontrazeptiva einnahmen, haben wir plötzlich gesehen, dass die bisher stoffwechselmäßig als harmlos angesehenen Präparate doch eine Auswirkung auf den Fettstoffwechsel haben.«[23] Bei den untersuchten Frauen war es zu auffälligen Veränderungen gekommen, die die Forscher auf eine Reizung der Leberzellen und eine damit einhergehende allgemein erhöhte Entzündungsreaktion schließen ließen.

Auch Wechselwirkungen treten häufig als Folge einer Medikamentenübertherapie auf. Bei der Einnahme von zwei Arzneimitteln beträgt das Risiko einer Wechselwirkung, Interaktion genannt, durchschnittlich 13 Prozent. Bei vier Präparaten steigt es auf 38 Prozent, bei sieben auf 82 Prozent an.[24] Da der Arzneimittelverbrauch mit zunehmendem Alter steigt, treten solche Interaktionen besonders bei älteren Menschen auf. Sobald mehr als fünf Wirkstoffe gleichzeitig eingenommen werden, sprechen Mediziner übrigens von einer *Polypharmakotherapie* oder auch *Polypharmazie*. Nicht immer ist nur das Verschreibungsverhalten der Ärzte für die Neben- und Wechselwirkungen verantwortlich. Das Problem spitzt sich dadurch zu, dass Frauen nachweislich stärker als Männer dazu neigen, zusätzlich zu den ärztlich verordneten Medikamenten noch selbstverordnete frei verkäufliche Präparate einzunehmen.

Insgesamt sind in Deutschland 1,4 bis 1,9 Millionen Menschen von Arzneimitteln abhängig. Rund 70 Prozent davon sind Frauen – vor allem im mittleren und höheren Lebensalter. In seinem Buch *Die stille Sucht* charakterisiert Ernst Pallenbach, Fachapotheker für Klinische Pharmazie, die Medikamentenabhängigkeit als ein überwiegend weibliches Phänomen und setzt sich mit den Hintergründen und Ursachen auseinander.[25] »Frauen leben ihr Suchtverhalten anders als Männer aus«, sagt Pallenbach. »Sie greifen zu Suchtmitteln, deren Wirkungen unauffällig und leise sind, um den Schein der Normalität zu wahren.« Medikamente eignen sich dafür besonders gut.

Eine wichtige Rolle spielen auch die Lebensbedingungen von Frauen. Um den vielen Anforderungen genügen zu können, die sich aus ihrem Alltag ergeben, setzen manche auf Tabletten als Helfer. Besonders verbreitet sind Tranquilizer aus der Wirkstofffamilie der Benzodiazepine, die entspannend, angstlösend und schlaffördernd wirken. Trotz ihres besonders hohen Missbrauchs- und Abhängigkeitspotenzials verordnen sie viele Ärzte. Ein Beispiel für eine Fehlversorgung, denn für die Bewältigung von Alltagsproblemen und die Langzeitanwendung sind die Wirkstoffe nicht zugelassen. »Kein Arzt möchte damit bewusst einer Patientin schaden«, davon ist der Suchtexperte Ernst Pallenbach überzeugt. »Und eine kurzfristige Verordnung von Schlaf- und Beruhigungsmitteln kann in manchen Fällen auch durchaus sinnvoll sein.« Unter den frei verkäuflichen Präparaten spielen besonders Schmerzmittel wie Acetylsalicylsäure oder Ibuprofen eine große Rolle oder auch Abführmittel. Insgesamt haben 5 bis 10 Prozent aller verfügbaren Arzneimittel ein Abhängigkeitspotenzial.

Frauen sind nicht einfach ›andere Männer‹

Dass bei Frauen unerwünschte Reaktionen auf Arzneimittel etwa 1,5- bis 1,8-mal häufiger auftreten als bei Männern, liegt nicht nur an dieser Überversorgung. Vielmehr sind die Diagnose und Therapie von Krankheiten viel zu wenig frauengerecht.[26] »Gerade in der Arzneimitteltherapie werden geschlechtsspezifische Aspekte noch kaum berücksichtigt«, bemängelt die Pharmakologin Nieber. Schon bei der Entwicklung und Zulassung von Medikamenten werden neue Mittel vorwiegend an männlichen Versuchstieren und Männern getestet. Obwohl inzwischen klar ist, dass manche Medikamente je nach Geschlecht stärker oder schwächer wirken und mitunter andere Nebenwirkungen haben. Grund dafür ist die Pharmakokinetik. Damit ist gemeint, wie viel von einem Wirkstoff den Körper erreicht und wie er dort verteilt, verstoffwechselt und ausgeschieden wird. Fakt ist: Die Pharmakokinetik vieler Arzneistoffe weist bei Frauen und Männern deutliche Unterschiede auf. Besonders wenn weibliche Geschlechtshormone mit ins Spiel kommen, reicht es nicht mehr aus, einfach die Wirkstoffmenge zu variieren, um unerwünschte Wirkungen zu vermeiden. »Wir müssen solche Aspekte unbedingt schon im Studium vermitteln«, mahnt Nieber an. In einigen Einrichtungen wie dem Berliner Institut für Geschlechterforschung in der Medizin (GiM) ist das bereits der Fall. Andere Universitäten bieten immerhin Sondervorlesungen zur geschlechtsspezifischen Medizin an.

Im Bereich der koronaren Herzerkrankungen und beim Herzinfarkt sind Genderaspekte bereits vergleichsweise gut erforscht. »In der Leitlinie zum akuten Herzinfarkt, die praktizierenden Ärzten eine Richtschnur für die Behandlung liefert, haben sich die Unterschiede zwischen Frauen und Männern aber noch nicht ausreichend niedergeschlagen«, sagt die Fachärztin Ute Seeland vom Berliner Institut für Geschlechterforschung in der Medizin und führt zwei konkrete Beispiele an.

Das erste betrifft den Wirkstoff Acetylsalicylsäure, der schon seit Jahrzehnten in niedriger Dosierung und bei beiden Geschlechtern zur Herzinfarktvorbeugung verabreicht wird. Dass dieser Ansatz bei Frauen nicht zur Verringerung des Herzinfarktrisikos beiträgt, sondern zur Schlaganfallprophylaxe, ist den wenigsten Ärzten bekannt. »Letztlich ist es gut, dass Frauen und Männer das Medikament bekommen, auch wenn es sie vor unterschiedlichen Erkrankungen schützt«, betont Seeland. Der pflanzliche Wirkstoff im zweiten Beispiel, das in der Fingerhutpflanze enthaltene Digoxin, wurde viele Jahrzehnte lang zur Behandlung von Herzschwäche und bestimmten Herzrhythmusstörungen verordnet, es heilt jedoch nur Männer. »Herzkranke Frauen, die Digoxin einnehmen, sterben deutlich häufiger als Frauen, die nicht mit dem Wirkstoff behandelt werden«, so Seeland. Für Frauen gibt es inzwischen gut verträgliche Alternativ-Arzneien.

Trotz erster Ansätze ist die Arzneimitteltherapie für Frauen noch lange nicht optimiert. Ein Missstand, der auf das gleichzeitige Zusammenwirken von biologischen und psychosozialen Faktoren zurückgeführt werden muss und zu einer Über- und Fehlversorgung führt. Und das gilt nicht nur für Medikamente. Eine Unterversorgung der Frauen in bestimmten Bereichen gibt es jedoch auch, etwa beim Herzinfarkt. Das Risiko, an einer Herz-Kreislauf-Erkrankung zu sterben, ist für Frauen höher als für Männer: 2014 starben 189 518 Frauen und 148 538 Männer daran. Noch erstaunlicher: Frauen rechnen nicht mit dieser Erkrankung – und noch weniger mit einem tödlichen Herzinfarkt. Obwohl viele von ihnen ein gutes Gespür für ihren Körper haben, scheint ihr Nach-innen-Horchen bei diesem Ereignis zu versagen.[27] Im selben Jahr starben mehr Frauen am Myokardinfarkt (20 993) als an Brustkrebs (17 670).[28]

Trifft es die unter 60-Jährigen, geht es für deutlich mehr von ihnen tödlich aus als bei gleichaltrigen Männern. Hinter dieser Erkrankung stehen komplexe biologische und auch psychosoziale Bedingungen – hier einige besonders wichtige: Bei Frauen geht Diabetes mit einer vierfach erhöhten Herzinfarktrate einher. »Umso erstaunlicher ist es, dass bei Frauen die Diabeteserkrankung oft erst spät erkannt und weniger oft konsequent medikamentös behandelt wird«, sagt Geschlechterforscherin Ute Seeland. Bereits vor mehr als 10 Jahren belegte eine Studie, dass ein Drittel aller Menschen nicht mit den für einen Herzinfarkt typischen Brustschmerzen zum Arzt kommen. »Die hatten andere, meist vegetative Symptome, wie besonders starke Müdigkeit, Schwindel, Übelkeit und Erbrechen«, sagt Seeland. Insbesondere jüngere Frauen zeigten diese untypischen Anzeichen und deuteten sie möglicherweise falsch.

Seit Kurzem hat man überhaupt erst verstanden, dass für einen Herzinfarkt noch weitere Gründe als die üblichen Ablagerungen und die dadurch verursachten Verengungen der drei großen Herzkranzgefäße verantwortlich sind. Bei Frauen betrifft es öfter auch die kleinen Gefäße in der Herzwand, die zu einer »globaleren Ischämie« führen, also zu einer Durchblutungsstörung, die nicht eindeutig dem Versorgungsareal einer Herzkranzarterie zugeordnet werden kann. »Erst ein Test, beispielsweise mit dem Wirkstoff Acetylcholin, kann Aufschluss über die Funktion der kleineren Gefäße geben«, erläutert Seeland.

Östrogene, Sexualhormone der Frauen, schützen das weibliche Herz. Inwieweit antientzündliche Hormoneffekte die Arterienverkalkung bis nach den Wechseljahren verzögern, wird derzeit intensiv beforscht. Auch bei der Behandlung reagieren Frauen- und Männerherzen unterschiedlich. Zum Beispiel bei einer Bypass-Operation: Beim On-Pump-Verfahren schleust der Chirurg das Blut durch eine Herz-Lungen-Maschine, während er neue Zugänge legt. Bei der Off-Pump-Technik arbeitet der Operateur ohne Einsatz dieser Maschine. Mehr Frauen überleben die Bypass-Operation mit der Off-Pump-Technik. Für das Überleben der Männer spielen diese unterschiedlichen Methoden dagegen keine Rolle.

Hinzu kommt: Frauen scheinen ihr eigenes Wohl bei Weitem nicht so ernst zu nehmen wie das ihrer Kinder und Partner. »Frauen warten bei Symptomen des Herzinfarkts immer noch zu lange, bis sie die Initiative ergreifen und sich ärztliche Hilfe suchen. Männer sind dann schneller beim Facharzt«, sagt Gendermedizinerin Seeland. So sterben immer noch mehr Frauen auf dem Weg in die Klinik als Männer: Je schneller eine Behandlung bei einem Herzinfarkt einsetzt, desto besser stehen jedoch die Überlebenschancen.[29]

Niedergelassene Hausärzte wiederum rechnen oftmals nicht damit, dass vor ihnen eine schwer kranke Patientin sitzt. Häufig berichten Frauen über zahlreiche Symptome, die es dem

Mediziner zusätzlich erschweren, an Naheliegendes zu denken und rasch zu handeln.[30] »Frauen geben häufiger psychischen Stress als auslösendes Ereignis für einen Myokardinfarkt an, Männer eher körperliche Anstrengung«, betont Seeland.

Kürzlich überprüften Studien unabhängig vom biologischen Geschlecht, ob eher feminine oder maskuline Eigenschaften Risikofaktoren für ein verfrühtes akutes Herzsyndrom sein könnten.[31] Anhand dieser Studien scheinen zwei genderbezogene Variablen bei jungen Erwachsenen besonders schwer zu wiegen: die hauptsächliche finanzielle Verantwortung zu tragen und die Hauptlast an familienbezogener Arbeit. Da Alleinerziehende bei uns meist weiblich sind, sind sie möglicherweise besonders gefährdet. In der ärztlichen Praxis geht es darum, die Patientin als Ganzes samt Umfeld im Blick zu haben, nicht nur »den Darm«, »das Herz« oder »die Niere«.

Geschlechterunterschiede in der Klinik bei akutem Herzinfarkt

	Frauen	Männer
Frühe Symptome	ungewöhnliche Müdigkeit	Angst
Auslösendes Ereignis für den Herzinfarkt	emotionaler und sozialer Stress	schwere körperliche Arbeit
Symptome	Rücken-, Nacken-, Kiefer-, Hals-, Gesichts-, Oberbauchschmerzen Atemnot mit oder ohne Druckgefühl Schmerzen im Brustkorb	Schmerzen und Enge in der linken Brustseite evtl. mit Ausstrahlung in Arme, Rücken, Oberbauch
Vegetatives Nervensystem	Übelkeit, Erbrechen, Schwindel	Blässe und kalter Schweiß
Nitroglyzerin-gabe	Beschwerden dauern häufig an, auch in Ruhe	Symptome bessern sich

Damit es nicht zu einem Rückfall kommt, müssen alle Menschen ein so schweres Ereignis wie einen Herzinfarkt gut verarbeiten. Männer wollen vor allem schnell wieder körperlich fit und gesund werden. Frauen wünschen sich eher mehr Entlastung im Alltag und vor allem emotionale Unterstützung. Sie sind nach einem Herzinfarkt zudem stärker gefährdet, eine Depression zu entwickeln als Männer. Dennoch nehmen sie deutlich seltener an einer Reha-Maßnahme teil.[32] Möglicherweise wollen Frauen ungern ihr gewohntes Zuhause und ihre Familie verlassen.

»Wir erleben Patientinnen zu Beginn der Reha eher unsicher und ängstlich« sagt Ursula Härtel vom Institut für Medizinische Psychologie an der Ludwig-Maximilians-Universität München. Frauen brauchen deshalb andere Reha-Konzepte als Männer. Langjährige Studien zeigen bereits, dass Frauen von speziell auf sie zugeschnittenen Programmen deutlich profitieren. Beispiel Höhenried am Starnberger See.[33] Patientinnen fanden dort eher einen passenden Sport für sich als Teilnehmerinnen aus der Kontrollgruppe. »Frauen haben andere Vorlieben beim Sport als Männer. Sie wollen ihre Leistung nicht im Wettbewerb mit anderen messen, sondern finden mehr Spaß bei einem Sportprogramm mit Musik. Sich miteinander auszutauschen spielt dabei eine große Rolle«, sagt Studienleiterin Ursula Härtel. Frauen lernten auch deutlich häufiger hilfreiche Entspannungstechniken als die Teilnehmerinnen in den gemischten Gruppen. »Frauen trauen sich zu wenig zu. Sie unterschätzen sich, sind unsicher, während Männer sich tendenziell eher überschätzen«, bilanziert Härtel. Solche Reha-Angebote sind bundesweit immer noch die Ausnahme. Hier besteht eine deutliche Unterversorgung der Frauen.

Mehr Arbeit, mehr Stress, weniger Geld

Wie der weibliche Herzinfarkt zeigt, nennen Frauen häufig psychische Belastungen und Probleme, die ihrer Ansicht nach zu Krankheiten führen. ›Heute kümmert sich ein Mann nicht nur um seine Karriere, sondern genauso um die Kinder und lässt seine Frau bei der Hausarbeit nicht sitzen.‹ So oder ähnlich hört man es von vielen Männern und jungen Vätern. Untersuchungen zu diesem Thema sprechen allerdings eine andere Sprache: Demnach hat sich in den vergangenen Jahren wenig getan. Selbst wenn sich das viele, vor allem junge Paare, wirklich wünschen und vor dem ersten Kind auch vornehmen.[34] Die Gesellschaft, und da besonders die Betriebe, tragen es nicht mit, wie eine aktuelle Studie der Hans-Böckler-Stiftung belegt.[35] Nach der Geburt unterbricht die Hälfte aller Mütter ihre Erwerbstätigkeit und die meisten verdienen ab dann in Teilzeit dazu. Die Elternzeit von Vätern ist nur zwei Partnermonate lang akzeptiert. Vor allem Männer und hoch qualifizierte Beschäftigte bekommen Probleme, wenn sie längerfristig kürzertreten wollen.

Hinzu kommt, dass Frauen in Deutschland selbst im gleichen Job und bei gleicher Verantwortung schlechter bezahlt werden und daher häufig weniger verdienen als ihre Partner.[36] Stellt sich Nachwuchs ein, erleben Frauen oft einen schweren Karriereknick und sind plötzlich dort, wo sie nie sein wollten. Obendrein arbeiten sie von da an täglich mehr als Männer. Das verursacht Stress.[37]

Zu viel davon korreliert in hohem Maße mit psychischer und körperlicher Gesundheit, wie eine aktuelle repräsentative Umfrage nahelegt.[38] Laut diesen Ergebnissen beschreibt sich etwa die Hälfte aller Befragten als gestresst, die in den vergangenen 3 Jahren seelische Beschwerden hatten. Auffälligster Befund der TK-Umfrage: Den Frauen setzen vor allem ihre eigenen hohen Ansprüche zu. 48 Prozent machen sich selber Druck, bei den Männern sind es nur 37 Prozent. Möglicherweise tendieren Frauen dazu, ihre vielfältigen Rollen perfekt ausfüllen zu wollen. Vielleicht meinen sie auch, es aus gesellschaftlichen Gründen zu müssen.

Konflikte im persönlichen Umfeld sorgen bei Frauen für mehr Anspannung, wie die Umfrage zeigt: 30 Prozent von ihnen nennen Probleme mit Nahestehenden als Belastung, Männer gaben das nur etwa halb so oft an. Für familiäre Belange und Krisen übernehmen immer noch Frauen größere Verantwortung.[39] So bekannten sich in einer Untersuchung der Krankenkasse DAK-Gesundheit ein gutes Drittel der von ihr befragten Frauen dazu: »Wenn mein Kind krank ist, weiß ich mir manchmal nicht anders zu helfen, als mich selbst krank zu melden.« Bei den Männern sagten das nur 10 Prozent. Demnach fehlt es Frauen in schwierigen Situationen an gesellschaftlicher, struktureller Unterstützung. Das zeigt sich ebenso bei einem weiteren, inzwischen heiß diskutierten Thema: Von den rund 2,9 Millionen anerkannten Pflegebedürftigen – die Zahl sämtlicher Pflegebedürftiger liegt deutlich höher – werden 1,76 Millionen von Angehörigen zu Hause gepflegt. Zu zwei Dritteln übernehmen das derzeit Frauen. Wie Pflege funktionieren soll, wenn sie in Zukunft aufgrund ihrer stärkeren Berufstätigkeit in diesem Bereich wegfallen, bleibt politisch ein gut gehütetes Geheimnis.

Hinlänglich belegt ist, dass Männer im Gegensatz zu Frauen von festen Paarbeziehungen gesundheitlich profitieren.[40] Frauen belasten Partnerschaftskonflikte stärker und werden dadurch anfälliger für Depressionen. Ebenso erhöht sich die Gefahr einer Herz-Kreislauf-Erkrankung für sie, wenn sie sich regelmäßig bei Streitigkeiten zurücknehmen. Hier schließt sich dann oftmals ein unguter Kreis: Um Belastungen im privaten Alltag auszuhalten, geht die Frau zum Arzt und hofft, dass er sie unterstützt, vielleicht sogar Wege aus dem Dilemma weiß. Darauf ist der größte Teil der Ärzte jedoch nicht vorbereitet. Wahrscheinlich verschreibt er ihr etwas gegen Stress, Schlafstörungen oder Niedergeschlagenheit.

Auf den ersten Blick sieht es deshalb so aus, als seien Frauen das depressive Geschlecht: Thomas Lampert und Kollegen haben jedoch unterschiedliche Erkrankungen nach Statusgruppen untersucht und fanden Bemerkenswertes. So unterscheidet sich die Häufigkeit der depressiven Symptome bei Frauen in einer hohen Statusgruppe (5,0 Prozent) im Grunde nicht von denen, die Männer aus der mittleren (5,3 Prozent) und hohen (4,3 Prozent) Statusgruppe aufweisen.[41] Fazit: Wer sich Unterstützung kaufen kann, muss seltener mit gesundheitlichen Belastungen rechnen. Ein hoher Status geht, wie bereits erwähnt, oft mit besserer Bildung einher. Erleben sich Frauen in ihrem Alltag in verschiedenen Rollen als selbstwirksam und aktiv Handelnde, schöpfen sie Selbstwert und Optimismus daraus – gute Schutzfaktoren gegen psychische Erkrankungen. Zur Rollenvielfalt gehört häufig das Elternsein. Das gilt sowohl als belastend als auch als Quelle der Freude und Kraft-Ressource. Ein solider Stresspuffer also, der mit einer guten psychischen Gesundheit einhergehen kann.[42] Allein das legt nahe, dass sozio-kulturelle Bedingungen neben biologischen eine große Rolle bei der Entstehung von Krankheit spielen, in diesem Fall der Depression.

Alleinerziehende Mütter oder Väter machen in Deutschland 20 Prozent aller Familien aus. Von den rund 2,7 Millionen Menschen, die ihre Kinder allein aufziehen, ist nur jeder zehnte ein Mann.[43] Knapp eine Million von ihnen lebt von Hartz IV. Thomas Staiger bilanziert: »Insbesondere finanzielle Ressourcen haben einen Einfluss darauf, inwiefern sich der Alleinerziehenden-Status gesundheitlich negativ auswirkt.«[44] Um vor allem den Zeitdruck von den Eltern zu nehmen, fordert der Sozial- und Gesundheitswissenschaftler Klaus Hurrelmann von der Politik insbesondere für Alleinerziehende verbesserte Kinderbetreuung und flexiblere Angebote im Berufsleben.[45]

Weniger ist manchmal mehr

Dass Patienten oft überflüssige Behandlungen erhalten, wissen viele Ärzte. Mit ihrer Initiative »Gemeinsam klug entscheiden« knüpfen die einzelnen Fachgesellschaften seit Kurzem an ein Programm aus den USA an. Es geht darum, den Mut zu haben, unnötige und sogar schädliche medizinische Leistungen zu unterlassen. Deshalb befragte die Deutsche Gesellschaft für Innere Medizin (DGIM) ihre Mitglieder, wie es mit einer Über- und Unterversorgung bei uns steht. 4181 Ärzte und Ärztinnen antworteten und haben das allgemeine Ausmaß der Überversorgung in unserem Gesundheitssystem offenbart: Insgesamt 70 Prozent der Ärzte und Ärztinnen sehen sich mit dem Problem einer überflüssigen Therapie mehrmals pro Woche konfrontiert. Etwa die Hälfte sieht darin ein »bedenkenswertes Ereignis«.[46] Die meisten der Befragten sind sich bewusst, dass unnötige Leistungen die Gesundheitsausgaben steigern, die Patienten verunsichern und ihnen einen potenziellen Schaden zufügen können. »Wir haben eine Gesundheitswirtschaft. Da steht der Patient nicht unbedingt im Mittelpunkt, sondern Arztpraxis und Krankenhaus wollen wirtschaftlich arbeiten und Geld verdienen«, sagt Gesundheitswissenschaftlerin Mühlhauser.

Allein mit Abzocke und Profitmacherei lässt sich diese medizinische Überversorgung aber nicht erklären. Ebenso spielen die Ängste von Ärzten, etwas zu übersehen, medizinische Unfähigkeit und Zeitdruck eine Rolle. Manche Patienten bestehen auch darauf, beispielsweise geröntgt zu werden, Medikamente zu erhalten oder anderweitig behandelt zu werden, obwohl kein medizinischer Grund dafür vorliegt. Dass Ärzte sich dem beugen, führt Mühlhauser auf die wechselseitige Abhängigkeit beider Seiten zurück. Und dennoch geht es meist zulasten des Patienten. Die Vorsitzende vom Deutschen Netzwerk Evidenzbasierte Medizin weiter: »Abhängigkeitsverhältnisse zwischen Arzt und Patient sind ein offenes Spielfeld für Fehlinformationen und Missbrauch.« Und wer schlecht oder falsch informiert ist, lässt sich leichter manipulieren.

Bei der Bereitstellung sachlicher und wissenschaftsbasierter Informationen zur Patientenaufklärung besteht noch ein großer Mangel, wie auch unsere Recherchen belegen: Patienten haben kaum eine Chance, sich neutral und sachlich zu informieren, um sich souverän für oder gegen eine Behandlung zu entscheiden. Um diesen Missstand zu beheben, braucht es seitens der Politik mehr geförderte Einrichtungen der Selbsthilfe und Gesundheitsaufklärung. Andererseits sind Ärzte zwar grundsätzlich dazu angehalten, Patienten aufzuklären und ihnen unterschiedliche Therapiemöglichkeiten aufzuzeigen. Aber auch hier gilt es, höhere Standards bei der Patienteninformation zu entwickeln. Nicht zuletzt ist es im Interesse aller, sich möglichst unabhängige und zahlreiche Informationen über Therapieangebote einzuholen, um gemeinsam mit dem Arzt eine selbstbestimmte Entscheidung treffen zu können.

2.

Schwangerschaft

Einzigartiges Projekt in gefährlichem Neuland

2.

Schwangerschaft

Einzigartiges Projekt in gefährlichem Neuland

Heute Morgen, als ich mich aus dem Bett wuchtete, dachte ich: Hättest du doch mal mehr für deinen Muskelaufbau getan – deine wichtigen Kraftreserven für die Geburt. Aber wahrscheinlich ist niemand ideal vorbereitet. Trotzdem muss ich mich frei davon machen, dass ich mir in den vergangenen Monaten Versäumnisse zuschulden kommen ließ. Im Moment sorge ich mich ein bisschen, weil ich nicht so fleißig war, wie ich mir das vorher vorgenommen hatte.

Jessica, 42, München
wenige Wochen vor der Geburt ihrer Tochter

Mit knapp 738 000 Kindern, die 2015 in Deutschland zur Welt kamen, stieg die Geburtenrate auf den höchsten Wert seit mehr als 30 Jahren.[1] Wie Jessica kommen die meist gesunden Frauen zu Beginn der Schwangerschaft in die Praxis ihres Gynäkologen, um sich von ihm begleiten, beraten und unterstützen zu lassen. Sie nehmen die Schwangerschaft selbst als großes, einzigartiges Projekt wahr, bei dem sie alles richtig machen wollen. Auch wenn die Frauen bei der Geburt des ersten Kindes immer älter sind – im Durchschnitt 30,5 Jahre[2] –, besteht wenig Grund zur Sorge, dass Probleme auftauchen könnten. Und dennoch: Viel zu oft bieten Ärzte niedrigschwellige Angebote an, wie einen Ultraschall, das

Ersttrimester-Screening sowie Bluttests. Welche Risiken im Detail möglicherweise dabei auftreten und welche schwerwiegenden Folgen sich daraus ergeben können, wissen die Schwangeren oftmals nicht.

Pränataldiagnostik – mehr als ein Blick in den Bauch

»Beim ersten Termin kommen die Frauen und sagen: ›Man kann doch schon alles frühzeitig sehen, das winzige Ungeborene und seine Organe‹«, berichtet Claudia Schumann, Gynäkologin in Northeim. Fragt sie darauf: »Wissen Sie, was Pränataldiagnostik ist?«, schauen viele Frauen die Ärztin leicht verwirrt an: »Ist das der Test mit der Nackenfalte?«. In diesem Moment weiß kaum eine Schwangere, dass sie in einen Diagnostik- und Behandlungsautomatismus hineinrutschen kann, den sie so vielleicht nicht will. Ganz oben auf ihrer Wunschliste steht einzig: ein gesundes Kind. Selten fragen sie sich: Welche Untersuchungen sind für mich und mein Kind wirklich nötig, welche überflüssig? Und was passiert, wenn etwas Auffälliges gefunden wird?

Der Humangenetiker Wolfram Henn vom Universitätsklinikum des Saarlandes macht immer wieder die Erfahrung, dass Frauen in Konfliktsituationen geraten. »Oft höre ich in Gesprächen, mir wäre es lieber gewesen, wenn ich die Information nicht bekommen hätte, dass bei meinem Kind vorgeburtlich eine Lippen-Kiefer-Gaumenspalte festgestellt wurde.« Nicht zuletzt gibt es das Recht der Schwangeren auf Nichtwissen. Folgerichtig wäre es die Aufgabe des Arztes, die werdende Mutter bei ihrem ersten Besuch, spätestens aber vor den Ultraschalluntersuchungen gezielt nach ihren Bedürfnissen zu fragen, um sie qualifiziert und ausführlich aufzuklären und zu beraten. Doch daran mangelt es oft aus mehreren Gründen. Schon der sperrige Begriff

Pränataldiagnostik (PND), der auch genetische Untersuchungen umfasst, kommt nicht gleich zur Sprache. Und nicht alle Ärzte erklären die darunter fallenden Verfahren der Schwangeren eindeutig.

Heute scheint es üblich, sofort nach dem Urintest, der die Schwangerschaft bestätigt einen Ultraschall anzubieten, um zu gucken, ob der Embryo sich korrekt eingenistet hat. Bereits da beginnt die PND. Alle Untersuchungen, die das Ungeborene und die werdende Mutter vorgeburtlich, also pränatal, erhalten und bei denen der Arzt »gezielt nach Störungen in der Entwicklung des Ungeborenen« sucht, gehören dazu.[3] »Bezüglich der Ultraschalluntersuchung zeigt sich potenziell das Problem, dass sich bei der Durchführung in der 11. bis 14. Schwangerschaftswoche eine auffällige Nackentransparenz fast nicht übersehen lässt«, schreibt Christian Bolliger.[4] Diese vergrößerte Nackenfalte kann ein Hinweis auf Trisomie 21 sein, das Down-Syndrom. Die Krux: Lassen sich bei dem Ultraschall deutliche Hinweise auf ein Risiko ablesen, gerät die wenig informierte Frau plötzlich in große Gewissensnot. In einer gerade veröffentlichten Studie kommen Wissenschaftler zu dem Schluss: »Kaum ein Paar [ist] sich bewusst, dass es sich bei der ersten Ultraschalluntersuchung um pränatale Diagnostik handle. Dieses geringe Vorwissen der Schwangeren [macht] eine Beratung und Aufklärung besonders anspruchsvoll.«[5]

Laut den Richtlinien der Bundesärztekammer umfasst diese PND »alle diagnostischen Maßnahmen, durch die morphologische, strukturelle, funktionelle, chromosomale und molekulare Störungen vor der Geburt erkannt oder ausgeschlossen werden«.[6] Der Fokus hat sich von der werdenden Mutter auf das ungeborene Kind verschoben. Die Mutterschafts-Richtlinien, in denen die ärztliche Betreuung vom Gesetzgeber festgelegt ist, fordern nur allgemein: »Die Schwangere soll in ausreichendem Maße ärztlich untersucht und beraten werden.«[7] Inwieweit sich das auf die PND bezieht, steht nicht dabei.

»Die Komplexität der pränatalen Diagnostik erfordert es, dass die Schwangere von dem Zeitpunkt an, zu dem sie ärztliche Hilfe in Anspruch nimmt, beratend und informierend begleitet wird«, legte der Wissenschaftliche Beirat der Bundesärztekammer fest.[8] Dort steht unmissverständlich, dass die Frau vor – das Wort **»vor«** zudem fett gedruckt – Durchführung einer gezielten PND ausführlich beraten werden soll unter anderem über Anlass, Ziel, Risiko und Sicherheit der Untersuchungsergebnisse sowie über psychologisches und ethisches Konfliktpotenzial bei Vorliegen eines pathologischen, also krankhaften Befundes. »Ich glaube mich zu erinnern, dass mein Partner und ich vor allem **nach** der Ersttrimester-Untersuchung gemeinsam mit dem Arzt ausführlicher über die Ergebnisse gesprochen haben«, sagt Jessica. Ebenso gilt die Einwilligung der Schwangeren nach dieser Aufklärung als unverzichtbar für jede pränatale Diagnose.

Das bedeutet nichts anderes, als dass alle Ärzte, bevor sie einer schwangeren Frau beispielsweise einen Routine-Ultraschall oder ein Ersttrimester-Screening anbieten, neben möglichen Vorteilen auch die Grenzen und die Konsequenzen dieser Methoden eingehend erklären müssten. Müssten. Denn die ausführlichen Richtlinien sind unverbindlich, einzig Hamburg und Mecklenburg-Vorpommern haben sie als verbindliches Berufsrecht in die Landesberufungsordnung übernommen.[9] Vorsichtig formuliert scheint Beratung und Aufklärung der Schwangeren nicht flächendeckend üblich. Wie sonst ließe es sich erklären, dass zahlreiche werdende Mütter diesen Verfahren zustimmen und fälschlicherweise annehmen, es sei eine notwendige Untersuchungsroutine, wie verschiedene

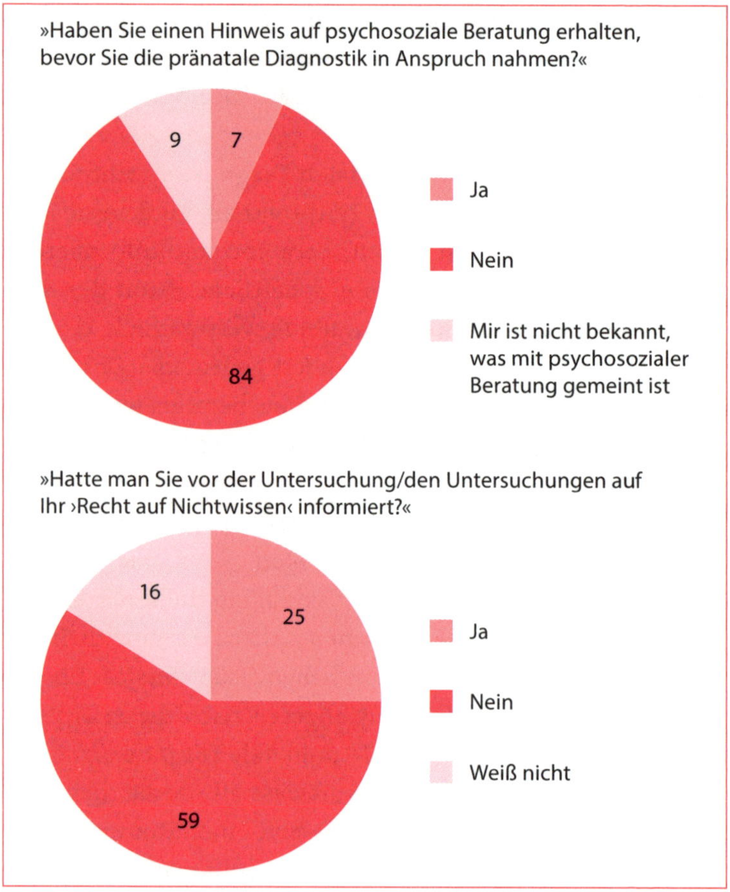

Abb. 1: Schwangeren oft nicht bekannt: das Recht auf Nichtwissen
[nach: Lohrey, Sandra: »Forschungsarbeit zur Pränataldiagnostik: Mehr Möglichkeiten, mehr Unsicherheit«, Deutsche Hebammen Zeitschrift 2016, 68(2): 58–63, S. 61]

Studien belegen.[10] »Die pränatale Diagnostik ist inzwischen ein routinemäßiger Eingriff in der Schwangerschaft und nicht mehr eine Leistung, für die sich die Frau entscheidet«, bestätigt auch Jeanne Nicklas-Faust, Bundesgeschäftsführerin der Bundesvereinigung Lebenshilfe in Berlin.

So steht in der Praxis die oftmals gering informierte schwangere Frau einem Arzt gegenüber, der seiner Beratungs- und Aufklärungspflicht nicht ausreichend nachkommt. Finanziell betrachtet, ist Beratung für Ärzte ein Verlustgeschäft: Für alle in den Mutterschafts-Richtlinien vorgesehenen Vorsorgeuntersuchungen der Schwangeren, einschließlich ausführlicher Beratung, erhalten Frauenärzte eine Pauschale von rund 114 Euro pro Quartal. Ganz gleich, ob die Frauen oft kommen und viel wissen wollen oder nicht. »Die Kassenärztliche Bundesvereinigung ist wenig bereit, dem Arzt Leistungen zu vergüten, die im Sinne des Gendiagnostikgesetzes erbracht werden, sprich eine Beratung«, sagt Karl Oliver Kagan, Leiter der Pränatalmedizin an der Universitäts-Frauenklinik in Tübingen. Für den erweiterten Basis-Ultraschall, eine geradezu klassische vorgeburtliche Untersuchung im zweiten Drittel der Schwangerschaft, erhält der Gynäkologe einen Zuschlag von rund 46 Euro. Irritierend dabei: »Eine Beratung, wie das Gendiagnostikgesetz sie vorschreibt, ist für dieses Screening nicht erforderlich. Diese Untersuchung hat man ausdrücklich herausdefiniert«, sagt Christiane Woopen, Leiterin der Forschungsstelle Ethik an der Uniklinik Köln. Dennoch ist der Arzt verpflichtet, die werdende Mutter über die Ziele, Tragweite, Konsequenzen und auch Grenzen dieses Verfahrens aufzuklären. »Erfahrungsgemäß kommt diese Aufgabe im Praxisalltag dann doch leider zu kurz«, weiß Woopen.

Möglicherweise stellt der Gynäkologe durch dieses präzisere Prüfen und wiederholte weitere pränataldiagnostische Verfahren nur sicher, nichts übersehen zu haben, um später nicht zu Unterhaltszahlungen verklagt werden zu können. Dabei verhält sich die deutsche Rechtsprechung in dieser Hinsicht sehr zurückhaltend, wie ein vor Kurzem gefälltes Urteil nahelegt.[11] Die Angst der Ärzte trifft sich hier mit der Sorge der Schwangeren. Petra Kolip von der Universität Bielefeld sagt:

»Sobald die Ärztin oder der Arzt das Wort Risiko in den Mund nimmt, sind Frauen bereit, alles zu tun. Zunehmend gewinne ich den Eindruck, dass Frauen relativ alleingelassen sind, wenn sie zu einer transparenten und informierten Entscheidung für sich persönlich kommen wollen.«

Lapidar fordern die Mutterschafts-Richtlinien in einem Merkblatt für Schwangere: »Ärztinnen und Ärzte sind verpflichtet, Sie vor dem Ultraschall über die Vor- und Nachteile aufzuklären.«[12] Das heißt nichts anderes, als dass die Schwangere aktiv werden und etwas einfordern soll, was Ärzte eigentlich von sich aus machen müssten und sie viel Zeit kostet. Dass große Defizite bestehen, drückt sich dann in den Fragen der Schwangeren an ihren Gynäkologen aus: Was würden Sie mir empfehlen? Was machen denn die anderen? Doch hier geht es nicht um die anderen. Allein die werdende Mutter oder die zukünftigen Eltern müssen anhand des erworbenen Wissens sorgfältig ausloten, wo sie stehen. Nicht zuletzt wartet irgendwo in diesem Prozess die entscheidende Frage: Wie gehe ich mit Leben und Tod um?

Das vielfältige Angebot an Untersuchungen und die frühen Blicke in den Bauch der werdenden Mutter haben das Erleben einer Schwangerschaft in den letzten Jahren völlig gewandelt. Aus unseren Befragungen zahlreicher schwangerer Frauen und junger Mütter haben wir erfahren, dass Ärzte oft während eines Ultraschalls beschwichtigend reden, beispielsweise: »Sie brauchen sich keine Sorgen zu machen, die Nackenfalte ist total in Ordnung.« Möglicherweise gut gemeint, wollen sie die Frau beruhigen. Damit verstoßen sie jedoch gegen das Recht auf Nichtwissen. Gynäkologin und Psychotherapeutin Schumann sagt: »Aus dem schicksalhaften Annehmen und einer Zeit der Hoffnung und des geduldigen Wartens und in sich Hineinhorchens wird die Schwangerschaft mithilfe von Pränataldiagnostik nun zu einer Phase, Einfluss zu nehmen und weitreichende Entscheidungen zu treffen.« Dass das veränderte Erleben in der Schwangerschaft selbstbewusste, entspannte Frauen an ihren Fähigkeiten zweifeln lässt, ist dabei kein gutes Zeichen.[13]

Damit Informationen ihren Weg besser zur schwangeren Frau finden, weist das Merkblatt aus den Mutterschafts-Richtlinien Frauen darauf hin, dass die Schwangere »sich außerdem jederzeit an eine psychosoziale Beratungsstelle und Beratungsstellen für werdende Eltern wenden« kann.[14] In der Praxis funktioniert auch das bislang nur mäßig. »Nicht einmal jede zehnte werdende Mutter, die pränatale Diagnostik in Anspruch genommen hatte, gab bei einer aktuellen Untersuchung an, im Vorfeld den im Gendiagnostikgesetz festgelegten Hinweis auf psychosoziale Beratung überhaupt erhalten zu haben. Selbst wenn manche der Frauen diesen Satz überhört oder vergessen haben sollten, ist diese Zahl viel zu niedrig«, stellt Kirsten Hellwig fest, psychosoziale Beraterin in der Fachstelle Pränataldiagnostik der Beratungsstelle für Natürliche Geburt und Elternsein e.V. in München.

Fakt ist: Es fehlt an Wissen und Transparenz. Nur etwa 6 von 10 Frauen berichteten in einer kürzlich veröffentlichten Studie, dass sie über mögliche Untersuchungsergebnisse, den Ablauf der Untersuchungen sowie Erklärungen, dass es sich bei der PND vor allem um statistische Risikoeinschätzungen handelt, Informationen bekommen haben.[15] Die Ergebnisse offenbaren einen deutlichen Mangel: Ärzte müssten sich mehr Zeit nehmen und verständlicher formulieren, damit Frauen begreifen, welche Resultate und mögliche Folgen ein Test haben kann.

Was heißt hier Risikoschwangerschaft?

Meine Schwangerschaft lief völlig problemlos. Und doch gehöre ich zu den Frauen mit dem Etikett: Risikoschwangerschaft.
JESSICA, 42, MÜNCHEN

So wie bei Jessica kreuzt jeder Gynäkologe beim ersten Besuch einer Schwangeren, die bei ihrem ersten Kind jünger als 18 und älter als 35 Jahre ist, im Mutterpass an, ob nach ärztlicher Bewertung des Katalogs A ein »Schwangerschaftsrisiko« vorliegt. 52 solcher allgemeinen Befunde sind dort inzwischen aufgelistet. Gerade diese zunehmende Risikoorientierung der Schwangerenvorsorge verursacht engmaschigere Kontrollen und mehr Einsatz an Technik auf diesem Gebiet, wie Katharina Rost belegt.[16] Die häufigsten Kreuzchen mit rund 24 Prozent finden sich bei »familiäre Belastungen«, etwa Diabetes, Bluthochdruck, Fehlbildungen und psychische Krankheiten. Schon den zweiten Platz nehmen »Schwangere über 35 Jahre« ein.[17]

Die aktuelle Gesundheitsberichterstattung des Bundes hebt hervor: »Nur bei jeder vierten Frau verlief die Schwangerschaft nach diesem Katalog ohne Risiken.«[18] Risiko signalisiert üblicherweise Gefahr, und dieses Wort drängt sich plötzlich in die Köpfe vieler, meist gesunder Schwangerer. »Der Mutterpass enthält einen Befundkatalog, in dem das Wort Risiko nicht vorkommt«, betont Wissenschaftlerin Rainhild Schäfers von der Hochschule für Gesundheit in Bochum. »Ein Schwangerschaftsrisiko bedeutet nicht gleich Risikoschwangerschaft. Ein semantisches Problem, das leicht übersehen wird«, so Schäfers.

Manche Felder erhalten in dem Pass ein Häkchen, ohne dass ein tatsächliches Risiko der Schwangeren bewertet wird. So sollen nur schwere Allergien angekreuzt werden: »Eine Nickelallergie gehört nicht dazu.« Trotzdem wird sie, laut

Schäfers, häufig im Mutterpass vermerkt. Schaut man sich die Liste der Befunde genauer an, sieht es so aus, als gäbe es kaum eine Schwangere, die nicht wenigstens ein Kreuzchen aufweisen müsste. Möglicherweise ist das auch der Grund dafür, dass eine Untersuchung in Niedersachsen vor Jahren feststellte, die als »Risikofälle« eingestuften Geburten seien von 29,9 Prozent im Jahr 1987 auf 74 Prozent im Jahr 1999 angestiegen.[19] Da hat sich etwas Falsches verselbstständigt, das sich nur schwer korrigieren lässt.

Die hohen Zahlen an Risikoschwangerschaften sind schlichtweg unzutreffend. Das bestätigt der aktuelle Report des AQUA-Instituts für angewandte Qualitätsförderung und Forschung im Gesundheitswesen. Zwei Drittel aller Schwangerschaften in Deutschland verlaufen trotz zahlreicher anamnestischer Befunde völlig problemlos.[20] Allein diese Zahlen könnten werdenden Müttern helfen, sich nicht aufgrund ihres Alters, Gewichts, familiärem oder beruflichem Stress als Risiko für ihr Ungeborenes zu sehen. Das subjektive Wohlbefinden Schwangerer scheint »dabei weniger von mit der Schwangerschaft einhergehenden Körperveränderungen und Beschwerden beeinträchtigt zu werden [...] als vielmehr von Ängsten und Befürchtungen«, schreibt die Wissenschaftlerin Katharina Rost.[21] Durch den ständigen Blick auf mögliche Risiken geht das Vertrauen in die eigenen Kräfte und Fähigkeiten verloren. Das Leichte und Unbeschwerte aus dieser oft als schön empfundenen Lebensphase schwindet.

Ultraschalluntersuchungen – ein aussichtsreiches Geschäftsmodell

»Ein 3-D- und 4-D-Ultraschall bietet Ihnen eine optimale Sicht auf Ihr ungeborenes Kind, insbesondere auch als Foto für zu Hause«, wirbt eine Gynäkologin aus Münster auf ihrer

Internetseite. Aus Berlin lockt ein Praxisteam: »Ihr Mann möchte die Tritte Ihres Kindes sehen … Eine große Freude und ein unvergessliches Ereignis für werdende Eltern.«[22] Viele solche Einträge finden sich im Netz. Das Merkblatt zum Ultraschall der Mutterschafts-Richtlinien, das der Arzt schwangeren Frauen aushändigen soll, stimmt ähnliche Töne an: »Viele Frauen und ihre Partner freuen sich bei einer Schwangerschaft auf die Ultraschalluntersuchungen.«[23] Rainhild Schäfers, die bis Februar 2016 den Vorsitz in der Deutschen Gesellschaft für Hebammenwissenschaft innehatte, merkt dazu an: »Weder die Vertreter der Deutschen Gesellschaft für Hebammenwissenschaft noch die Deutsche Gesellschaft für Gynäkologie und Geburtshilfe finden diese Einführung geglückt.« Man könnte meinen, bei diesen Angeboten, die Schwangere selbst bezahlen müssen, handle es sich um ein Event und nicht um ein medizinisches Diagnoseinstrument, um frühzeitig Auffälligkeiten, wie Erkrankungen und Fehlbildungen, beim Embryo zu entdecken. Der darauffolgende Satz im Merkblatt ärgert Schäfers fast noch mehr: »Die Bilder stärken oft die erste Beziehung zum heranwachsenden Kind.«[24] Sie hält dagegen: »Bindung ist ein Prozess, der sowieso passiert. Was ihn fördert oder behindert, weiß bislang niemand genau.« Solide Nachweise, dass ein Ultraschall das unterstütze, gibt es bisher nicht, wie Rainhild Schäfers und Petra Kolip nach Durchsicht von Studien anmerken.[25]

Jede Ultraschalluntersuchung und damit auch jedes ihrer Ergebnisse hängt davon ab, wie gut der Gynäkologe in dieser Technik ausgebildet ist. Die Qualität seines Geräts spielt ebenfalls eine wichtige Rolle. »Bisher gibt es keine verbindlichen Vorschriften, welche Qualifikationen – zusätzlich zum Facharzt – zu welcher Ultraschalluntersuchung berechtigen«, stellt die Ärztin Lena Maria Biehl fest.[26] Erfahrene Pränatalmediziner haben beispielsweise eine Zusatzausbildung der Deutschen Gesellschaft für Ultraschall in der Medizin (DEGUM), etwa DEGUM II und DEGUM III. Ärzte können sich ebenso durch die Fetal Medicine Foundation Deutschland (FMF-Deutschland) oder die FMF in London qualifizieren lassen. So sieht das Institut für Qualität und Wirtschaftlichkeit im Gesundheitswesen (IQWiG) in einer aufwendigen Studie »deutliche Hinweise darauf, dass im Rahmen des Ultraschallscreenings in der Schwangerschaft eine höhere Qualifikation bzw. größere Erfahrung der Untersucher und eine bessere Qualität der Geräte mit höheren Detektionsraten fetaler Anomalien assoziiert sind«.[27] Anders formuliert: Ein erfahrener Untersucher mit einem hervorragenden Gerät erhält häufiger eindeutigere Ergebnisse. »Eine niedergelassene Gynäkologin kann nicht stets mit dem aktuellsten Modell arbeiten«, weiß Schäfers. Hinzu kommt, dass ein niedergelassener Frauenarzt selten die Möglichkeit hat, im Lauf seiner Berufsjahre entsprechende Erfahrungen zu sammeln.[28] »Bin ich dagegen in einer großen Klinik, kann ich davon ausgehen, dass bei den Untersuchern und bei den Geräten ein gewisser Standard herrscht«, so Schäfers.

Die Erfolgsquote dieser Messungen fällt häufig recht bescheiden aus. So zeigt die Gesundheitswissenschaftlerin Katharina Rost auf, dass in der Praxis der Gynäkologe mit durchschnittlich 41 Prozent deutlich seltener vorgeburtliche Fehlbildungen per Ultraschall erkennt, als das mit 85 Prozent unter Studienbedingungen der Fall ist.[29] Eine aktuelle Übersichtsarbeit macht zudem deutlich, dass im ersten Drittel der Schwangerschaft rund die Hälfte der kindlichen Fehlbildungen erkannt werden können,[30] was als hohe Entdeckungsrate gilt. Pränatalmediziner Karl Oliver Kagan geht davon aus, dass die Detektionsrate angeborener Anomalien mithilfe eines Feinultraschalls in seiner Abteilung bei etwa 90 Prozent liegt.

»In der Hand eines normalen Frauenarztes kommt man je nach Organsystem auf deutlich niedrigere Erkennungsraten. Beim Herzen beispielsweise gibt es Angaben von etwa 30 Prozent.« Die meisten vertrauen ihrem Gynäkologen und nehmen an, er sei gut geübt. Das kann, muss aber nicht zutreffen.

Ein Humangenetiker braucht eine zusätzliche fünfjährige Ausbildung für seinen Abschluss als Facharzt. Und die rund 700 Pränatalmediziner in Deutschland haben ebenfalls intensive Fortbildungen hinter sich.[31] Als Qualifizierung für niedergelassene Gynäkologen in diesem Bereich reichte bisher ein Tageskurs. Seit Juli 2016 sollen neu niedergelassene Frauenärzte, die mit erweiterten Ultraschalluntersuchungen oder genetischem Material hantieren, einen 72-Stunden-Kurs absolvieren. Kagan bezweifelt, dass dieses ausführlichere Extra wirklich die gewünschte Verbesserung bringt. Zu groß ist die Gefahr, dass man sich wieder auf eine Schmalspur-Situation einlässt.

Für Schwangere kann ein Ultraschall durch einen unerfahrenen Untersucher samt mäßigem Gerät schlimme Folgen haben. Da misst der Arzt die Knochen und Organe des Ungeborenen, setzt sie zueinander in ein Verhältnis und sagt vielleicht: »Also, wie man hier auf dem Bild jetzt erkennen kann, ist ihr Kind etwas kleiner als normal, und ich sehe weiße Flecken im Herzbereich. Dazu gibt es zwei Interpretationsmöglichkeiten: Ihr Kind könnte einfach etwas kleiner sein als normal. Zum anderen könnte es sich um einen Chromosomendefekt handeln, wie Trisomie.« Weiße Flecken im Herzbereich gehören zu den Softmarkern. Wissenschaftler aus der Schweiz bemängeln: »Einige dieser Softmarker wie der sogenannte white spot im fetalen Herzen oder der kurze Femur (zu kurzer Oberschenkelknochen, die Autorin) haben über mehr als ein Jahrzehnt weltweit zu unnötigen invasiven Eingriffen geführt, bevor Metaanalysen zeigten, dass viele dieser vermeintlichen Hinweiszeichen nicht das Risiko für eine Trisomie 21 erhöhen.«[32] In dem Moment passiert es jedoch, dass eine Schwangerschaft den Makel bekommt, das Kind könnte nicht in Ordnung sein. Eine falsch positive Diagnose – ein Fehlalarm – führt so gut wie immer zu weiteren, dann risikoreicheren unnötigen Eingriffen. Eine hochwertige Qualität der Untersuchung reduziert Fehlinterpretationen deutlich.

Viele Schwangere lassen sich zu oft untersuchen, wie die Zahlen im aktuellen AQUA-Report (2015) nachweisen. Das beginnt schon bei den einzelnen Vorsorgeterminen – die Mutterschafts-Richtlinien sehen 10 bis 12 vor. Kommen Frauen auf mehr, spricht man von Überversorgung. Rainhild Schäfers von der Universität Bochum und ihre Kollegin Petra Kolip von der Universität Bielefeld überprüften in einer repräsentativen Studie, wie häufig Frauen angebotene Tests während der Schwangerschaft in Anspruch nahmen – neben Blutuntersuchungen, dem Herzton-Wehenschreiber (CTG) unter anderem auch die Ultraschalluntersuchung.

4 von 5 Frauen, die Angaben zum Ultraschall machten, hatten 4 und mehr erhalten. Das Maximum lag bei 29 Ultraschalluntersuchungen![33] Rund die Hälfte der Frauen mit unkomplizierter Schwangerschaft hatten mehr als 5 Ultraschalluntersuchungen. »Überraschend an dieser Studie fand ich, in welchem Ausmaß zusätzliche Untersuchungen durchgeführt werden. Kaum jemand stellt das infrage, weil sich hier die Bedürfnisse der Ärztinnen und Ärzte mit denen der schwangeren Frauen treffen«, sagt Kolip. Die Wissenschaftlerinnen überprüften, wie viele Frauen einen 3-D- und 4-D-Ultraschall durchführen ließen und wie oft. »Im Mittel wurden in dieser Gruppe 3,8 Untersuchungen durchgeführt mit einem Minimum von 2 und einem Maximum von 17 Untersuchungen«, so Kolip. Zusätzliche Sonografien bei

unkomplizierter Schwangerschaft gehören nicht zur regulären Schwangerschaftsvorsorge. »Viele Frauen können nicht unterscheiden, ob das zur üblichen Routine zählt oder eine Zusatzleistung ist«, bemängelt Kolip. Ein Drittel der Frauen nahm an, dass mehr als 3 Ultraschalle zur Vorsorge gehören. Die Ergebnisse erhärten zudem den Eindruck, dass es bei den Untersuchungen um Babyfernsehen geht, da die Gesundheitswissenschaftlerinnen festhalten, dass »keine Unterschiede im Ausmaß der Anwendung des Ultraschalls in den Gruppen mit und ohne belastende Befunde zu identifizieren waren«.[34]

Der Studie zufolge mussten 4 von 5 Frauen für die Untersuchungen privat bezahlen: je 3-D-/4-D-Sonografie bis zu 250 Euro. Inzwischen bieten manche Praxen »Ultraschall-Flatrates« an: Pro Quartal wird ein bestimmter Betrag (etwa 120 Euro) gezahlt, dafür gibt es bei jedem Praxisbesuch einen Ultraschall. Am anderen Ende des Spektrums sind Ärzte, die unentgeltlich beschallen, ohne zu fragen. Agnes, 30, aus München machte diese Erfahrung: »Meine Frauenärztin hat mich alle drei Wochen eingeladen und jedes Mal umsonst einen Ultraschall gemacht. Doch mit dem zweiten erweiterten Basis-Ultraschall war sie ruck, zuck fertig. Deshalb habe ich in der 22. Woche die Gynäkologin gewechselt.«

In vielen Köpfen steckt nun mal: Lieber einmal zu viel als einmal zu wenig gucken. Nach den Gründen der Untersuchung gefragt, gab knapp die Hälfte der Frauen an, dass der Arzt/die Ärztin mehr als 3 Ultraschalluntersuchungen anordnete oder dazu geraten hatte, während rund 39 Prozent der Frauen sich zusätzliche Sonografien wünschten. Das Fazit der Studien-Autorinnen: »Die Vergütung in Form von Pauschalen [...] möge dazu geführt haben, dass seitens der Leistungsanbieterinnen das Bedürfnis entsteht, Nischen zu identifizieren, die eine als passend empfundene Vergütung pro Fall ermöglichen.« Als die Studie herauskam, betonte eine tags darauf veröffentlichte gemeinsame Pressemitteilung des Berufsverbandes der Frauenärzte (BVF) und der Deutschen Gesellschaft für Gynäkologie und Geburtshilfe (DGGG): »Viele Schwangere wünschen für ihren persönlichen Gebrauch Ultraschall-Bilder ihrer ungeborenen Babys in 3-D- oder anderen Formaten; [...] zusätzliche Ultraschall-Leistungen (Babyfernsehen, 3D), werden auf eindeutigen Wunsch der Frauen durchgeführt.«[35] Das Statement verkennt offensichtlich die Realität in deutschen Frauenarztpraxen.

Schaut man über den Tellerrand auf die Praxis in anderen Ländern, gilt dort eine deutlich stärkere Zurückhaltung. So lehnen die oberste US-Arzneimittelbehörde (FDA) sowie die kanadischen Gesundheitsbehörden Ultraschalluntersuchungen ab, die nicht auf einer medizinischen Behandlung basieren, aufgrund der bis heute nicht eindeutig geklärten Nebenwirkungen.[36] Die FDA betont, dass sie nicht medizinisch bedingte vorgeburtliche Bilder und Babyvideos als »ungenehmigten Gebrauch einer Medizintechnik« ansieht.[37] Kagan und seine Kollegen von der DEGUM fordern: »Ultraschalluntersuchungen in der Schwangerschaft sollten nur von Ärzten mit entsprechender Aus- und Weiterbildung durchgeführt werden. Die DEGUM spricht sich ausdrücklich gegen alleinige Ultraschalluntersuchungen aus, die nur zum Zweck des ›Babyfernsehens‹ auf Wunsch der Eltern durchgeführt werden.«

Ein Mehr an Leistungen wirkt sich nicht unbedingt positiv auf den weiteren Verlauf der Schwangerschaft aus, wie Petra Kolip anführt: »Je mehr Untersuchungen Frauen machen lassen, desto sicherer fühlen sie sich nach eigener Aussage. Schaut man aber aus einer wissenschaftlichen Perspektive auf das, was durch zusätzliche Untersuchungen passiert, stellt man fest, dass mehr Tests Frauen offensichtlich mehr verunsichern, sodass dieses Verhalten beispielsweise mit einer höheren Kaiserschnittrate einhergeht.« Das belegte erst kürzlich einmal mehr eine repräsentative multizentrische Studie mit mehr als 2800 Schwangeren in Italien. Die Studienautoren sehen eine direkte Verbindung zwischen häufigen Sonografien und dem Anstieg einer Schnittentbindung. Ihr dringender Rat: »Obwohl die häufigere Anwendung vorgeburtlicher Ultraschalluntersuchungen viele Vorteile bringt, sollten Anwender ebenso mögliche Nachteile berücksichtigen und die Zahl der unnötigen Untersuchungen begrenzen, um die Kaiserschnittrate zu kontrollieren.«[38]

Drei Basis-Ultraschalluntersuchungen reichen aus

Während einer Schwangerschaft übernehmen die gesetzlichen Krankenkassen die Kosten für drei Basis-Ultraschalluntersuchungen. Pro Trimester eine, bei einer Risikoschwangerschaft auch mehr.

Die **erste Ultraschalluntersuchung** findet in der **8. bis 12. Woche** statt, bestätigt die Schwangerschaft und stellt das genaue Alter des Embryos oder des Fötus fest. Unter anderem prüft der Frauenarzt, ob der Fötus in der Gebärmutterhöhle sitzt und nicht im Eileiter, ob das Herz schlägt und es eine Ein- oder Mehrlingsschwangerschaft ist.

Der **zweite Ultraschall** folgt in der **18. bis 22. Woche** und kontrolliert, wie die körperliche Entwicklung verläuft, ob sich die kindlichen Organe erkennen lassen und sich zeitgerecht entwickelt haben. Bei der erweiterten Form, die die Schwangere wählen kann, beurteilt der Gynäkologe beispielsweise genauer, ob Kopf und Hirnkammern normal geformt sind, das Kleinhirn sichtbar ist, sich Hals und Rücken gut entwickeln, Magen sowie Blase zu sehen sind. Auch kontrolliert er alle vier Kammern des Herzens. Gynäkologen sprechen oft von einem »Organultraschall«, obwohl es sich nicht um einen solchen handelt.

Beim **dritten Ultraschall** in der **28. bis 32. Woche** wird das vorhergehende Wissen vertieft und weiter nach Hinweisen für Entwicklungsstörungen gesucht.[39]

Der präzisere und umfassendere hochauflösende **Organultraschall,** auch Organscreening und Feinultraschall genannt, gehört nicht zu den üblichen Vorsorge-Untersuchungen, sondern ist eine IGeL. Ausnahme: Bestehen Hinweise etwa auf Fehlbildungen des Ungeborenen übernehmen die gesetzlichen Kassen die Kosten. Diese Untersuchung, die normalerweise zwischen der **20. und 22. Woche** stattfindet, führt ein darauf spezialisierter Pränatalmediziner durch.[40] Auch eine Feinultraschalluntersuchung kann niemals alle körperlichen oder chromosomalen Auffälligkeiten und Krankheiten des Ungeborenen aufzeigen.

Weil Gynäkologen während der Schwangerschaft ständig das Ungeborene überprüfen, nehmen Frauen intuitiv an, dass es viel zu finden gäbe. Daher lassen immer mehr werdende Mütter mehr oder weniger teure Tests durchführen. Doch: »Der weit überwiegende Anteil der angeborenen, teils auch schweren Schädigungen ist nicht genetisch bedingt und damit auch nicht einer vorgeburtlichen Diagnostik zugänglich«, fasst Humangenetiker Henn zusammen. »Ein großer Teil der erworbenen Schädigungen entsteht dadurch, dass das Kind zu früh geboren wird. Weitere unterschätzte Probleme sind immer noch der mütterliche Alkoholkonsum und ein Diabetes der Schwangeren.«[41]

Kommt die Sprache auf vorgeburtliche Fehlbildungen und Erkrankungen, fällt den meisten Menschen bei uns sofort

Trisomie 21 ein. »In der öffentlichen Diskussion stehen Chromosomenstörungen wie das Down-Syndrom häufig im Fokus. Es muss jedoch klargestellt werden, dass alle diese Veränderungen des Erbguts nur 10 Prozent aller kindlichen Fehlbildungen ausmachen – und von diesen 10 Prozent sind nur die Hälfte Fälle von Trisomie 21«, erläutert Kagan. Ein verschwindend geringer Anteil. Der Pränatalmediziner geht von rund 5 Prozent Fehlbildungen in Deutschland aus, wobei schwerwiegende etwa 1 bis 2 Prozent ausmachen. In Deutschland erfasst einzig das »Fehlbildungsmonitoring Sachsen-Anhalt« flächendeckend und bevölkerungsbezogen für das Bundesland vorgeburtliche Schädigungen. Im Jahr 2015 wurden bei 3,53 Prozent aller Neugeborenen große Fehlbildungen diagnostiziert.[42] Die Gesundheitsberichterstattung des Bundes spricht von 4 Prozent aller Menschen, die bei uns mit einer angeborenen Behinderung zur Welt kommen, beziehungsweise »mit einer im ersten Lebensjahr aufgetretenen Beeinträchtigung« rechnen müssen.[43]

Ganz oben stehen Probleme am Herz-Kreislauf-System. Bei vielen dieser Auffälligkeiten ist die Ursache unbekannt, bei wenigen Defekten kann es wichtig sein, sie vorher zu kennen, um die Art der Geburt zu planen und die dann notwendige fachärztliche Unterstützung bereitzuhalten. Für werdende Eltern wichtig: Rund 95 Prozent aller Kinder kommen ohne Behinderung und Beeinträchtigung zur Welt! Die meisten schweren körperlichen und psychischen Einschränkungen erwerben Menschen im Lauf ihres Lebens durch Krankheit.[44]

Kein Routine-Ultraschall: Das Ersttrimester-Screening

Den qualifizierten Ultraschall haben wir mit einer Ärztin in einem Pränatalzentrum besprochen. Danach wollten wir den ersten Schritt mit der Nackenfaltenmessung machen. Wir hatten uns vorher darauf geeinigt: Ist die in Ordnung, hören wir mit weiteren Untersuchungen auf. Ich weiß nicht, wie es gefühlsmäßig ausgegangen wäre, wenn die Ärztin gesagt hätte: ›Oh, da sieht etwas komisch aus.‹ Sobald man den Weg der Pränataldiagnostik einschlägt, hat man diese neue Verantwortung. Ich musste entscheiden, höre ich jetzt auf, oder mache ich noch weiter?

JESSICA, 42, AUS MÜNCHEN

Wie Jessica konzentrierten sich die meisten der von uns befragten Frauen bei ihren Untersuchungen auf mögliche Veränderungen im Erbgut. Das hängt damit zusammen, dass solche Tests in der Frauenarztpraxis zur Verfügung stehen, wie beispielsweise das Ersttrimester-Screening (ETS) und der Bluttest auf zellfreie DNA. Diese Verfahren gelten als nichtinvasive pränatale Verfahren. Darunter fallen hier alle Untersuchungsmethoden, bei denen der Arzt nicht in die Gebärmutter eindringt. Bei einer Fruchtwasser-Untersuchung (Amniozentese) macht er das invasiv mit einer Hohlnadel.

Das Ersttrimester-Screening gehört zu den IGeL, die – im Gegensatz zu den drei vorgesehenen Ultraschalluntersuchungen – in der Regel nicht im Mutterpass dokumentiert werden. Zahlreiche Schwangere nehmen an, dass es zu den Routineuntersuchungen gehört. Studien belegen, dass den Frauen nicht bewusst ist oder sie verdrängen, dass bei diesem Ultraschall Befunde auftauchen können, denen weiterführende Untersuchungen folgen. Offensichtlich klärt der Arzt beim Ersttrimester-Screening gerade darüber nicht deutlich genug auf. »Die Konsequenzen eines auffälligen Befundes wurden von ärztlicher Seite nur unzureichend thematisiert«, schreibt Lena Maria Biehl. Weitere Studien kommen zu ähnlichen Ergebnissen.[45] Häufig fordert der Frauenarzt auf, rät oder empfiehlt, weil er das in seinem Berufsalltag so gewohnt ist.

Nach dem Gendiagnostikgesetz sollte er beim Ersttrimester-Screening jedoch ergebnisoffen aufklären und beraten, nicht direktiv. Für manche Ärzte eher ungewohnt. Was Schwangere nach dem Ersttrimester-Screening oft erstaunt, ist, dass das kostenpflichtige Zusatzangebot meist keine Krankheit oder Fehlbildung diagnostiziert, sondern nur einen statistischen Wahrscheinlichkeitswert dafür liefert.

Seit Anfang der 1990er-Jahre bieten Ärzte in Deutschland im Rahmen des Ersttrimester-Screenings an, die Nackentransparenz des Ungeborenen per Ultraschall zu messen.[46] Agnes, 30, aus München verzichtete bewusst darauf: »Christian und ich haben vorher überlegt: Würde das für uns einen Unterschied machen, ob wir das Kind behalten wollen oder nicht? Wir kamen zu dem Schluss: Nein, würde es nicht.« Pränatalmediziner Kagan geht heute von etwa 60 Prozent aller werdenden Mütter aus, die sich dieser Untersuchung unterziehen. »Regional ist das jedoch unterschiedlich.« Der Arzt prüft eine Flüssigkeitsansammlung im Nacken des Ungeborenen, die im Schall transparent erscheint. Ist diese deutlich verdickt, gilt das unter anderem als Hinweis auf die Chromosomenstörungen Trisomie 13, 18 sowie 21. Allerdings können auch Kinder ohne Trisomien eine dickere Nackenfalte aufweisen. Zudem geht diese verbreiterte Falte ebenfalls mit einem erhöhten Risiko für Herzfehler einher. Gewisse Unsicherheiten bei der Deutung eines solchen Messwertes bleiben bestehen, da die Normwerte vom exakten Alter des Ungeborenen abhängen, das der Arzt so präzise wie möglich über die Scheitel-Steiß-Länge des Embryos schätzen muss. Deshalb kommen weitere Softmarker, also Merkmale hinzu – etwa die Messung des Nasenbeins –, die für sich genommen so wie die Nackentransparenz keinen Krankheitswert besitzen, jedoch mit Fehlbildungen in Zusammenhang gebracht werden. Bezüglich des

Nackenfaltentests betonen Wissenschaftler, dass er »in hohem Maße fehleranfällig bzw. sehr untersuchungsabhängig ist«.[47] Agnes entschied für sich: »Ich glaube, du nimmst dir die Freude an der Schwangerschaft. Das Kind ist ja gesund, es hat nur eine andere Chromosomenzusammensetzung als andere Kinder. Mir war es nur wichtig, einen Herzfehler auszuschließen, denn bei so einem Problem kann man gleich nach der Geburt etwas machen und das Überleben des Kindes sichern.«

Gynäkologen kombinieren seit 2002 diese Messung mit mütterlichen Blutproben, die sie im Labor auf das schwangerschaftsspezifische Eiweiß PAPP-A und die ß-Untereinheit des Schwangerschaftshormons HCG untersuchen lassen. Die Konzentration dieser beiden Blutwerte ist oft verändert, wenn bei dem Fötus eine Trisomie vorliegt. Auch diese Werte der Hormone können von der Norm abweichen, etwa bei einer Mehrlingsschwangerschaft, bei einem falsch berechneten Alter des Ungeborenen, bei Übergewicht der Mutter, wenn sie raucht oder einen insulinpflichtigen Diabetes hat. Genügend Faktoren also, um ein Ergebnis zu verfälschen.

»Ohne zu überlegen, stimmte ich zu, als mein Gynäkologe mir empfahl, die Nackentransparenz messen zu lassen«, erzählt Sabine, 45, aus Mannheim. »Sein Argument: ›Bei dieser Untersuchung bestehe keine Gefahr für das Ungeborene.‹« Als Ergebnis erhält die Schwangere eine Risikoangabe. Mit ihr sagt der Arzt nicht, ob Veränderungen tatsächlich vorliegen. Er berechnet lediglich eine statistische Wahrscheinlichkeit für deren Vorhandensein. Als erhöht gilt das Risiko in der Regel ab 1:300. Dies entspricht dem Altersrisiko einer 35-jährigen Schwangeren, ein Kind mit einer Trisomie 21 zu gebären. Das bedeutet, 1 von 300 Föten würde in diesem Fall die entsprechende Veränderung im Chromosomensatz aufweisen. Niemand weiß, ob das untersuchte Kind zu den übrigen 299 ohne diese Auffälligkeit zählt. Sabines

Ergebnis fiel noch schlechter aus: »In dem Moment, wo du mit so einer Untersuchung anfängst, ist es eigentlich schon zu spät. Jede Frau muss sich vorher überlegen: Will ich alles genau wissen, weil ich auf gar keinen Fall ein behindertes Kind austragen kann und möchte?« Erhält die Schwangere diesen Wert, kann eine Untersuchung des Fruchtwassers folgen, die ein eindeutiges Ergebnis liefert. Bei diesem Verfahren verlieren jedoch 1 bis 2 Frauen von 200 ihr wahrscheinlich völlig gesundes Kind. Trotz aller Vorsicht des Untersuchers ist es keine risikofreie Methode. Das gilt ebenso für das gesamte Ersttrimester-Screening, das beachtliche psychisch belastende Auswirkungen für die Schwangere haben kann. Auch Sabine ließ eine Amniozentese machen: »Niemals hätte ich die Nackentransparenz messen lassen, wenn ich vorher die Konsequenzen gekannt hätte.«

Die deutsche Fetal Medicine Foundation (FMF-Deutschland), ein Verein zur Förderung der PND, der unter anderem Frauenärzte und Pränatalmediziner zertifiziert – und daneben die für die Auswertung notwendigen Computerprogramme vertreibt –, hat sich zum Ziel gesetzt, wie auf seiner Website steht, »allen interessierten Schwangeren bereits im ersten Schwangerschaftsdrittel eine standardisierte vorgeburtliche Diagnostik zukommen zu lassen, die über die übliche Mutterschaftsvorsorge hinausgeht und allerhöchsten Qualitätsansprüchen genügt«.[48] Nicht nur Hiltrud Wegener vom Arbeitskreis Frauengesundheit in Medizin, Psychotherapie und Gesellschaft sieht dieses Einbeziehen aller Frauen äußerst kritisch. Sie prophezeit, dass dieser niedrigschwellige Ersttrimester-Test sich in Zukunft als fester Bestandteil in der Schwangerenvorsorge etabliert.[49]

Das von Anbietern und Ärzten oft als »harmlos« und »risikofrei« eingeschätzte Verfahren ist keineswegs komplikationsfrei. Denn bei einem nicht unerheblichen Teil der Frauen stellt der Arzt während der Untersuchung ein mögliches Risiko fest. In einer Studie, die 360 Schwangere begleitete, erhielten zwei Drittel der Frauen einen auffälligen Befund. In 4 von 5 der Verdachtsfälle auf eine kindliche Fehlbildung oder Wachstumsverzögerung kamen die Kinder gesund zur Welt! Der verdächtige Befund erwies sich nachträglich als falsch, ein falsch positives Ergebnis.[50] Verwirrenderweise heißt »positiv« in der Medizin, wenn ein schlechtes Ergebnis vorliegt. Ebenso können Ärzte Fehlbildungen übersehen: Die Schwangere erhält dann ein falsch negatives Ergebnis.

Geschätzt wird, dass von 100 000 untersuchten Frauen beim Ersttrimester-Screening 5000 von ihrem Arzt ein falsch positives Ergebnis erhalten. Die Schwangere bleibt psychisch hoch belastet, bis sich ein Verdacht durch weitere Untersuchungen entkräften lässt. Und selbst dann haben diese Frauen weiterhin Angstgefühle, wie Studien belegen.[51] Den Schwangeren gelingt es nicht mehr, während der Schwangerschaft sorglos und entspannt zu bleiben. Besonders tragisch, wenn eine Frau bei einer Fruchtwasser-Untersuchung ihr gesundes Kind verliert.

Da diese scheinbar harmlosen Untersuchungen so früh beginnen, sprechen zahlreiche Wissenschaftler mittlerweile von einer Art Schwangerschaft auf Probe.[52] Emotional wollen sich die Frauen auf das neue Wesen in ihrem Bauch noch nicht einlassen, bevor nicht die »guten« Ergebnisse vorliegen. »Allein die Existenz dieses Angebots macht so ein bisschen Druck«, sagt die psychosoziale Beraterin Kirsten Hellwig. Die Schwangere nimmt an, dass die Offerte gut für sie sei. Zugleich weckt der Vorschlag die Sorge, dass das Ungeborene beeinträchtigt sein könnte. Die Konsequenz: »eine ›Angst-Kontroll-Spirale‹ und der Verlust des Vertrauens in die eigene Körperwahrnehmung«, wie Katharina Rost betont.[53]

Da bedeutet es nicht unbedingt eine gute Nachricht, dass seit 2012 ein neuer Bluttest auf dem Markt ist, der frühzeitig nachweisen soll, ob das Ungeborene genetische Auffälligkeiten aufweist. Bekannt ist, dass das Blut der Mutter auch genetisches Material des Fötus enthält. Der neu entwickelte NIPT (nicht-invasive Pränataltest) analysiert diese geringen Mengen an zellfreier DNA (cfDNA) des Ungeborenen und spürt so chromosomale Veränderungen bei ihm auf. Diese IGeL zahlt die Schwangere selbst. »Über die Messung der Konzentration und Verteilung der cfDNA wird eine Risikoanalyse durchgeführt, um festzustellen, ob das ungeborene Kind beispielsweise von einer Trisomie 13, 18 oder 21 betroffen sein könnte oder nicht«, erläutert Pränatalmediziner Maximilian Schmid von der Universitätsfrauenklinik in Wien.[54] Das Ergebnis liegt nach vier bis sechs Tagen vor. Auch das eine Risikoanalyse und keine gesicherte Diagnose. Entgegen der in der Öffentlichkeit herrschenden Meinung übersieht dieses Verfahren, wenngleich in äußerst geringem Maße, Erbgutveränderungen und liefert selten auch falsch positive Ergebnisse.[55]

Pränatalmediziner raten bei einem auffälligen Ergebnis in jedem Fall zu einer Fruchtwasser-Untersuchung.[56] Außerdem kann keiner der Tests nachweisen, wie gering oder wie stark die Beeinträchtigung des Kindes ausfällt. Weil die Blutentnahme für die werdende Mutter so einfach ist und sich ein möglicher, dann früher Schwangerschaftsabbruch, weniger belastend auswirkt als zu einem späteren Zeitpunkt, scheint sich das Verfahren bei uns zu etablieren, mit den damit einhergehenden Risiken. Die Zahl bereits untersuchter Schwangerschaften dürfte im Jahr 2015 weltweit bei mehreren Hunderttausenden gelegen haben, vermuten Wissenschaftler aus der Schweiz.[57]

Für die Anbieter in Deutschland geht es um ein enorm gewinnbringendes Geschäft – für die Gynäkologen um eine lukrative IGeL. Mittlerweile sind zwar die Preise, allein für den Bluttest, je nach Umfang von mehr als 1000 Euro auf etwa 350 bis 550 Euro gesunken (Stand: April 2016). Hinzu kommen aber noch die individuellen Arzt- und eventuell weitere Laborkosten. Die Spanne liegt derzeit zwischen rund 600 und 1500 Euro insgesamt. Für die Hersteller wäre es ideal, wenn dieses Verfahren in die Schwangerschaftsroutine käme. Deshalb hat einer von ihnen beim Gemeinsamen Bundesausschuss einen Antrag auf Erprobung gestellt.[58] Nach Auskunft des Ausschusses soll das bis zu 3 Jahre dauernde Prüfverfahren die Risiken und den Nutzen der Bluttests mit zwei weiteren Untersuchungen vergleichen, die Erbgutveränderungen des Ungeborenen feststellen: die Fruchtwasseruntersuchung (Amniozentese) und die Gewebeentnahme aus dem Mutterkuchen (Chorionzottenbiopsie).[59]

Einige Anmerkungen zur ethisch-moralischen Diskussion möchten wir hier machen, um die Brisanz simpler pränataler Untersuchungen wie den NIPT zu verdeutlichen. »Neben den enormen Möglichkeiten, die sich aus dem technischen Fortschritt ergeben, und dem Vorteil, invasive Eingriffe mit entsprechendem Fehlgeburtsrisiko auf ein Minimum zu reduzieren, birgt die Methode auch die Gefahr, dass die Einstellung der werdenden Eltern zu Kindern mit einer Entwicklungsstörung – welcher Art auch immer – negativ beeinflusst wird«, sagt Pränatalmediziner Kagan. Nach Auswertung der EuroCAT-Daten entscheiden sich die meisten Frauen, rund 90 Prozent, nach einer pränatalen Diagnose von Trisomie 21 für einen Schwangerschaftsabbruch.[60] Eine 2016 erschienene Übersichtsarbeit an der Universität Zürich belegt: Die große Mehrheit der Geburten mit dieser Chromosomenstörung ging auf ein falsch negatives Testergebnis zurück. Das Verfahren ist keineswegs risikofrei. Jeanne Nicklas-Faust stellt klar: »Allenfalls gilt das nur für die Mütter. Für die Kinder bedeutet es den Tod.« Gleichzeitig betonen Wissenschaftler der Zürcher Studie, dass eine gleich groß bleibende Minderheit der schwangeren Frauen bewusst auf eine vollständige Risikobeurteilung und Diagnostik verzichtet.

Wissenschaftler und Mediziner befürchten, dass dieser frühzeitige Bluttest dazu führen könnte, die invasive Diagnostik vermehrt zu umgehen. Dabei besteht das Risiko zusätzlicher Schwangerschaftsabbrüche nach einem Fehlalarm. Dann würde die Frau eine Schwangerschaft mit einem gesunden Kind beenden. Durch die feineren Analysemethoden werden in Zukunft mehr schwangere Frauen häufiger Gewissenskonflikten ausgesetzt.

Es kommt sehr auf die gesellschaftliche Akzeptanz an, werdende Eltern und vor allem schwangere Frauen selbst entscheiden zu lassen, welchen Weg sie einschlagen wollen. Diese Freiheit scheint derzeit bedroht. Franziska aus Verl in Nordrhein-Westfalen kennt das gut: »Ständig wurde ich gefragt: Wie konnte das denn passieren? In unseren Zeiten? Ich musste schon erklären, warum wir mit Johanna ein Kind mit Down-Syndrom bekommen haben, das vielleicht auch die Gesellschaft belastet.« Ihre Tochter ist inzwischen 19 Jahre alt. Dass der Druck auf die werdenden Eltern wachse, »Leben im Zweifel zu vermeiden«, nimmt auch Medizinethiker Giovanni Maio von der Universität Freiburg wahr, »wir alle hätten nicht gewollt, eine Prüfung bestehen zu müssen, bevor wir leben dürfen«. Maio weiter: »Die Analyse der zellfreien DNA im mütterlichen Blut bedeutet letztlich den Einstieg in die Selektion unter dem Vorwand der Vorsorge und damit eine Zweckentfremdung einer medizinischen Methode.«[61] Dann werden Menschen mit Down-Syndrom, wie die Schauspieler Carina Kühne und Sebastian Urbanski, vielleicht nicht mehr geboren, die von sich erzählen, wie sehr sie das Leben lieben.

Genetiker Henn stellt klar: »Gesundheit kann man nie garantieren, ein vorgeburtlicher genetischer Befund kann günstigstenfalls unauffällig sein.« Damit gewinnt die Beratung in der gynäkologischen Praxis an Bedeutung, sie gehört unbedingt verbessert, insbesondere mit Blick auf die nichtinvasiven Pränataltests. Die psychosoziale Beraterin Hellwig ist der Ansicht, dass der Gynäkologe im Rahmen des Beratungs- und Aufklärungsgesprächs der Schwangeren sinngemäß mitteilen müsste: »Wenn wir jetzt diese Untersuchung vornehmen, kann das dazu führen, dass Sie das Kind, das Sie sich gerade noch gewünscht haben, gar nicht mehr haben wollen.«

Kaiserschnitt – eine Frage der Begleitung und der Region

Ob eine Frau durch einen Kaiserschnitt ihr Kind zur Welt bringt, hat nicht nur medizinische Gründe, sondern hängt eng damit zusammen, an welchem Ort sie sich gerade aufhält. In vielen Ländern, etwa in Skandinavien, den Niederlanden und Großbritannien, wendet sich eine schwangere Frau zuerst an eine Hebamme. Diese bleibt, vorausgesetzt es tauchen keine Probleme auf, Ansprechpartnerin für alle Belange der Schwangerschaft, der Geburt, des Wochenbetts und der Stillzeit. Nicht so in Deutschland. Da sucht die Schwangere zunächst eine gynäkologische Praxis auf. Meist erst im Geburtsvorbereitungskurs oder bei der Entbindung trifft sie auf eine Hebamme. Diese übliche gestückelte Betreuung wirkt sich offensichtlich negativ auf die Gesundheit von Mutter und Baby aus, wie mehrere Untersuchungen belegen, unter anderem eine systematische Cochrane-Übersichtsarbeit mit 17 674 Müttern und ihren Babys. Wo das Hebammenmodell funktioniert, haben Frauen unter anderem weniger Frühgeburten, benötigen seltener lokale Schmerzmittel wie die

Periduralanästhesie während der Geburt, erhalten weniger Wehenmittel und seltener Dammschnitte. Die Chancen der Frauen, ihr Kind spontan vaginal zu gebären, sind ebenfalls erhöht.[62]

Für zwei Drittel aller Frauen, bei denen die Schwangerschaft unauffällig verläuft, und insbesondere für eher ängstliche Frauen wäre das die deutlich gesündere Variante. Die Nachweise dafür sind überwältigend. Mit der Einführung des Hebammenkreißsaals 2003 im Klinikum Bremerhaven Reinkenheide wurde ein wichtiger erster Schritt in diese Richtung getan. Inzwischen gibt es solche Einrichtungen an verschiedenen deutschen Kliniken. »In unserer Multicenter-Studie, die vier Kliniken mit einem Hebammenkreißsaal einschloss, war die Chance, die Geburt ohne medizinische Eingriffe zu beenden, mehr als zweieinhalbfach so hoch wie im üblichen Kreißsaal«, zieht Friederike zu Sayn-Wittgenstein-Hohenstein von der Hochschule Osnabrück Bilanz.

Jedes dritte Kind in Deutschland kommt per Kaiserschnitt zur Welt. Norwegen und Schweden haben eine halb so hohe Rate.[63] Wie die Gesundheitsberichterstattung des Bundes feststellt, gehört Deutschland »in Europa zu den Ländern mit den höchsten Kaiserschnittraten«. Bei der Säuglingssterblichkeit liegt die Bundesrepublik im europäischen Mittelfeld. Was die Müttersterblichkeit betrifft, nimmt sie Rang 8 ein. In Norwegen sterben europaweit die wenigsten Mütter bei der Geburt.[64] Mehr Kaiserschnitte bedeuten also nicht unbedingt mehr Sicherheit für Mutter und Kind. Auch birgt ein Kaiserschnitt Nachteile: Auf natürliche Weise geborene Kinder leiden seltener an Infekten und Allergien.

Viele Ärzte betonen, dass sie mit einem Kaiserschnitt dem Wunsch der Frauen nachkommen. »Damit machen die Mediziner im Alltag den Willen der Patientinnen für steigende

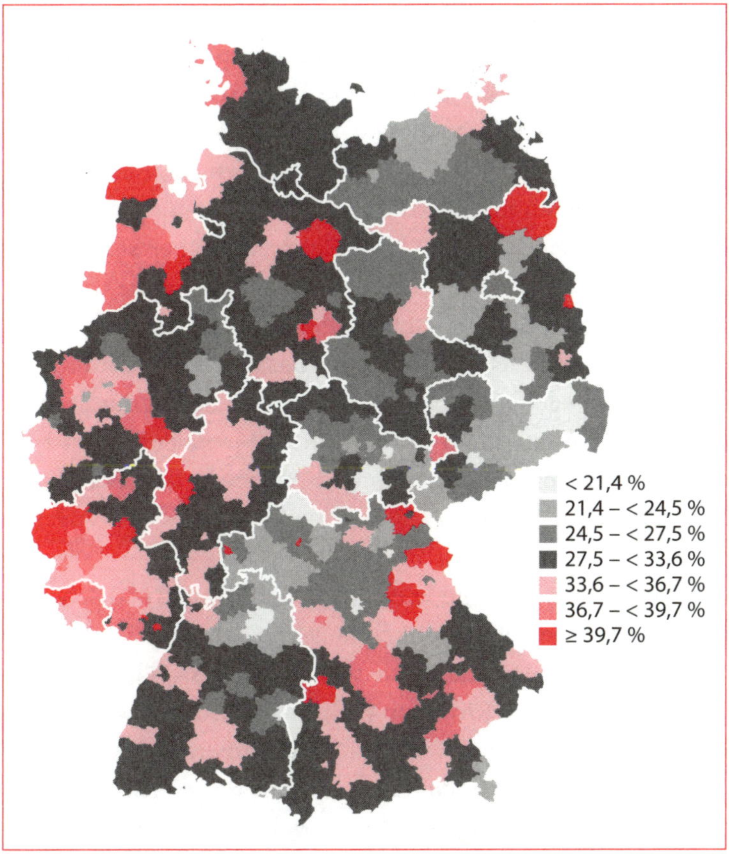

Abb. 2: Regionen mit hoher Kaiserschnittrate: Je farbiger und intensiver das Rot, umso häufiger der Eingriff. Medizinisch lassen sich die Unterschiede nicht wirklich erklären.
[nach: Robert Koch-Institut (Hg.): »Gesundheit in Deutschland. Gesundheitsberichterstattung des Bundes. Gemeinsam getragen von RKI und Destatis, Berlin 2015, S. 107]

Kaiserschnitte verantwortlich. Die konkreten Zahlen der Wunschkaiserschnitte liegen international bei 2 bis 3 Prozent«, hält Rainhild Schäfers dagegen.[65] Der normale Vorgang eines Geburtsprozesses wird immer mehr vom medizinisch

Machbaren verdrängt. Die Angst der Frauen vor der Geburt trifft auf die Angst der Ärzte vor Komplikationen – eine ungute Konstellation zum Nachteil der Schwangeren. »Vorgehensweisen haben in diesem Bereich nicht nur etwas mit der Einstellung der Frauen zu tun, sondern auch damit, dass die Schwangeren mit Einstellungen in bestimmten Systemen konfrontiert sind«, sagt Theda Borde, die über sozialmedizinische Fragen an der Alice Salomon Hochschule in Berlin forscht. Immer weniger Geburtshelfer haben folglich Erfahrung mit komplizierten Geburten. Dass die Kaiserschnittrate keine naturgegebene Größe ist, sieht man schon daran, dass die Eingriffsraten allein in Deutschland je nach Region zwischen 17 Prozent in Dresden und 51 Prozent in Landau, Rheinland-Pfalz, variieren.[66]

Gemeinsam mit Kollegen wies Theda Borde mit 71 000 Schwangeren an drei Berliner Krankenhäusern nach, wie sich die Kaiserschnittrate allein dadurch verändert, dass Migrantinnen in Deutschland ihr Kind zur Welt bringen. Dabei verglichen die Wissenschaftler türkische Migrantinnen der ersten und der zweiten Generation mit Frauen ohne diesen Hintergrund. Nur 22 Prozent der in der Türkei geborenen Frauen hatten einen Kaiserschnitt. Bei der zweiten Generation, der dann in Deutschland geborenen Frauen, lag die Rate bei 31,7 Prozent. Im Vergleich dazu bekamen 39,2 Prozent aller Schwangeren ohne Migrationshintergrund ihr Kind durch eine operative Entbindung. Aus den Ergebnissen zieht die Forscherin verschiedene Schlüsse: »Hohe Kaiserschnittraten scheinen unter anderem ein Zeichen einer Defensivmedizin zu sein – mit Angst vor Haftpflichtprozessen und einer mangelnden Ausbildung der Ärzte und Ärztinnen, was die natürliche Geburt betrifft. Bei türkischstämmigen Immigrantinnen gehen vielleicht die Frauen selbst und die Ärztinnen und Ärzte lockerer an die Geburt heran.« Hinzu kommt »der große Druck durch die Ökonomisierung der Medizin«.

»Es ist höchste Zeit, den Umgang mit Schwangerschaft, Geburt und Wochenbett zu überdenken«, kritisierte der Arbeitskreis Frauengesundheit (AKF) bereits 2010. Zahlreiche Wissenschaftler fordern inzwischen, alle medizinischen Eingriffe aus dieser Phase auf den Prüfstand zu stellen, um nur auf der Basis empirisch nachgewiesener Wirksamkeit zu entscheiden, was wirklich in welchem Fall während Schwangerschaft und Geburt sinnvoll ist und was nicht. Und dieses geprüfte Wissen gehört schnellstens in die Hände der Frauen.

3.

IGeL

Ein tiefer Stachel in der Arzt-Patientinnen-Beziehung

3.

IGeL

Ein tiefer Stachel in der Arzt-Patientinnen-Beziehung

Als das Wissenschaftliche Institut der AOK (WIdO) 2015 die neuesten Daten zu den Individuellen Gesundheitsleistungen (IGeL) veröffentlichte, bezeichnete der Patientenbeauftragte der Bundesregierung Karl-Josef Laumann die Ergebnisse als »Riesensauerei«. Er sprach von »schwarzen Schafen« und drohte mit »deutlichen Konsequenzen«, die prüfen sollten, »wie häufig Ärzte geltende Gesetze beim IGeLn brechen«.[1] Diesen Anschuldigungen trat Christian Albring sofort energisch entgegen: »Tatsache ist«, so der Präsident des Bundesverbandes der Frauenärzte, »enorm viele Individuelle Gesundheitsleistungen sind unverzichtbare und notwendige Bestandteile der ärztlichen Tätigkeit, auch in der Frauenheilkunde und Geburtshilfe.«[2] Was stimmt denn nun? Zwei gegensätzliche Einschätzungen, die zeigen, welche Brisanz das Thema IGe-Leistungen birgt. Irgendwo dazwischen stehen wir: oft unzureichend aufgeklärte Frauen und Männer.

Was sind IGeL?

Individuelle Gesundheitsleistungen, kurz IGeL, heißen sämtliche Leistungen, die gesetzlich Versicherte selbst zahlen müssen, weil die gesetzlichen Krankenkassen (GKV) die Kosten dafür nicht übernehmen.[3] Alle diese Angebote wenden sich an gesunde, beschwerdefreie Menschen. Mit rund 70 Extras hatte es Ende der 1990er-Jahre begonnen: unter anderem Atteste und Gutachten ausstellen, Impfungen empfehlen, manche Vorsorgemaßnahmen und Früherkennungsuntersuchungen.

Inzwischen gibt es mehrere Hundert solcher Selbstzahlerleistungen, die sich grob in zwei Gruppen unterteilen lassen: In die eine fällt alles das, was die gesetzliche Krankenkasse noch nie übernommen hat. Beispiele hierfür sind kosmetische Eingriffe wie das Entfernen von Tätowierungen und Schönheitsoperationen. Auch einige (wenige) sinnvolle Präventionsmaßnahmen zählen dazu, etwa eine Malariaprophylaxe vor einer Fernreise oder eine Sporttauglichkeitsbescheinigung vor einem Tauchkurs. Die große Mehrzahl der IGeL gehört jedoch in die zweite Gruppe. Klaus Koch, der das Ressort Gesundheitsinformation am IQWiG leitet, beschreibt sie folgendermaßen: »Diese Leistungen sind nicht im Katalog der Kasse, weil sie entweder durch Beschluss des Gemeinsamen Bundesausschusses konkret abgelehnt wurden oder weil es bislang noch keine abschließende Bewertung gab – weder positiv noch negativ.« Patientinnen und Patienten erhalten demnach IGeL-Angebote von Untersuchungs- und Behandlungsverfahren, deren medizinischer Nutzen häufig nicht oder noch nicht belegt ist. Zwei Diagnose-Angebote stehen dabei ganz oben: das Messen des Augeninnendrucks und Ultraschalluntersuchungen. Hinzu kommen Behandlungsoptionen wie Stoßwellenbehandlung beim

Tennisarm sowie komplementäre Methoden, etwa Biofeedback bei Migräne. Jan Böcken von der Bertelsmann Stiftung stellt fest: »Unter dem Begriff ›IGeL‹ können Ärzte jede denkbare medizinische Leistung anbieten. Eine Kontrolle findet nicht statt.«[4]

Bevorzugte Patientin: gesunde Frau mit hohem Nettoeinkommen

Seit mehr als 20 Jahren gibt es die Selbstzahlerleistungen. Die Gynäkologin und Psychotherapeutin Maria Beckermann erinnert sich: »Als in den 1990er-Jahren mit der Einführung der Budgets und damit begrenzter Honorare der Gedanke an IGeL auftauchte, erschien er den meisten Kolleginnen und Kollegen geradezu absurd. Die Mitgliedschaft in der gesetzlichen Krankenversicherung galt unhinterfragt als Rundumversorgung. Denn tatsächlich kollidiert das ›Verkaufen‹ von Behandlungen mit dem Selbstverständnis vieler Ärztinnen und Ärzte.« Das damals eingeführte Gesundheitsstrukturgesetz und darauf folgende, mehrmals geänderte Gebührenordnungen krempelten die Vergütung der Ärzte völlig um. Seither wird das individuelle Praxisbudget eines Arztes berechnet und eine bestimmte Geldmenge festgelegt, die sich, vereinfacht gesagt, an der Fallzahl der Praxis pro Quartal im Vergleich zum Vorjahr orientiert. »De facto gab es kaum Praxen, die mit dem zugewiesenen Budget zufrieden gewesen wären«, sagt Beckermann vom Arbeitskreis Frauengesundheit in Medizin, Psychotherapie und Gesellschaft e. V. (AKF). Die sinkenden Einnahmen durch die gesetzlich Versicherten sollten durch IGeL kompensiert werden. Ein vom Gesetzgeber und von den Kassen gewollter Zustand. »Von Anfang an war ausgesprochen, dass die Grundlage und Motivation für IGeL wirtschaftlicher Art waren«, sagt Klaus Koch.

Bei einer repräsentativen Befragung von 8000 Ärzten vor mehr als 10 Jahren war jeder zweite überzeugt, seine Praxis »ohne individuelle Gesundheitsleistungen [...] auf Dauer nicht mehr wirtschaftlich betreiben zu können«.[5] Das bewahrheitete sich nicht, betrachtet man die aktuellen Einkünfte niedergelassener Ärzte. Laut der neuesten Abrechnungsstatistik der Kassenärztlichen Bundesvereinigung (KBV) hatten Gynäkologen einen durchschnittlichen Honorarumsatz von 189 998 Euro im Jahr 2014. Rund die Hälfte davon gibt der Arzt laut KBV für sein Praxismanagement aus. Dann bleiben ihm noch etwa 95 000 Euro Jahresbruttogehalt. Sicher, der Gynäkologe gehört laut KBV nicht zu den bestbezahlten niedergelassenen Ärzten – ein Augenarzt hat am Jahresende rund 50 000 Euro mehr Umsatz gemacht, und in der Nephrologie kommt der einzelne Arzt sogar auf ein durchschnittliches Bruttogehalt von knapp 450 000 Euro.[6] In diesen Berechnungen stecken keine IGeL, denn diese werden privat berechnet. Laut Statistischem Bundesamt liegen die tatsächlichen jährlichen Bruttoeinkünfte der Ärzte inklusive Privatversicherte und IGeL, nach Abzug der Praxiskosten, durchschnittlich bei 160 000 Euro und mehr.[7] Privateinnahmen machen den Unterschied.

1998 stellte die Bundesärztekammer in Abstimmung mit ärztlichen Berufsverbänden die erste IGeL-Liste vor.[8] »Damit bliesen die ÄrztevertreterInnen in dasselbe Horn wie die Kräfte, die die Ökonomisierung der Medizin vorantrieben«, schreibt Beckermann.[9] Ein bis heute ungebremst wachsender Wirtschaftszweig entwickelte sich rund um die Selbstzahlerleistungen. Seither verdienen viele mit: Juristen, die Ärzten Anleitungen zum exakten Abrechnen liefern. Kursangebote der Pharma-Industrie, der Apotheker- und Ärztebank bis hin zu den Ärztekammern sollten die Ärzte im Alltag fit für diese neuen Strukturen machen. »Sogar ein dem Bundesministerium für Wirtschaft unterstehendes Bundesamt förderte IGeL-Verkaufsseminare für Ärzte und Ärztinnen, bevor das im September 2012 verboten wurde«, sagt Beckermann. Und bei der Industrie- und Handelskammer in Köln gab es 2015 eine Fortbildung »IGeL-Manager/IGeL-Managerin« mit dem Argument, dass die »Chancen für einen Ausbau der privatärztlichen Tätigkeit« gut seien.[10] Der Arzt wird in diesem Medizinbereich als Unternehmer angesprochen, nicht mehr als Helfer und Heiler. Und so ergibt sich auf der Basis einer Hochrechnung der Versichertenangaben, dass über IGeL jährlich 1,03 Milliarden Euro zusätzlich in die Kassen der Ärzte fließen. Dabei legte man bei den 17,4 Millionen der privat zu zahlenden jährlichen Extras durchschnittliche Kosten von etwa 59 Euro pro Leistung zugrunde.

Jedem dritten gesetzlich Versicherten ist in den vergangenen 12 Monaten eine ärztliche Leistung als Privatleistung angeboten worden. »Hochgerechnet heißt das, rund 20 Millionen Versicherte ab 18 haben damit ihre Erfahrungen gemacht«, sagt Klaus Zok, Wissenschaftler am WIdO-Institut und für die Daten verantwortlich. Werdende Mütter sind das ideale Klientel für IGeL – jung und (meist) gesund. Das macht zugleich deutlich, was zweifellos viel zu oft in der ärztlichen Praxis untergeht: Alle IGe-Leistungen wenden sich an gesunde, beschwerdefreie Menschen.

Ärzte bieten solche Privatleistungen wesentlich häufiger Frauen als Männern an. In Zahlen ausgedrückt: 41,8 Prozent gegenüber 23,2 Prozent. Sicher, Frauen gehen öfter zum Arzt als Männer (17-mal zu 12-mal pro Jahr).[11] Dennoch bleibt erstaunlich, dass der weibliche Anteil der Privatleistungen sich im Vergleich zu 2012 (36,2 Prozent) in erheblichem Maße steigern ließ, obwohl sich die Arztkontakte in diesem Zeitraum so gut wie gar nicht erhöhten. Bei den

Männern gab es dagegen nur einen geringen Zuwachs (2012: 22,1 Prozent).

Ein Argument dafür könnte sein, dass Frauen häufiger Ärztegruppen aufsuchen, die eine große Palette an Selbstzahlerleistungen vorschlagen. »In den Umfragen zeigt sich, dass Gynäkologen an der Spitze der Anbieter stehen«, sagt Klaus Zok. »Allein die Ultraschalluntersuchungen machen zusammen mit Leistungen im Rahmen der Glaukom-Vorsorge bei Augenärzten mehr als 40 Prozent des IGeL-Marktes aus.« Frauen gehen meist schon in jungen Jahren regelmäßig zum Arzt bei spezifisch weiblichen Themen wie der monatlichen Periode oder Verhütung.[12] So erhalten rund 5,1 Millionen Frauen ab 30 jährlich von ihren Gynäkologen private Leistungsangebote. Etwa 60 Prozent dieser Angebote entfallen auf Ultraschalluntersuchungen des Unterleibs, weitere 25 Prozent auf eine entsprechende Untersuchung der Brust. Fast 2 Millionen Frauen, insbesondere zwischen 30 und 50 Jahren, bekommen zusätzlich eine Krebsfrüherkennungsuntersuchung nahegelegt.

Den Frauen entgeht bei all diesen IGeL-Angeboten möglicherweise, dass ihr Arzt des Vertrauens insbesondere diejenigen anspricht, die ein hohes monatliches Haushaltsnettoeinkommen haben: Bei unter 1000 Euro netto monatlich bekamen nur knapp 20 Prozent eine solche Empfehlung, bei 4000 Euro und mehr gaben das rund 41 Prozent der Befragten an. »Diesen Zusammenhang belegen sämtliche Studien in diesem Bereich«, so Zok. Da findet eine klare Auswahl statt. Es sind insbesondere Frauen mit einem höheren sozioökonomischen sowie höheren Bildungsstatus, auf die Ärzte abzielen. Der Wissenschaftler weiter: »Dieser privatmarktliche Ansatz trägt nicht zur Gesundheitsversorgung der Bevölkerung bei, da hier ältere und kränkere Menschen offenbar nicht vorrangig angesprochen werden.«

IGeL-Ärger: Wenn Spielregeln nicht eingehalten werden

Der Impuls für eine Leistung geht meist vom Arzt aus, oft genug auch vom Praxispersonal. Das verstößt gegen den Kodex der Ärzteverbände. Häufig bekommen Frauen beim Gynäkologen bereits am Tresen von einer medizinischen Fachangestellten ein Blatt in die Hand gedrückt, auf dem sämtliche Extras stehen, die sie in Anspruch nehmen können. Bei Krebsfrüherkennung passiert das laut WIdO-Monitor bei 56 Prozent aller weiblichen Versicherten. Ob dann der Arzt vor einer Anwendung sorgfältig über Sinn, Nutzen und Risiken aufklärt, wozu er verpflichtet ist, scheint nach vorliegender Datenlage nicht immer zu klappen. »Im Rahmen der privat bezahlten Krebsfrüherkennung fühlt sich nur rund die Hälfte der Frauen sehr gut oder gut beraten«, sagt Zok. Auch klärt sie der Arzt am wenigsten darüber auf, wie zuverlässig die ärztliche Diagnosemaßnahme ist (41,8 Prozent).[13] »Sich Zeit zu nehmen, um Fragen der Patienten ausführlich und gewissenhaft zu beantworten, ist keine ärztliche Freundlichkeit, sondern eine gesetzlich auferlegte Pflicht, der die Ärztin oder der Arzt nach dem Patientenrechtegesetz nachkommen muss«, sagt Corinna Schaefer, die unter anderem den Bereich Patienteninformation und Wissensmanagement im Ärztlichen Zentrum für Qualität in der Medizin (ÄZQ) leitet.[14] Dazu passen neueste Ergebnisse aus einer vom IGeL-Monitor in Auftrag gegebenen Untersuchung: Nur jeder Vierte, dem eine IGeL angeboten wurde, war mit den Informationen zufrieden, die er über mögliche Risiken eines solchen Extras vom Arzt erhielt – Aufklärung geht anders.[15] Weitere Selbstverpflichtungen der Ärzte werden von ihnen häufig nicht eingehalten: Mehr als die Hälfte der Befragten des WIdO-Monitors erhielten keinen schriftlichen Behandlungsvertrag, der ebenso wie das Ausstellen von Rechnungen eindeutig vorgeschrieben ist.

Besonders ärgerlich finden Patienten, aber auch Klaus Zok und Barbara Schmitz von der Verbraucherzentrale Düsseldorf, dass Ärzte Kassenleistungen lieber privat abrechnen, weil das für sie lukrativer ist. »Das ist bedenklich. Oftmals bieten Ärzte IGeL anstelle der regulären Kassenleistung an, auf die der Patient ein Anrecht hat«, erläutert Barbara Schmitz das Vorgehen. Besonders krass verstoßen Hautärzte gegen die Selbstverpflichtungen: Seit Juli 2008 kann jeder gesetzlich Versicherte ab 35 alle 2 Jahre ein Hautkrebs-Screening durchführen lassen. Bei einigen Dermatologen hören Patienten: »Moment. Das ist zwar Kassenleistung, dennoch muss ich es weiter als IGeL anbieten, weil ich mit dem Auflichtmikroskop arbeite.« Zusätzliche Kosten: 20 bis 25 Euro. Der Arzt argumentiert, dass er so besser beurteilen kann, ob eine Auffälligkeit vorliegt. Verunsichert gibt der Patient zumeist klein bei und zahlt. Weil Frauen wesentlich häufiger Früherkennungen in Anspruch nehmen, geraten sie auch öfter als Männer in solche Situationen.

Es fehlt an Aufklärung der Patienten hinsichtlich IGeL sowie der vorhandenen Kassenleistungen. Deswegen erarbeitete die Verbraucherzentrale Nordrhein-Westfalen ein Forderungs- und Positionspapier, das sie kürzlich den Verantwortlichen im Gesundheitsministerium schickte. Barbara Schmitz sagt, woran es mangelt: »Eine explizite Vorschrift zur verpflichtenden Aufklärung des Arztes über das Leistungsangebot der Krankenkassen fehlt im Behandlungsvertrag des Bürgerlichen Gesetzbuches.« Die Verbraucherberaterin sieht in diesem Punkt auch die gesetzlichen Krankenkassen viel stärker in der Pflicht: »Die müssen ihren Versicherten ihr Angebot transparenter machen. Der Patient kann schließlich nur dann bewusst entscheiden, wenn er um die Alternativen weiß.«

In Schmitz' Augen geradezu »kriminell« ist ein weiteres Vorgehen mancher Ärzte: Sie knüpfen Selbstzahlerleistungen daran, ob sie die Patientin weiter behandeln, oder auch, ob sie rasch einen Termin erhält. »Das ist schlichtweg verboten. Es gibt klare Spielregeln, an die sich alle zu halten haben«, sagt Schmitz. Gegen einige dieser schwerwiegenden Verstöße ging die juristische Abteilung der Verbraucherzentrale Nordrhein-Westfalen (NRW) bereits vor. Eine weitere verbotene Praxis: Mit einer Unterschrift auf einem Formular sollen Frauen in manchen Praxen bestätigen, dass sie ein IGeL-Angebot nicht möchten, und gleichzeitig sollen sie einen Haftungsausschluss für spätere Gesundheitsschäden akzeptieren. IGeL sind freiwillig und damit weder dringlich noch unverzichtbar. »Verbraucher haben in dieser Situation jedoch das Gefühl, etwas Verantwortungsloses, gar Gefährliches zu tun, wenn ihnen derartige Formulare angetragen werden«, sagt Barbara Schmitz.

Inzwischen hat gut die Hälfte (53 Prozent) aller gesetzlich Versicherten Zweifel am Nutzen der IGeL. Das zeigt eine Forsa-Umfrage im Auftrag des Wissenschaftlichen Instituts für Nutzen und Effizienz im Gesundheitswesen der Techniker Krankenkasse (WINEG).[16] Dass Ärzte ihre Verdienstmöglichkeiten höher gewichten als das Patientenwohl, glauben gesetzlich Versicherte deutlich häufiger (59 Prozent) als privat versicherte Mitglieder (36 Prozent).[17] »Ein bemerkenswertes Patientenurteil«, schreibt Jan Böcken von der Bertelsmann Stiftung. Und Klaus Zok sagt: »IGe-Leistungen werden zum Stachel im Arzt-Patienten-Verhältnis. Denn jeder Patient, der zum Arzt geht, erwartet doch, dass ihm da jemand gegenübersitzt, der sich kompetent und nachhaltig um seine Gesundheit kümmert.«

IGeL gelten oftmals als Zerreißprobe in der Ärzteschaft, denn es gibt sie noch, die anderen, die sorgsam damit umgehen. In diesem Zusammenhang ist auch der Vorstoß der Bundesvertretung der Medizinstudierenden in Deutschland (bvmd) interessant: Sie forderte 2012, dass die zehn Punkte des ärztlichen Kodexes, also die Selbstverpflichtungen, in die Berufsordnung aufgenommen werden. Damit wären sie für alle Ärzte bindend. Zusätzlich sollte jeder bei seiner zuständigen Ärztekammer die von ihm angebotenen IGeL angeben, um wirksame Qualitätskontrollen zu ermöglichen. Obendrein verlangten die Studenten bei Verstößen stärkere Sanktionen.[18] Passiert ist bislang nichts.

Da ärztliche Organisationen keine Daten zu diesem Thema erheben, gab es jahrelang nur die Fakten des WIdO-Monitors und die Aussagen der Verbraucherzentralen, bei denen sich bundesweit Menschen über die Vorgehensweisen in manchen Praxen beschwerten. Um ein genaueres Bild zu erhalten, richtete die Verbraucherzentrale NRW 2014 mit finanzieller Unterstützung des Bundes das Portal »IGeL-Ärger« ein und wertete die Daten bis zum Frühjahr 2016 aus. Auch wenn sich bei Verbraucherzentralen nur ein Bruchteil der Menschen meldet, die sich über das Verhalten ihres Arztes ärgern, konnten die Verbraucherschützer anhand der persönlichen Angaben von 1608 Personen Tendenzen erkennen.

Wie nicht anders zu erwarten, beschwerten sich deutlich häufiger Frauen als Männer (58,8 Prozent zu 39,7 Prozent). Auch hier lagen die Arztbeschwerden über Gynäkologen an zweiter Stelle, gleich hinter den Augenärzten, wie bereits aus dem WIdO-Monitor ersichtlich. Beide Geschlechter fühlten sich einerseits ähnlich häufig – in fast 90 Prozent der Fälle – von unterschiedlichen Fachärzten zu IGeL gedrängt, andererseits nicht ausreichend aufgeklärt und verunsichert. Das kam in 80 Prozent der Fälle vor, etwa weil ihnen keine Bedenkzeit eingeräumt wurde. »Oder weil sie im Vorfeld einer IGeL zustimmen sollten, um (weiter-)behandelt zu werden«, wie die Auswertung zeigt. Nur über fehlerhafte Unterlagen beklagten sich etwas mehr Männer. Menschen im Alter zwischen 40 und 59 Jahren äußerten sich besonders oft kritisch.[19]

Die Hälfte der Frauen, die sich wegen ihres Gynäkologen beschwerten, taten dies aufgrund der Selbstzahlerleistung des vaginalen Ultraschalls zur Früherkennung von Eierstock- und Gebärmutterkrebs. Bei sämtlichen Vorwürfen im Bereich Gynäkologie spielten dabei die Kosten nur eine nebensächliche Rolle. Dagegen stand der psychische Druck seitens des Arztes oder der medizinischen Fachangestellten an erster Stelle. Auch hatten viele Frauen keine Informationen über kostenlose Kassenalternativen oder die Notwendigkeit der IGeL erhalten. Ferner machte der Arzt ihnen Angst um ihre Gesundheit. Barbara Schmitz fordert: »Eine Frage im Gespräch müsste immer sein: ›Warum sollte ich diese Untersuchung machen lassen?‹ Es ist unfair und falsch, der Patientin ein schlechtes Gewissen einzureden und sie mit möglichen Folgen einer zu spät erkannten Krebserkrankung von der Selbstzahlerleistung überzeugen zu wollen.«

Aufgrund der vielfältigen schlechten Erfahrungen, über die Patienten auf dem IGeL-Ärger-Portal berichten, fordert die Verbraucherzentrale in ihrem Positionspapier eine gemeinsame Schlichtungsstelle von Ärztekammern, Kassenärztlichen Vereinigungen und Patientenvertretern.[20] Diese müsse eingeführt werden, um Streitigkeiten zwischen dem Patienten und dem behandelnden Arzt zu schlichten. Denn dieses Schlichten gelingt derzeit nicht besonders zufriedenstellend für Patienten.

Der vaginale Ultraschall – ein Beispiel für das Chaos bei IGeL

Sehr geehrte Patientin,
leider sind – aus Kostengründen – zahlreiche medizinisch empfehlenswerte ärztliche Leistungen nicht im Leistungskatalog der gesetzlichen Krankenkasse

enthalten. Wir halten die gesetzliche Vorsorge nicht für ausreichend. Um Sie auch weiterhin verantwortungsbewusst versorgen zu können, bieten wir Ihnen ein Ergänzungsprogramm an, das die Krebsvorsorge wieder zu einer Vorsorge macht.

Dieses Schreiben bekam die Hamburgerin Irina*, 37, von einer medizinischen Fachangestellten in die Hand gedrückt, als sie das erste Mal die gynäkologische Praxis in München betrat. »Kolleginnen hatten mir die Ärztin empfohlen«, erzählt die Systemanalytikerin, die erst kurz zuvor ihres Berufs wegen in den Süden Deutschlands gezogen war. Nach diesen ersten Zeilen listete das Blatt verschiedene Untersuchungen auf, unter anderem auch die der inneren Genitalien durch einen vaginalen Ultraschall. Im konkreten Fall sollte er 50 Euro kosten. Weiter unten folgte noch:

Bestimmen Sie selbst, was Ihnen für Ihre Vorsorge wichtig und notwendig erscheint. Sagen Sie unseren Mitarbeiterinnen, ob Sie die kleine oder große Krebsvorsorge wünschen. Kreuzen Sie Ihre Wunschleistung an und unterschreiben Sie, bitte.

Irina war verunsichert. Klar, Vorsorge ist wichtig. Aber warum zahlt ihre Kasse nicht? Oder vielleicht doch? Sie steckte den Zettel in die Handtasche und wollte sich später schlaumachen. Während der Untersuchung sprach die freundliche und kompetent wirkende Gynäkologin sie nicht auf diese Leistungen an. Das fand Irina sehr angenehm.

Besonders ärgerlich: Der Begriff »Vorsorge« ist schlichtweg falsch, es handelt sich beim vaginalen Ultraschall um

* Name geändert

eine Früherkennungsuntersuchung. Auch werden ganz offen die Leistungen der Kasse herabgesetzt. Dieses Entwerten der gesetzlichen Kassen führt dazu, dass gesetzlich Versicherte meinen, normalerweise von ihren Ärzten nicht gut oder nicht ausreichend behandelt zu werden. »Durch das Nebeneinander von privatärztlichen Leistungen und Kassenleistungen wird das System der gesetzlichen Krankenversicherungen unterhöhlt und entwertet«, sagt die Ärztin Beckermann. »Und zwar nicht nur, weil es als ›Billig-Medizin‹ gilt, sondern auch, weil es als ›Minimal-Medizin‹ und damit völlig zu Unrecht als mangelhaft angesehen wird.«[21] Irina wollte wissen, ob Früherkennung von Eierstockkrebs durch Ultraschall mehr Nutzen als Schaden bringt. Auf ihre einfache Internetsuche hin bekam sie 39 000 Treffer in deutscher Sprache im Netz (Mai 2016). Bereits auf den ersten Seiten fand sie widersprüchliche Angaben. Die einen rieten ab, die anderen rieten zu. Und wonach sollte sie sich richten?[22]

Eierstockkrebs, an dem mehr als 7 700 Frauen jährlich erkranken, gilt nach Brustkrebs als der am häufigsten tödlich verlaufende gynäkologische Tumor.[23] Hinzu kommt, dass seine oft vagen Symptome dazu führen, dass Frauen eher spät einen Arzt aufsuchen. Hören das Frauen von ihrem Gynäkologen, macht es ihnen Angst. Zur Früherkennung dieses Tumors, bevor Beschwerden auftreten, diskutiert man in Fachkreisen insbesondere den Ultraschall und einen Bluttest auf den Tumormarker CA-125. »Internationale Daten zeigen jedoch, dass ein möglicher Schaden den Nutzen überwiegt. Ob die neuesten Daten der UKCTOCS-Studie an dieser Einschätzung etwas ändern, muss sich erst noch zeigen«, sagt Christian Weymayr, Projektleiter des IGeL-Monitors. Grob lässt sich sagen, dass von 100 Frauen, bei denen der Ultraschall etwas Auffälliges findet, am Ende 6 Frauen die Diagnose Eierstockkrebs erhalten. Die anderen 94 Befunde stellen sich als Fehlalarme heraus (siehe Abb. 1). »Außerdem entdecken Ärzte einen von drei Tumoren nicht – entweder sie übersehen ihn, oder er war bei der Untersuchung zu klein oder noch gar nicht vorhanden«, so Weymayr. Eine wenig treffsichere Methode also.

Die Entscheidung zu einem jährlichen Ultraschall sollte daran festgemacht werden, ob dieser bei einer gesunden Frau den Tod durch diesen Tumor verhindern kann. Die Erkenntnisse dazu beruhten bislang auf drei wichtigen Untersuchungen, insbesondere der PLCO-Studie aus dem Jahr 2011 mit mehr als 78 000 Frauen und einem überraschenden Ergebnis: Ohne Früherkennungsuntersuchung starben weniger Frauen an Eierstockkrebs – 118 in der Gruppe der etwa 39 000 Frauen, die regelmäßig Ultraschall erhielten, 100 in der Kontrollgruppe, die diese Untersuchung nicht machen ließen. Von 3 285 als Tumor eingestuften Befunden stellte sich, nachdem die Ärzte die Eierstöcke operativ entfernt hatten, rund ein Drittel aller Fälle als Fehlalarm heraus. »Bezieht man sich auf die PLCO-Studie, muss man klar sagen, dass die Frauen durch die Ultraschalluntersuchung keinen Nutzen zu erwarten haben, aber sehr wohl einen Schaden. Denn die Eierstöcke zu verlieren, ist für die Frau ein gravierender Schaden«, sagt Weymayr.

Seit März 2016 gibt es eine weitere, mit Spannung erwartete, nun ausgewertete UKCTOCS-Studie mit mehr als 202 000 Frauen aus England, Wales und Nordirland im Alter zwischen 50 und 74 Jahren, die im Durchschnitt 11 Jahre lang begleitet wurden.[24] Hier teilte man die Frauen in drei unterschiedliche Gruppen ein. Bei der ersten Gruppe (50 640 Frauen) untersuchten die Ärzte jährlich das Blut auf den Tumormarker CA-125 und berechneten zusätzlich mit einem Algorithmus das Risiko für Eierstockkrebs. In der zweiten Gruppe (50 639 Frauen) machten sie einen jährlichen Ultraschall, und die dritte (101 299 Frauen) stellte die Kontrollgruppe. Besonders hoch lag die Quote für Fehlalarme bei der Untersuchung des Bluts. Ansonsten ließen sich keine deutlichen Differenzen ausmachen: Die Anzahl der Eierstockkrebsfälle und die Sterberate waren ähnlich hoch. Einzig die falsch positiven Ergebnisse zogen unnötige Operationen nach sich, bei Ultraschalluntersuchungen signifikant häufiger als bei den Bluttuntersuchungen. Die Komplikationsrate bei den Operationen lag zwischen 1,7 und 5 Prozent. »Bei den Schäden findet sich also ein signifikanter Unterschied zwischen den untersuchten Studiengruppen«, sagt Weymayr.

Aufgrund der bisherigen Untersuchungsergebnisse kommen deutsche gynäkologische und onkologische Fachgesellschaften, beispielsweise in den onkologischen Leitlinien, zu dem Schluss: »Deshalb kann ein generelles Screening mit Ultraschall und/oder CA-125-Bestimmung zur Früherkennung eines Ovarialkarzinoms nicht empfohlen werden.«[25] Negativ bewerten diese Untersuchungen auch der IGeL-Monitor sowie ein US-amerikanisches Gremium. Dennoch zählen für zahlreiche Gynäkologen offensichtlich die wissenschaftliche Datenlage und die Empfehlungen der eigenen Fachleute nicht viel. Sie führen eine Untersuchung durch, die offensichtlich vor allem ihnen selbst (finanziell) nützt.

Völlig anders sieht es jedoch aus, wenn eine Frau Beschwerden hat. Dann gilt der Ultraschall als das wichtigste Verfahren, um beispielsweise einem Verdacht auf Krebs nachzugehen – und wird von der Kasse bezahlt.

Krankenkassen mit »ungesunden« Extras

Zunächst verunsicherten Irina die Einträge im Netz. Schließlich fand sie doch noch vertrauenswürdige Seiten und rief zusätzlich bei ihrer Krankenkasse, der AOK Bayern, an. Die teilte ihr mit, dass sie als größte gesetzliche Krankenkasse im Freistaat neuerdings diese Behandlung bezuschusst. »Man sprach auch hier fälschlicherweise von Vorsorgeleistungen«, berichtet Irina. Seit Januar 2016 erstattet die AOK Bayern einmal pro Jahr die Kosten für den Ultraschall zur Früherkennung von Eierstockkrebs zu 80 Prozent, maximal bis 50 Euro. Das Angebot gilt für Frauen zwischen 25 und 54 Jahren. Das Durchschnittsalter für das Auftreten dieser Erkrankung liegt jedoch bei 68 Jahren. »Bei älteren Frauen zeigen die Studien keinen Nutzen, also ist bei jüngeren Frauen erst recht kein Nutzen zu erwarten«, gibt Christian Weymayr zu bedenken. Medizinisch motiviert kann das Angebot demnach nicht sein.

Besonders pikant: Auf ihrer allgemeinen Homepage macht die AOK in einer Faktenbox klar und übersichtlich darauf aufmerksam, dass die Früherkennung auf Eierstockkrebs mehr Schaden als Nutzen bringt. Auf Nachfrage erklärte der Pressereferent der AOK Bayern: »Der Gesetzgeber hat den gesetzlichen Krankenkassen die Möglichkeit gegeben, Leistungen zu bezuschussen, die der Gemeinsame Bundesausschuss (G-BA) nicht ausgeschlossen hat (§ 11 Abs. 6 SGB V).«[26] Frei nach der Devise, was nicht verboten ist, ist erlaubt. Und weiter: »Grundsätzlich liegt die Diagnostik – und auch die Empfehlung für medizinische Untersuchungen – im ärztlichen Ermessen. Dies trifft auch auf den vaginalen Ultraschall zu. Der Frauenarzt entscheidet jeweils individuell für die Patientin, ob die Untersuchung sinnvoll ist oder auch nicht.«[27] In dem hier gezeigten Verständnis vom Arzt, der schon weiß, was für seine Patientin das Richtige ist, sieht Corinna Schaefer vom ÄZQ einen falschen Ansatz: »Das sollten Ärztin und Arzt sowie Patientin immer gemeinsam entscheiden, und das auf der Basis der besten verfügbaren Daten. Die zeigen für den Ultraschall als Früherkennungsuntersuchung der Eierstöcke eindeutig, dass es keinen Nutzen gibt, aber einen beträchtlichen Schaden.«

Möglicherweise ist es der Versuch, mit diesem Extra junge, zumeist gesunde Frauen an diese Krankenkasse zu binden. Schließlich sind 95 Prozent aller Leistungen bei sämtlichen gesetzlichen Krankenkassen gleich. 5 Prozent jedoch, mit dem etwas sperrigen Begriff »Satzungsleistungen« näher gekennzeichnet, können Kassen individuell und damit auch werbewirksam einsetzen. Je nach Bundesland ist es dann möglich, dass sich die Satzungsleistungen bei derselben Kasse unterscheiden. Wie ein Baumarkt seine Rabattaktionen ins Schaufenster stellt, so bieten die gesetzlichen Kassen ihre Satzungsleistungen in Broschüren und im Netz an. Da geht es um homöopathische Anamnesen, Babymassage, Hebammenrufbereitschaft oder Zahlungen zu IGeL, die die Kassen freiwillig bezuschussen. »Dass Leistungen von der Kasse bezahlt werden, sagt noch nichts über deren Nutzen aus. Die Krankenkassen stehen in einem Wettbewerb um Versicherte«, sagt Corinna Schaefer vom ÄZQ.

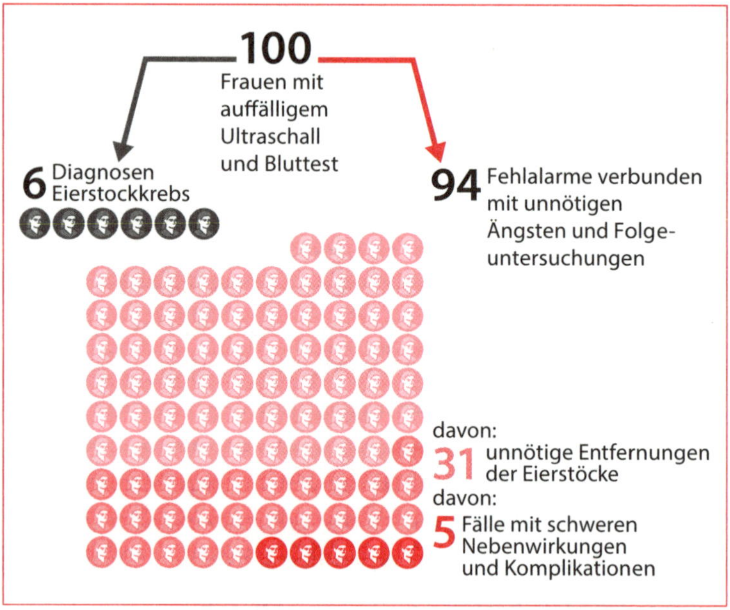

Abb. 1: Eierstockkrebs-Früherkennung: mehr Schaden als Nutzen
[nach: AOK-Faktenbox »Vorsorgeuntersuchung Eierstockkrebs«]

Im Mailwechsel mit der AOK Bayern steht zudem noch leicht verschlüsselt, dass die onkologischen und gynäkologischen Leitlinien diese Untersuchung empfehlen würden. »Das stimmt mitnichten«, sagt Weymayr. An diesem Beispiel wird deutlich, wie Frauen von Ärzten – es gibt natürlich auch positive Gegenbeispiele – verunsichert und verängstigt werden können. Und nicht einmal von ihren Kassen erhalten sie evidenzbasierte, also durch qualitativ hochwertige Studien belegte Antworten.

Der Gesetzgeber muss so schnell wie möglich wegweisend eingreifen und verlässliche Gesundheitsinformationen, die durch ein offizielles Qualitätslabel von einer unabhängigen Organisation gekennzeichnet sind, auf den Weg bringen, um Patienten vor solch unnötigen Untersuchungen zu schützen. Gerd Gigerenzer, Direktor am Max-Planck-Institut für Bildungsforschung in Berlin, und Gert G. Wagner, Vorstandsmitglied des Deutschen Instituts für Wirtschaftsforschung, beide Mitglieder im Sachverständigenrat für Verbraucherfragen, empfehlen der Bundesregierung, ein kleines Institut einzurichten.[28] Solch ein Institut wäre ein Meilenstein in die richtige Richtung zu informierten Patientinnen.

»Patienten brauchen Hilfe und keine Verkaufsangebote«

Interview mit Giovanni Maio, Leiter des Instituts für Ethik und Geschichte der Medizin an der Universität Freiburg. Der Internist, Mitglied in mehreren Ethikkommissionen, fordert eine Medizin, die das Wohl des Menschen wieder in den Mittelpunkt stellt und nicht die Steigerung des Umsatzes.

Kennen Ärzte heute noch den Hippokratischen Eid?
Die Ärzte kennen ihn eher als Symbol, jedoch nicht wirklich dem Inhalt nach. Die meisten Ärzte glauben, dass das Dokument eher von historischer denn von aktueller Bedeutung ist.

Dennoch sind in ihm bestimmte Maximen festgehalten, die nicht veraltet sind – ganz im Gegenteil.

Welche sind das?

Die Maxime, dass alle Handlungen des Arztes primär am Wohl des Patienten ausgerichtet sein müssen. Die Maxime, dass der Arzt nicht mutwillig Schaden zufügen darf und er in seiner Therapiewahl immer die Grenzen seiner Macht im Auge behalten muss. Der Eid hat die Ärzte dazu angehalten, bescheiden zu bleiben in ihren Ansprüchen, und er hat sie letzten Endes davor bewahrt, die Medizin als Geschäft zu sehen. Nicht die Umsatzsteigerung, sondern das Wohl des Patienten sollte die Maxime des Arztes sein, weil nur so ein Vertrauensverhältnis entstehen kann – ein Vertrauensverhältnis, ohne das Patienten sich nicht helfen lassen würden.

Was sind elementare Begriffe ärztlichen Handelns?

Die Kernaufgabe des Arztes besteht darin, eine Behandlung vorzuschlagen, die der Besonderheit des Patienten gerecht wird. Was der Arzt tut, ist nicht weniger, als eine Antwort auf die Fragen des Patienten zu geben und sich um eine Lösung seiner Probleme zu bemühen. Der Arzt wird vom Patienten um Hilfe gebeten, und er kann diese Hilfe nur leisten, wenn er sich persönlich engagiert und bereit ist, persönliche Verantwortung zu übernehmen. Der Arztberuf ist insofern ein sozialer Beruf, weil er es mit der Not von Menschen zu tun hat, die angewiesen sind auf einen Helfer, der sie aus der Krise herausführt.

Welche wichtigen ärztlichen Handlungen werden durch die Ökonomisierung verändert?

Im Zuge der Ökonomisierung ist dieser soziale Charakter ärztlichen Handelns vollkommen aus dem Blick geraten. Die Ärzte werden umerzogen; sie sollen jetzt nicht mehr primär auf den

Patienten hören, sondern sie sind nunmehr vor allem für die Bilanzen verantwortlich, für die Erlöse, für die Eingriffszahlen. Auf diese Weise werden die Ärzte sukzessive vom System her davon abgehalten, sich wirklich um ihre Patienten zu kümmern. Das System raubt ihnen die innere Ruhe, die innere Bereitschaft und die äußeren Rahmenbedingungen, um sich auf den Patienten zu konzentrieren, ihm zuzuhören, seine Not zu verstehen.

Was passiert stattdessen?

Stattdessen werden sie dazu erzogen, eine Fließbandmedizin zu betreiben. Sie bieten zwar eine technisch hochgerüstete Medizin an, aber ohne Maß und ohne Ziel. Sie werden zu einer Maximierungslogik erzogen, die sich am Ende gegen die Patienten wendet. Hauptsache, die Ärzte können belegen, dass sie viel gemacht haben – aber ob das, was sie da gemacht haben, tatsächlich die richtige Antwort auf die Not der Patienten war, das erscheint in dem auf Beschleunigung und Erlösmaximierung ausgerichteten System zweitrangig. Das ist eine komplette Umprogrammierung der gesamten Medizin, eine Fehlentwicklung, die politisch zu verantworten ist. Die Politik ist es, die solche Anreize setzt: Aus der sozialen Praxis Medizin wird ein Geschäftsmodell Medizin. Viel zu spät realisieren die Ärzte, dass sie nur noch dazu benutzt werden, gute Umsatzzahlen zu liefern. Eine besorgniserregende Situation, gegen die sich die Ärzte und ihre Patienten viel stärker zur Wehr setzen sollten.

Wie soll das gehen?

Die Ärzte müssen verdeutlichen, dass sie nicht Medizin studiert haben, um Geschäfte zu machen, sondern um für ihre Patienten da zu sein. Sie müssen zu einer neuen Geschlossenheit zurückfinden und sich kollektiv gegen eine sukzessive Aushöhlung des sozialen Charakters von Medizin auflehnen. Das Argument der Politiker, dass es Sachzwänge gibt, darf nicht hingenommen werden. Denn es sind politische Entscheidungen gewesen, die die Medizin in diese desolate Lage gebracht haben.

Die Patienten müssten viel entschiedener die Ärzte stärken, die sich Zeit für sie nehmen. Diese Ärzte sind die eigentlichen Helden unserer Gegenwart. Sie tun das aus Idealismus, wohl wissend, dass das System sie sanktioniert. Die Patienten haben mehr Macht, als sie glauben, wenn sie genau die Ärzte durch Nicht-Hingehen bestrafen, die ihnen nur schnelle Fließbandmedizin anbieten.

Gibt es Werte, die durch das Geschäftsmodell Medizin bereits verloren gegangen sind?

Die Werte, die verloren gehen, sind jene, die mit der Maximierungslogik nicht vereinbar sind. Der Wert der Behutsamkeit, der Wert der Geduld, der Wert der Sorgfalt, der Wert der Empathie, der Wert des Zuhörens, der Wert des Verstehens, der Wert des sozialen Engagements.

Was bedeutet es für die Patientin und den Arzt, wenn die Vertrauensbeziehung durch eine Vertragsbeziehung ersetzt wird?

Ein Patient befindet sich in einer Situation, in der er dringend auf Hilfe angewiesen ist. In einer solchen Situation muss man darauf vertrauen können, dass man in ein Medizinsystem hineingerät, das diese Not nicht ausnutzt, sondern eines, das sich dazu aufgerufen fühlt, unabhängig von den Erlösen diese Not zu bannen. In einer solchen Situation kann man eben nicht wie im Handel einfach Kaufverträge abschließen, gerade weil der Patient ja gar nicht wissen kann, was er »kaufen« sollte. Er braucht Hilfe und keine Verkaufsangebote. Das ist nun mal ein großer Unterschied. Es kann hier nicht um blindes Vertrauen gehen – die Ärzte müssen natürlich auch kontrolliert werden, aber wenn man nur auf Kontrolle setzt, dann übersieht man, dass das Eigentliche in der Medizin nicht restlos kontrolliert werden kann.

Und was ist das Eigentliche?

Das Eigentliche besteht darin, dass der Patient sich dem Arzt offenbaren muss, damit dieser herausfinden kann, wie ihm zu helfen ist. Blickt der Patient voller Misstrauen auf den Arzt und fürchtet, dass er vor ihm auf der Hut sein muss, dann wird sich der Patient am Ende selbst in einer ausweglosen Situation befinden: Er braucht Hilfe, aber er traut den Ärzten nicht, muss also auf die Hilfe verzichten, bis er ganz sicher ist. Diese Sicherheit jedoch kann ihm kein Kontrollsystem geben, weil der Patient eben nicht nur einem bestimmten Können vertrauen, sondern letzten Endes der Person Arzt Vertrauen schenken möchte. Ein Patient wird nicht gut schlafen, wenn er nicht weiß, ob sein Arzt nicht nur technisch versiert ist, sondern auch menschlich integer.

Wie zeigt sich das im ärztlichen Handeln?

Das System unterstützt die Ärzte, die viele Eingriffe tätigen, und bestraft jene, die sich Zeit nehmen für ihre Patienten. Das System meint, die Ärzte durchkontrollieren zu müssen, und sucht ständig nach Möglichkeiten der Sanktion. Auf diese Weise ist eine Dokumentationswut entstanden und eine Überbürokratisierungsspirale, die den Ärzten alle Freude an der Behandlung von Patienten raubt. Die Ärzte werden gezwungen, in einer Atmosphäre des Verdachts zu arbeiten – und so sind sie ständig in der Defensive. Sie müssen sich laufend rechtfertigen. Das hat zur Folge, dass sie sukzessive dazu übergehen, einfach nur noch das Allernotwendigste zu tun und keine Besonderheiten mehr zu berücksichtigen, weil es bei jeder Abweichung vom vorgegebenen Standard mögliche Rückfragen gibt, vor allem von den Krankenkassen.

Was sind die Folgen?

Diese überbordende Kontrolle demoralisiert die Ärzte, weil ihnen auf diese Weise suggeriert wird, sie wüssten gar nicht, wie man richtig behandelt, und es wäre nötig, dass man sie bei jedem Handgriff kontrolliert. Diese Kultur der Überformalisierung wird am Ende die Fließbandmedizin nur noch fördern. Vor allem führt sie dazu, dass viele Ärzte in die innere Emigration flüchten und sie ihre ursprüngliche intrinsische Motivation des Helfens und Heilens verlieren. Am Ende treibt das Gesundheitssystem die Ärzte in ein sinnentleertes Tun. Nicht nur die Patienten sind hier die Verlierer, sondern die Ärzte selbst, weil sie eigentlich angetreten sind, für andere Menschen da zu sein.

Wer sind am Ende die Gewinner, wer die Verlierer?

Es wird so getan, als ob alle Gewinner wären. Aber leider ist genau das Gegenteil der Fall. Die Patienten sind die ersten Verlierer, weil das System das Vertrauensverhältnis bis ins Mark erschüttert und sie total verunsichert werden. Sie fühlen sich oft alleingelassen in ihrer Ratlosigkeit. Eine tragische Situation, die die Politiker mit zu verantworten haben. Aber auch die Ärzte selbst sind die Verlierer, weil das System es ihnen verunmöglicht, wirklich ein guter Arzt zu sein, der seine Aufgabe vor allem in der Beratung sieht und nicht im Verkauf von diagnostischen Maßnahmen oder therapeutischen Eingriffen. Wer sich heute als Arzt ganz auf seine beratende Funktion konzentriert, wird jeden Tag vielen Menschen tatsächlich viel helfen, aber er wird bald seine Praxis schließen müssen. Ich finde, so eine Situation muss unbedingt ein Ende finden, im Interesse zukünftiger Patienten und im Interesse der vielen jungen Medizinstudierenden, die nichts lieber täten, als sich wirklich um ihre Patienten zu kümmern. Es ist so viel Potenzial da, aber keiner sieht es, und keiner fördert es.

4.

Schönheitsmedizin

Der Körper als neues Kleid?

4.

Schönheitsmedizin

Der Körper als neues Kleid?

»Das einzig Schöne an mir sind meine Füße.«

In einer gemütlichen Wohnküche in München-Neuhausen sitzen vier Frauen und sprechen über Schönheit und bestehende Normen. Gastgeberin ist die Kulturmanagerin Katharina, 34, blonder Kurzhaarschopf, wache blaue Augen. Neben ihr ihre Freundin Flora, 36, eine trainierte, trotzdem zierliche Yogalehrerin, die auch international ausbildet, Anette, 43, eine hochgewachsene, vitale Physikerin, Sommersprossen auf heller Haut und weiche, weibliche Formen, und die schlaksige Journalistin Diana, 36, mit klassischem Profil, gerahmt von wilden dunklen Locken.

Findet ihr euch schön?

Diana: Als Teenie habe ich mir viele Gedanken über mein Aussehen gemacht, über die Beine, den Po … Was hat da alles nicht gepasst. Jetzt ist es so, wie es ist. Ich schau halt, dass ich mich in meinem Körper wohlfühle. Ob ich mich schönfühle, keine Ahnung.

Katharina: Ich finde deine Nase toll. Als Jugendliche hätte ich mir genau so eine gewünscht. Meine fand ich langweilig. Jetzt merke ich, das hat damit zu tun, worauf ich früher geachtet habe. Inzwischen finde ich wichtig, was ein Mensch ausstrahlt, seine gesamte Persönlichkeit.

Flora: Als Kind und Jugendliche habe ich immer versucht, auf der Nase zu schlafen, damit sie irgendwann platter wird und nicht so nach oben zeigt. Und meine Füße habe ich in Schuhen versteckt, weil ich sie hässlich fand. Mit der Zeit habe ich mich mit meinem Aussehen angefreundet.
Diana: Das ist im besten Fall so. Sicher gibt es viele Menschen, die das nicht tun – die haben dann Stress.
Anette: Ich finde mich nicht schön. Das einzig Schöne an mir sind meine Füße.

Besteht bei dir deshalb ein Leidensdruck?

Anette: Nein, Leidensdruck fühle ich nicht. Mit meinem Gewicht bin ich natürlich nicht zufrieden. Ich könnte es schon ändern. Dazu bin ich jedoch viel zu träge. Denn ich höre nicht auf, Kuchen zu essen, mache ich einfach zu gerne.
Flora: Du müsstest ja nichts an deinem Äußeren ändern, sondern nur deine Einstellung.
Anette: Das funktioniert nicht. Du kannst nicht einem Depressiven sagen: Sei mal fröhlich! Oder einem Dicken: Hör auf zu essen! So einfach ist das nicht. Da braucht man professionelle Unterstützung.
Diana: Es ist doch so, dass dicke Menschen in der Tat diskriminiert werden.
Flora: Dick ist etwas anderes als ein gesunder weiblicher, weicher Körper.
Diana: Das ist jetzt deine Wahrnehmung. Die meisten finden jemanden dick, der eigentlich normalgewichtig ist.
Flora: Als Katharina und ich in Schweden studierten, waren wir schwer beeindruckt von jungen Frauen, die weit weg vom Idealgewicht und vom weiblichen Idealbild waren, die wir trotzdem als sehr selbstbewusst und selbstbestimmt erlebt haben.

Bestehen denn heute stärkere Normen als früher, was das Äußere betrifft?

Anette: Die Normen haben sich verschärft. Meine Mutter hat sich nie Gedanken darüber gemacht, ob ihre Beine rasiert sind oder nicht. Heute gilt es als ungepflegt, wenn die Achselhaare und die am Bein nicht entfernt sind.

Diana: Stimmt. Ich vertrage das Rasieren an den Beinen nicht mehr. Das sieht befremdlich aus, wenn da Haare wachsen, weil man es nicht gewöhnt ist. Im Moment juckt die Haut entsetzlich, und ich kratze sie auf. Beim Versuch, das zu regeln, habe ich in Haarforen und Internetseiten rumgelesen. Da habe ich erst gesehen, dass viele Probleme mit der Haarentfernung haben. Gerade nach einer Intimrasur. Der Bereich ist doch so empfindlich.

Flora: Eine Freundin von mir war wegen eines eingewachsenen Haares im Schambereich kürzlich im Krankenhaus. Die Stelle hat sich entzündet, es entwickelte sich ein Abszess.

Diana: Darüber redet man selten. Aber wenn ich jetzt mit unrasierten Beinen in den Job gehe, traue ich mich das kaum.

Katharina: In Schweden, genauer gesagt in Stockholm, habe ich viele unrasierte Beine bei Frauen gesehen. Möglicherweise sind die Frauen in den skandinavischen Ländern lockerer als wir.

Ist ein trainierter und faltenfreier Frauenkörper heute wichtig?

Flora: In meinen Yogastunden sehe ich sehr viele trainierte Körper. Frauen wollen eine definierte Körperform, die Fitness ausstrahlt. Ich unterrichte auch Yin-Yoga, einen eher passiven Stil. Dabei geht es unter anderem darum, den Körper locker und weich werden zu lassen, ihn nur wahrzunehmen. Viele der Übenden mögen das Weiche nicht, und ich merke, wie sie sich unwohl fühlen.

Anette (lächelt): Darüber habe ich noch nie nachgedacht, ich bin so schön weich.
Flora: Früher war das ein Ideal. Inzwischen gibt es Yogaklamotten aus Materialien, die die Körperformen etwas zusammenschieben und anheben. Das ist absurd. Kürzlich habe ich eine Frauenzeitschrift geschenkt bekommen – normalerweise lese ich die nicht. Da stand, was man in jedem Lebensjahrzehnt tun soll, um schön zu bleiben. Ab 30 hieß es, sollte man schon mal mit einer Mini-Botox-Behandlung starten. Da bin ich erschrocken. Ist das normal für uns als Zielgruppe?
Anette: Du gehörst jedenfalls nicht zur Zielgruppe. Übrigens, ich finde Falten überhaupt nicht schlimm.
Flora: Schon erstaunlich, wie man da in den Körper eingreifen möchte. Interessiert es niemand, dass man sich da Gift spritzen lässt?
Diana: Kennt ihr denn jemand, der sich Botox spritzen lässt?
Flora: Ja. Die Mimik verliert sich, man kann dein Gesicht nicht mehr richtig lesen. Eine Kollegin, die auch Aerial Yoga unterrichtet – da hängt man in einem Tuch lange kopfüber nach unten –, hat mich sehr gewarnt, dass wir in unseren Studios darauf hinweisen müssen: Nach Botox-Behandlungen kein Aerial Yoga! Denn wenn man kopfüber hängt, dann fließt das Gift in andere Regionen – einer Schülerin hingen nach dem Yoga die Augenlider runter. Wie kommt jemand auf die Idee, nach einer Botox-Behandlung in eine Yogastunde zu gehen? Nach einer wilden Zahnbehandlung macht das doch auch keiner.
Katharina: Angeboten als lässiger »Lunch-Time-Eingriff«, verbindet man damit wahrscheinlich keine Risiken. Aber alle paar Monate ein paar Hundert Euro, das wäre mir zu teuer …
Flora: … und mir zu blöd. Die Ärzte ziehen sich ihre zukünftigen Patientinnen heran, vergleichbar mit dem Haaretönen beim Friseur.

Katharina: Bei den Botox-Behandlungen kommt es auch auf das Umfeld an, in dem wir uns bewegen. Ich muss beispielsweise morgens nicht in einem entsprechenden Outfit mit dem dazugehörigen Aussehen ins Büro. Für andere gibt es andere Normen – etwa bei einem Beruf vor der Kamera.
Flora: Wenn man bekannt ist, könnte man doch auch sagen, ich nutze das. So schaut man im Alter aus – und das ist richtig so.
Diana: Klar, die könnten sagen: Ich bin so geil mit dem, was ich tue, ich brauche diese Hilfsmittel nicht. Tatsächlich gibt es Personen, die in der Öffentlichkeit stehen und das vielleicht sogar bewusst unterlassen, etwa Angela Merkel.

Genormte Individualität in einer globalisierten Welt

Seit Urzeiten verändern Menschen aus den unterschiedlichsten Gründen ihr Aussehen: Sie färben sich Haare und Haut, durchstechen sich Ohrläppchen, weiten sich Lippen, tragen Körperschmuck wie Stäbe durch die Nasenscheidewand, Tätowierungen oder Schmucknarben. Auch in Europa kannte man Tätowierungen, etwa bei den Kelten (200 bis 600 v. Chr). Doch erst die Entdeckungsreisen im 17. und 18. Jahrhundert Richtung Übersee brachten diese Technik in Europa wieder in Mode. »Männliche wie weibliche Angehörige nahezu aller europäischen Fürstenhäuser waren tätowiert.«[1] Gleiches galt aber auch für untere Schichten der Gesellschaft wie wandernde Handwerksburschen, Seeleute, Hafenarbeiter, Soldaten sowie Kriminelle. »Jeder fünfte Deutsche zwischen 15 und 25 Jahren trägt mittlerweile ein Tattoo. Als persönliche Ausdrucksform hat es sich im Massengeschmack etabliert und erregt heute kaum noch Anstoß«, schreibt der Wissenschaftler Erich Kasten, der in der Abteilung Neuropsychologie an der MSH Medical School Hamburg lehrt.[2]

Es ist also nichts Neues, seinen Körper zu verändern, um etwa einer Gruppe zu signalisieren: Ich gehöre dazu. Oder: Ich rebelliere dagegen. Aber auch um zu zeigen: Ich bin außergewöhnlich und individuell. Dann wird der eigene Körper zum Instrument einer Selbstinszenierung, etwa mit Elfenohren, spitz zulaufenden Ohrmuscheln, wie die Elben im Film *Herr der Ringe* oder Mr. Spock sie tragen. Erich Kasten erläutert: »Bodybuilding, Bodystyling, Tattoos, Piercings, Diäten, Fitness, Lifting und Schönheitschirurgie sehen viele Psychologen und Soziologen als Maßnahmen der Individualisierung in einer überbevölkerten Massenwelt.«[3] Der Wissenschaftler macht aber auch darauf aufmerksam, dass solche Veränderungen am Körper auf unbewältigte psychische Konflikte hinweisen können.

In den Industrienationen bemühen sich inzwischen viele Menschen, insbesondere Frauen, ihre Körper in der einen oder anderen Form zu optimieren. Das Gefühl, dass es attraktive Menschen leichter im Leben haben, belegt auch die psychologische Attraktivitätsforschung: Danach gelten schöne Menschen als sympathischer, vertrauenswürdiger, intelligenter und erfolgreicher. Statistisch gesehen bekommen hübsche Kinder bessere Schulnoten, finden attraktive Menschen leichter einen Partner, einen Job und verdienen mehr. Und nicht zuletzt erhalten gut aussehende Straftäter mildere Strafen.[4] In einer repräsentativen Befragung des Marktforschungsinstituts GfK stimmten gut drei Viertel aller Menschen ab 14 Jahren zu, dass »schöne Menschen es leichter im Leben haben«.[5] Frauen vertreten diese Ansicht etwas häufiger als Männer, bei den 14- bis 19-jährigen Frauen sogar mehr als 90 Prozent.

Doch das ist nur ein Aspekt eines komplexen Ganzen. »In der westlichen Gesellschaft kämpfen Frauen häufig damit, dass sie ihren Körper nicht durch sich selbst, sondern vor allem durch den Blick anderer wahrnehmen und beurteilen«, sagt Geschlechterforscherin Franziska Schutzbach von der Universität Basel. »In dieser Ordnung ist der Träger des Blicks männlich, und die Erträgerin dieses Blicks ist die Frau. Männer sehen, Frauen werden gesehen.« Das macht es vielen Frauen beinahe unmöglich, sich ihres eigenen Körpers zu bemächtigen und sich an ihm zu erfreuen, wie immer er aussieht. Vielmehr versuchen sie, von sich selbst entfremdet einem bestimmten Schönheitsideal zu entsprechen.

Zudem hat sich in den Industrienationen die Sicht auf das Alter verändert. »Während über Jahrtausende hinweg die Weisheit des Alters gefragt war, ist die diesbezügliche Nachfrage in unserer heutigen schnelllebigen Zeit nahezu völlig zusammengebrochen«, so Erich Kasten. Über viele Jahre hinweg angesammeltes Wissen gilt in zahlreichen Berufen als veraltet und unnütz. Ausnahmen gibt es dennoch: Treten während eines Eingriffs im OP-Saal Komplikationen auf, wünscht sich jeder in die Hände eines erfahrenen Chirurgen statt in die eines Neulings. Trotzdem ersetzen »Jugendlichkeit und Schönheit« inzwischen oft »Weisheit und Erfahrung«.

Um die eigene Attraktivität zu erhöhen oder zu erhalten, nehmen weltweit immer mehr Menschen eine schönheitsmedizinische Behandlung in Anspruch. »Das Aussehen ist sehr viel wichtiger und zu einem Klassenmerkmal geworden«, sagt die Wissenschaftlerin und Psychoanalytikerin Ada Borkenhagen aus Berlin. Ein kleines Beispiel veranschaulicht das. So erhalten bei uns Kinder und Jugendliche bis 18 Jahre bei einer Fehlstellung der Zähne und weiteren Kiefer-Zahn-Problemen von der gesetzlichen Krankenkasse bezahlte Korrekturen. Das ist erst seit den 1970ern so. Manchmal fällt im Ausland auf, dass dort zahlreiche junge Menschen mit Zahnfehlstellungen und ältere mit Zahnlücken leben. Diesen Mangel lesen wir inzwischen häufig als ein Zeichen von Armut.

Erwartungsgemäß liegen die USA bei den schönheitsmedizinischen Eingriffen an erster Stelle, wie die Fachvereinigung International Society of Aesthetic Plastic Surgery (ISAPS) aufzeigt, gefolgt von Brasilien, Südkorea, Indien und Mexiko. Deutschland nimmt Rang sechs ein, vor Frankreich und Italien. »Im Gegensatz zu früheren Zeiten ist es nicht mehr länger damit getan, den Körper von außen in Form zu bringen, sondern heute erfolgt die Modellierung subkutan«, weiß Ada Borkenhagen. Dazu passt ihrer Ansicht nach auch, dass es in den Frauenzeitschriften der 1980er- und 1990er-Jahre noch um gezielte Typ- und Farbberatung ging, wenn jemand sein Äußeres attraktiver gestalten wollte. »Jetzt steht die Debatte um minimal-invasive und operative Eingriffe im Vordergrund.« Minimal-invasive Behandlungen im kosmetischen Bereich sind beispielsweise Botox-Injektionen, die weltweit zunehmen.

Im Bereich der Schönheitsmedizin fehlen exakte Daten. Die ISAPS zählte in ihren Hochrechnungen, die auf Mitgliederbefragungen von 2015 basieren, weltweit 21 696 671 ästhetische operative und minimal-invasive Eingriffe.[6] Im Jahr zuvor waren es eine gute Million weniger. »[Diese Zahlen] sind zwar mit Vorsicht zu genießen, stellen aber die einzige Quelle dar, die eine Orientierung dafür bietet, in welchen Größenordnungen ästhetische Behandlungen in unterschiedlichen Ländern vorgenommen werden«, erläutert Martin Spiering, Sprecher der Deutschen Gesellschaft für Ästhetisch-Plastische Chirurgie (DGÄPC).

Aufgrund dieses Trends hat die DGÄPC, die ebenfalls jährlich Daten sammelt, im Jahr 2015 erstmals Zahlen zu minimalinvasiven Eingriffen erhoben, 2016 erneut. Faltenbehandlung mit Füllstoffen (Fillern) auf Hyaluronsäurebasis steht hier an erster Stelle: Volumen soll aufgebaut und Falten unterfüttert werden. Dicht gefolgt von dem als Botox bekannten Nervengift und Medikament.

»Ein zentrales Register für chirurgische Eingriffe fehlt, und damit fehlen auch die absoluten Zahlen«, erläutert Spiering. Weil ästhetisch-plastische Operationen hauptsächlich Privatleistungen sind, tauchen sie auch nicht in den Statistiken der Kassenärztlichen Vereinigung auf. Damit nicht genug: »Hinzu kommt, dass eine große Grauzone von Ärzten existiert, die im Bereich der Schönheitschirurgie tätig sind, aber nicht über die entsprechende Facharztqualifikation verfügen, nachgewiesen durch den Titel ›Facharzt für Plastische und Ästhetische Chirurgie‹«, wie Spiering betont. Pointiert sagt die Wissenschaftlerin Ada Borkenhagen aus Berlin: »Bei uns kann jeder Arzt alles machen, wenn er sich dazu berufen fühlt.« Mit Botox und Haut-Fillern glätten bei uns neben Schönheitschirurgen häufig Dermatologen den Frauen die Haut. Man kann nur mutmaßen, wie oft die Behandlung in Deutschland tatsächlich täglich durchgeführt wird.

Nebenwirkungen von Botulinumtoxin A und Faltenfüllern

Botulinumtoxin A ist ein wirksames Medikament und Nervengift. Weil es den Muskeltonus senkt, setzen Ärzte das Mittel etwa gegen übermäßiges Schwitzen in den Achselhöhlen ein, bei krampfartigen Bewegungsstörungen wie Schiefhals oder Lidkrampf – und gegen Falten.

Was wirkt, hat auch Nebenwirkungen. Häufig (in 1 von 100 Fällen) hängt nach der Behandlung das Augenlid herunter. Auch Schwellungen, Rötungen, Blutungen und Blutergüsse durch die Einstiche treten häufig auf, ebenso Kopfschmerz und Übelkeit.[7]

Patienten berichten von Entzündungen an den Injektionsstellen und grippeähnlichen Symptomen.[8]

Botox sollte bei neuromuskulären Erkrankungen oder einer Überempfindlichkeit gegen einen der Bestandteile nicht angewendet werden, ebenso wenig während Schwangerschaft und Stillzeit. Wer gerinnungshemmende Mittel einnimmt, sollte das dem Arzt sagen. Bei Menschen, die an einer Selbstwahrnehmungsstörung leiden oder überzogene Erwartungshaltungen haben, soll laut Leitlinie »eine Behandlung mit Botulinumtoxin A vermieden oder nur nach sehr individueller Abwägung durchgeführt werden«. Bei Antikörperbildung kann es zum Therapieversagen kommen.

Während Botox-Injektionen nach Ansicht vieler Ärzte in den richtigen Händen sicher sind, werden die Risiken von Unterspritzungen mit Fillern möglicherweise unterschätzt. In 20 bis 30 Prozent der Behandlungen kommt es zu unerwünschten Effekten, wie Hautreaktionen an den Einstichstellen, selten bilden sich Knötchen und sogar Geschwüre.[9]

Vor allem Frauen lassen sich operativ und minimal-invasiv behandeln. Es ist nicht nur das Erbgut der Eltern, das besondere Mineralwasser, die spezielle Ernährung oder der ausreichende Schlaf, die bei manchen älteren und auch jüngeren Menschen in der Öffentlichkeit die Haut entspannt und frisch wirken lässt. Ada Borkenhagen weiß: »In Deutschland redet man nicht darüber, aber man tut es. Zumindest sagen das die Zahlen.« Frauen machen laut der internationalen Statistik der ISAPS mehr als 80 Prozent aller Patienten aus. Klar, auch Männer wollen keinen Bierbauch haben und Manager keine hängenden Tränensäcke oder müde Lider. Das lässt sich an der internationalen Statistik für Augenlidkorrekturen ablesen.

Da geht ein gutes Fünftel auf das Konto der Männer. »Aber sie dürfen durchaus mehr Augenfalten haben als Frauen, und graue Haare gelten als sexy«, sagt Ada Borkenhagen.

Ein internationaler Anbieter, der Botox vertreibt, fragte kürzlich 7700 Frauen aus 16 Ländern nach ihrer Einstellung zu glatter Haut. Ging es darum, die Gesichtsfalten durch Injektionen zu minimieren, nahmen Frauen aus Deutschland mit nur 6 Prozent einen der hintersten Plätze ein – knapp hinter den Italienerinnen (10 Prozent). Überraschenderweise liegen beide Gruppen weit hinter den Frauen in Thailand und der Türkei: Dort lassen sich laut dieser Befragung 57 beziehungsweise 46 Prozent ihre Falten glätten.[10] Ein kleines Defizit der Untersuchung: Sie erfasste nur Bewohnerinnen der jeweiligen Metropolen.[11]

Frauen in Deutschland, die den minimal-invasiven Eingriffen eher positiv gegenüberstehen, wünschen sich durch diese Behandlung vor allem »weniger müde« zu wirken. Erst dann folgt »jünger auszusehen«. An dritter Stelle steht der Wunsch »gesünder zu wirken«. Die S-1-Leitlinie der Deutschen Dermatologischen Gesellschaft »Ästhetische Botulinumtoxin-Therapie« drückt das ähnlich aus: »Als ästhetisches Ziel rückt in letzter Zeit immer mehr ein natürliches, frisches und lebendiges Aussehen in den Vordergrund.«[12] Geht es also auch darum, sich nicht zu tief in die Seele blicken zu lassen, einen bestimmten lockeren Typ darzustellen? Auszusehen wie eine, die alles lässig schafft, ob im Job oder im Privaten? Mit Botox behandelt, bleibt die tiefe Zornesfalte über der Nasenwurzel unsichtbar, das Lächeln nur noch angedeutet. Und schlechte Laune lässt sich ebenfalls nicht besonders gut damit ausdrücken. Dem Gesicht sieht man nicht mehr an, was der Mensch dahinter denkt und fühlt. Das Medikament löscht die feinen Nuancen des Ausdrucks aus – wird damit Frauen einmal mehr die Selbstbestimmung über ihren Körper genommen?

Andersherum ließe sich ebenfalls argumentieren: Wenn mit dem Alter die Wangen erschlaffen, sich Falten ins Gesicht graben, sprechen Frauen oft von »Dackelfalten«, »Putenhals« und »Krähenfüßen«. »So beschrieben, werden diese Gesichtszüge oder Partien zu Fremdkörpern, deren Fremdheitscharakter gerade durch die gewählten Analogien aus dem Tierreich unterstrichen wird. Die gealterten Partien des Gesichts werden als fremd erlebt«, erklärt Borkenhagen. »Diese Fremdheit soll mittels Fillern überwunden werden.«

Dem Wunsch kommen einige Anbieter auf extreme Weise entgegen. Auf deren Webseiten können Frauen ihr eigenes Foto hochladen und es nach ihren Vorstellungen verändern. Mit einem Morphing-Programm verwandelt die Seitenbesucherin schließlich ihren als mangelhaft empfundenen Zustand in einen idealisierten, den es anschließend in der Realität umzusetzen gilt.[13] »Dieser Akt der Selbsterschaffung wird von den Individuen als Selbstbestimmung und Selbstermächtigung erlebt. Dies erklärt, warum sich Botox- und Filler-Patientinnen durchgehend als ›Handelnde‹ darstellen«, analysiert die Wissenschaftlerin Borkenhagen und nennt das die »optimierende Arbeit am eigenen Selbst«. Dahinter steckt die Idee, mit diesen Verfahren den Alterungsprozess zu überwinden – und damit den Tod.

Vor Alexander Schönborn, Chefarzt an der Klinik für Plastische und Ästhetische Chirurgie am St. Josefs-Krankenhaus in Potsdam, sitzen oftmals Patientinnen, straffen die Wangenhaut auf beiden Seiten mit den Fingern Richtung Ohr und Schläfen und fragen: »Herr Doktor, wird das dann so aussehen, wenn Sie mir Hyaluronsäure spritzen?« »Nein«, erwidert dann Schönborn, »das kann Hyaluronsäure nicht leisten. Da müssen die Erwartungen enttäuscht werden.«

Im Zusammenhang dieses sich Optimierens und Anpassens soll nicht unerwähnt bleiben, dass Frauen sich in ihrer

Jugend oft auf eine »Problemzone« fixieren, bei unseren Interviewpartnerinnen Flora und Katharina war es die Nase. Später spielte dieses Merkmal keine Rolle mehr, weil beide es im Prozess des Erwachsenwerdens als zu ihnen gehörig angenommen haben. Klar, das läuft nicht immer so unkompliziert. Für junge Mädchen kann es sehr entlastend sein zu wissen, dass etwa eine Brust, die sich nicht entwickelt hat, korrigiert werden kann. Aber Vorbilder und Angebote erzeugen Druck, ganz besonders bei Jugendlichen. Denn sie müssen sich erst in ihrem durch die Pubertät veränderten Körper und Gehirn zurechtfinden, sich überhaupt zunächst einmal in der neuen Form akzeptieren. Da beeindrucken solche »gemachten«, perfekten Körper ungemein. Selbst wenn Jugendliche wissen, dass die Bilder ihrer Stars und Idole bearbeitet und stark retuschiert worden sind. Dass dieser Druck real besteht und viele Mädchen und junge Frauen ihr Äußeres falsch einschätzen, verdeutlichen die KiGGS-Studie des Robert Koch-Instituts und eine weitere der Bundeszentrale für gesundheitliche Aufklärung (BZgA): Die Hälfte aller normalgewichtigen Mädchen zwischen 14 und 17 Jahren in Deutschland hält sich für zu dick. Die Zahl der Mädchen, die sich so wahrnehmen, hat sich zwischen Anfang 2002 und 2010 verdoppelt.[14] Michaela Langer, wissenschaftliche Mitarbeiterin am Ludwig Boltzmann Institut für Frauengesundheitsforschung, spricht davon, dass ein Großteil der Mädchen und Frauen einen unrealistischen Idealkörper verinnerlicht hat in Form einer »fatalen Gleichung«: »Schön sein = dünn sein = gesund sein = sexy sein = geliebt sein = Erfolg im Leben haben = soziale Anerkennung. Unsere Gesellschaft hat es geschafft, Schlankheit und Schönheit untrennbar mit der Hoffnung auf Liebe, Erfolg und sozialen Status zu verknüpfen.«[15]

Schöne, große Brüste – der Traum vieler Frauen

Zwar behaupten rund 77 Prozent der Bundesbürger, eine schönheitschirurgische Maßnahme käme für sie nicht infrage.[16] Bohrt man genauer nach, möchten viele dennoch anders aussehen. Mehr als jede vierte Frau wünscht sich einen kleineren Po, jede fünfte größere Brüste. Rund 40 Prozent der Männer hätten gern einen geringeren Bauchumfang. Die Brustvergrößerung steht weltweit wie auch in Deutschland ganz oben auf der Liste der ästhetischen Operationen. Erstmals seit dem PIP-Skandal von 2010 registrierten Ärzte 2015 hierzulande wieder einen Anstieg dieser Eingriffe.

Der Skandal um PIP-Brustimplantate

2010 kam der Betrug der Firma Poly Implant Prothèse (PIP) ans Licht, die ihre Implantate aus minderwertigem Industriesilikon herstellte. Identische Prothesen weiterer Firmen heißen Rofil-, M- und TiBreeze-Implantate. Über 5000 Frauen in Deutschland waren betroffen.[17] Die Dunkelziffer ist höher, weil manche Frauen gar nicht wissen, was in ihrer Brust steckt.[18] Heute erhält jede Frau einen Implantat-Pass, der sämtliche Daten zu Produkt, Operateur und Klinik enthält.

Die Hüllen der PIP-Implantate sind deutlich dünner als angegeben, und das Silikon ist weniger kohäsiv, also weniger fest als bei vergleichbaren Produkten.[19] Den immensen Schaden tragen die Frauen: Die Kissen reißen laut Bundesinstitut für Arzneimittel und Medizinprodukte (BfArM) eher, und Silikon fließt aus scheinbar intakten Hüllen, was zu Entzündungen führen kann.[20] Diese verursachen Schwellungen und Schmerzen im Brust- und Achselbereich. Daher ist der Austausch innerhalb desselben

Eingriffs erschwert oder unmöglich. Das BfArM empfahl bereits 2012, die Kissen vorsichtshalber zu ersetzen. Der TÜV Rheinland, der für die Zertifizierung zuständig war, wehrt sich bis heute gegen Schmerzensgeldforderungen.

Bislang hat nicht einmal die Hälfte der Frauen die Prothesen ausgetauscht, möglicherweise aus – berechtigter – Angst vor zusätzlichen Komplikationen. Ein weiterer Grund: Frauen, die diesen Eingriff aus kosmetischen Gründen machen ließen, müssen beim Entfernen des Implantats 50 Prozent Eigenanteil zahlen. »Die Kosten sowohl für das Einsetzen als auch für das neue Implantat muss die Versicherte vollständig selbst tragen«, sagt die Sprecherin Christine Lübbers-Lake von der TK. Mediziner empfehlen aufgrund retrospektiver Studien, die Implantate halbjährlich mit einem Ultraschall (50 Euro) oder dem genaueren, jedoch wesentlich teureren MRT (500 Euro) zu kontrollieren und nur bei nachweisbaren Rissen entfernen zu lassen. Eine Empfehlung, die nicht jede Frau aushält. Sie allein muss mit den damit einhergehenden Ängsten fertigwerden und mögliche Konsequenzen tragen. Um die Kostenübernahme zu klären, hat das BfArM ein Bürgertelefon eingerichtet: 030-3406066-01.

Die Fachgesellschaft ISAPS weist für 2015 in Deutschland 47 376 Operationen für den Brustaufbau aus: überwiegend mit Silikon-Implantaten, wenige Tausend mit Eigenfett und knapp 400 mit Kochsalzlösung, die sich in einer Silikonhülle befindet. Alexander Schönborns Eigenrecherche bei den Herstellern ergab rund 60 000 Implantate für 30 000 Patientinnen, die sich kosmetischen Eingriffen pro Jahr unterziehen, dazu etwa 40 000 Gelkissen für Aufbauten nach einer Brustkrebserkrankung. Der Chefarzt: »Etwa die Hälfte der 30 000 Patientinnen mit einer ästhetischen Vergrößerung werden von Plastischen Chirurgen operiert, weitere 10 000 von Gynäkologen. Der Rest verteilt sich auf alle weiteren Fachgebiete.« Martin Spierings Angaben mit rund 20 000 Brustvergrößerungen pro Jahr liegen um ein Drittel niedriger.

Die jährlichen Zahlen für einen ästhetischen Brustaufbau sind in Deutschland hoch, und Frauen, die ihn machen lassen, durchschnittlich 32 Jahre alt. Viele überlegen jahrelang, bis sie sich zu diesem Schritt entschließen, wie Karolina, 37, eine Anästhesieschwester aus Berlin: »Als ich das erste Mal darüber nachgedacht habe, war ich 19. Damals sagte meine Mutter zu mir: ›Warte mal ab. Nach dem ersten Kind wurde das bei mir auch mehr.‹ Ich habe gewartet, und nichts ist passiert. Nach der Geburt meines Sohns vor elf Jahren wurde es nicht weniger – aber auch nicht mehr.« Vor gut einem Jahr ließ sich Karolina die Brust vergrößern, ihre »einzige Problemzone«, wie sie den Bereich früher nannte. »Ausschlaggebend war

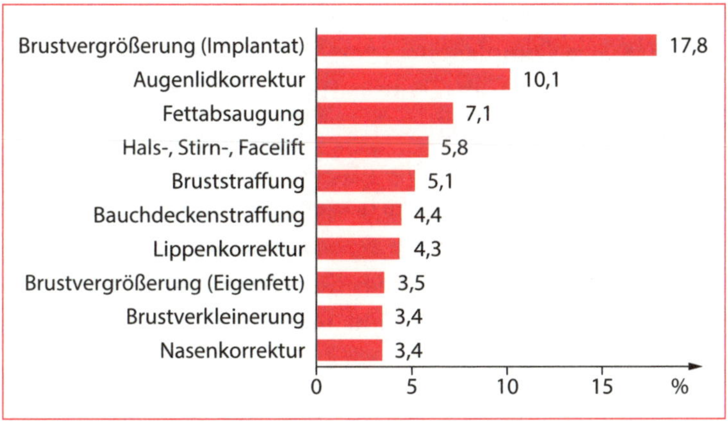

Abb. 1: Die beliebtesten ästhetisch-plastischen Operationen bei Frauen in Deutschland
[nach: DGÄPC-Statistik, 2016]

allein meine Eitelkeit. Nun mag ich mich, so wie ich bin.« Eine kleine Erbschaft ermöglichte ihr die Operation. »Nur mit einem größeren Busen fühlt man sich doch nicht besser, sagen manche Freunde, die davon wissen.« Dann antwortet Karolina fast ein wenig trotzig: »Doch, ich schon!« Kurz nach dem Eingriff war der Spannungsschmerz sehr schlimm, da sich die Haut über der Brust aufgrund des Implantats erst allmählich dehnen musste. Karolina ist sich sicher: Wenn das Silikonkissen eines Tages ausgetauscht werden muss, läuft das weniger schmerzhaft ab. »Da mache ich mir jetzt keine Sorgen. Das liegt in weiter Ferne.«

Was die wenigsten wissen: Die Gelkissen gehören – wie Hüftprothesen und Herzschrittmacher – zu den Medizinprodukten mit sehr hohem Risiko und besonders invasivem Charakter.[21] »Die Brustvergrößerung mittels Implantaten zieht in jedem Fall weitere Operationen nach sich«, weist die DGÄPC in ihrer Aufklärung zur Brust-OP mit Silikon-Prothesen hin. Wann die erfolgen müssen, kann niemand genau prognostizieren. Die DGÄPC rechnet, dass die Implantate etwa 10 Jahre halten, Kochsalzimplantate etwas kürzer, Zahlen, die auch ein neuester Übersichtsartikel bestätigt.[22] »Das sind keine Langzeitprothesen. Doch sollten sie mindestens 7 bis 15 Jahre halten«, sagt Matthias Beckmann, Direktor der Frauenklinik am Universitätsklinikum Erlangen. »Wir haben aber auch Frauen, die ihre Implantate bereits 20 Jahre und länger tragen. Bleiben sie intakt und das Gewebe darum bleibt weich, müssen sie nicht ausgetauscht werden. Das ist Geschäftemacherei.«

Silikon-Implantat – ein Medizinprodukt, kein Medikament

Der Skandal um minderwertige Brustimplantate hat erschreckende Mängel in der Qualitätskontrolle riskanter Medizinprodukte offenbart. Was viele Patientinnen nicht wissen: Ihr Gelkissen im Körper ist ein Medizinprodukt, das im Unterschied zu Medikamenten kein Zulassungsverfahren durchläuft. Anders als bei Arzneimitteln fehlen also vorherige systematische Studien, die die Funktionsfähigkeit, Haltbarkeit und Verträglichkeit prüfen. Sie unterliegen bislang nur einer, wie Prüfer es nennen, Konformitätsbewertung, die bei uns oft der TÜV oder die Dekra durchführen, also Stellen, die wir eher mit Autos als mit Ärzten in Verbindung bringen. Dabei wird festgestellt, ob das jeweilige Produkt den geltenden Normen entspricht. Ist das der Fall, erhält es eine CE-Kennzeichnung. Eine bessere Kontrolle der Medizinprodukte und insbesondere der Silikonkissen ist schon seit Jahren überfällig. Brustimplantate aus Silikon gehören wie Hüft- und Kniegelenk-Implantate zu den Hochrisikoprodukten. Seit 15. Juni 2016 haben die EU-Mitgliedsstaaten aufgrund des PIP-Skandals endlich verschärfte Bestimmungen beschlossen.

Ein paar der geänderten Punkte: Prüfstellen wie der TÜV müssen künftig medizinisches Fachpersonal beschäftigen. Zudem unterliegen sie einer weiteren Aufsicht durch die nationalen Behörden sowie einem Expertenkomitee, das der EU-Kommission untersteht. Wichtig zudem: Es soll unangekündigte Kontrollen bei den Herstellern geben. Und nicht zuletzt müssen die Hersteller bei Medizinprodukten höherer Risikoklassen, etwa bei Brustimplantaten, klinische Studien durchführen. Diese Änderungen treten leider erst in 3 Jahren in Kraft![23]

Normalerweise wächst um das Implantat eine Abwehrschicht aus Kollagen, die weich bleiben, sich aber etwa aufgrund eines entzündlichen Prozesses mit der Zeit schmerzhaft verhärten kann – eine Kapselfibrose oder Kapselkontraktur.[24] Im schlimmsten Fall drückt diese Schicht den Fremdkörper zusammen und verändert die Form der Brust. Dies nennen fast alle neueren Studien als häufigsten Grund für eine erneute Operation. Die Ursachen dafür gelten als multifaktoriell und noch nicht vollständig geklärt.

Manchmal verrutscht auch das eingebrachte Implantat, oder es schlägt Falten. »Mit 5 bis 8 Prozent gehört die Faltenbildung neben der Kapselfibrose zu den häufigsten Spätfolgen«, sagt Schönborn. Reißt das Gelkissen, bekannt als Ruptur, kann es auslaufen. Nicht zuletzt betonen Wissenschaftler und Ärzte in einer Übersichtsarbeit, dass Operateure darauf hinweisen sollten, dass bei dem Eingriff Nerven verletzt werden können.[25]

»Die Nachoperationsrate nach einer Brustvergrößerung liegt seit ungefähr 20 Jahren konstant zwischen 20 und 30 Prozent«, weiß der Plastische Chirurg Schönborn. Ungefähr 30 Prozent aller Frauen, die eine erstmalige Brustvergrößerung machen ließen, benötigen eine zusätzliche Operation innerhalb der nächsten 6 Jahre.[26] Matthias Beckmann von der Erlanger Universitätsklinik berichtet, dass bei 5 bis 8 Prozent aller Frauen »nachkorrigiert« wird. Anders sieht es bei einer bestrahlten Brust nach einem Brustkrebs und eingesetztem Implantat aus. »Da liegen die Nachkorrekturen oder Entfernungsraten bei 43 bis 48 Prozent, weil die lokalen Bedingungen viel schlechter sind«, sagt Gynäkologe Beckmann. Dann setzt der Chirurg lieber auf Eigengewebe.

Die Probleme im Nachhinein kennt Hilde Lutomski aus Lohmar gut, die jahrzehntelang in der Selbsthilfe silikongeschädigter Frauen in Deutschland tätig war. Ihr Silikon-Implantat hatte sie schon bald wegen Entzündungen entfernen und durch einen Aufbau mit Eigengewebe aus dem Bauch ersetzen lassen: »Als der Fremdkörper draußen war, ging es mir wieder gut. Die Entzündungen verschwanden.« Doch sie weiß: »Letztendlich gibt es keine evidenzbasierten Daten, dass Silikon-Implantate für Erkrankungen kausal verantwortlich gemacht werden können. Die Diskussion wird aber nicht abreißen.«

Seit der Gesundheitsreform 2006 übernehmen die gesetzlichen Kassen für Patientinnen, die sich aus ästhetisch-kosmetischen Gründen operieren lassen, die Kosten für Folgeeingriffe nicht mehr vollständig. Bei Komplikationen und Beschwerden, die später auftreten, und dann medizinisch notwendig sind, müssen sich die Frauen zumindest an den Kosten beteiligen. Offensichtlich ist das immer wieder ein Streitpunkt. Christine Lübbers-Lake, Sprecherin der TK, schreibt: »Die Krankenkasse ist vom Gesetzgeber dazu aufgefordert zu prüfen, ob dem medizinischen Eingriff ein Eingriff vorausgegangen ist, der aus ästhetischen Gründen erfolgte (§52 Abs. 2 SGB V). Ist dies der Fall, gibt es seitens des GKV-Spitzenverbandes die Empfehlung für alle gesetzlichen Krankenversicherungen, die Versicherten grundsätzlich zu 50 Prozent an den Kosten zu beteiligen. Sollte die Versicherte dazu nicht imstande sein, kann bei Vermögensoffenlegung eine Härtefallregelung greifen.«[27]

Und selbst wenn alles viele Jahre lang gut läuft, müssen Frauen mit Extraausgaben rechnen. Zwischendurch sollten sie ihre Implantate überprüfen lassen, um sicherzugehen, dass sie intakt sind und nicht auslaufen, bekannt unter dem Namen »silent bleeding« (stilles Bluten). Ist ein Silikonkissen defekt, muss der Arzt es sofort entfernen.

Über Silikon-Implantate in der Brust, die seit 1964 auf dem Markt sind, gab es von Anfang an Kontroversen. So setzte die

US-amerikanische Arzneimittelbehörde FDA 1992 aufgrund fehlender Daten zu Sicherheit und Nutzen dieser Gelkissen ihren Einsatz im üblichen klinischen Alltag aus und forderte Studien.[28] 2006 hob sie das Moratorium unter Bedingungen auf und verlangte Langzeit-Untersuchungen an Patientinnen mit Silikon-Prothesen. Daran hapert es, bis auf wenige Ausnahmen, bis heute. Tatsächlich gibt es eine Unmenge an Studien, doch nur selten laufen diese länger als 6 Jahre. Wissenschaftler bemängeln in Übersichtsarbeiten, dass das Studiendesign der einzelnen Untersuchungen oftmals miserabel ist und sich deshalb keine klaren Schlüsse ziehen lassen. Ärzte wie Alexander Schönborn empfinden das auch als sehr unbefriedigend: »Da werden unterschiedliche Zugangswege für das Implantat, etwa über die Brustwarze oder die Achsel vermischt, ebenso verschiedene Positionen der Prothese – sie kann beispielsweise vor oder hinter dem Brustmuskel liegen. Das macht es wirklich schwierig, wissenschaftlich haltbare Zahlen zu nennen.«

Es scheint einen Unterschied zu machen, welches Implantat der Chirurg wählt und wo er es platziert. Um etwa die Gefahr einer Kapselfibrose über lange Jahre niedrig zu halten, ist es wohl besser die Prothese über die Achsel hinter den Brustmuskel zu legen anstatt davor.[29] Das weisen unter anderem die von der FDA angeregten Core-Studien nach, die Hersteller von Silikon-Implantaten in den USA durchführen und die seit rund 10 Jahren laufen. Ähnliches zeigt eine weitere systematische Übersichtsarbeit, die nahelegt, dass Implantate mit einer texturierten Struktur der Oberfläche den glatten offensichtlich überlegen sind.

Bei vielen Studien handelt es sich fast ausschließlich um Beobachtungsstudien, die meist nur die Daten von Patientinnen erheben und keine zusätzlichen Untersuchungen durchführen. Die Folge: Diese Studien haben eine geringe Aussagekraft. Worauf verlassen sich also Ärzte und Frauen, um die zukünftigen Risiken etwa einer Kapselfibrose abzuschätzen? Nach einem ersten Brustaufbau lag die Rate der Gewebeverhärtungen bei etwa 2 bis 5 Prozent innerhalb von 3 bis 7 Jahren; bei einer erneuten Operation bei 5 bis 22 Prozent für denselben Zeitraum. Weitere Übersichtsarbeiten nennen 10 bis 15 Prozent nach 6 bis 8 Jahren.[30]

Australische Wissenschaftler, die mittels Literaturrecherche die Sicherheit und den Nutzen der Brustimplantate herausfinden wollten, kamen zu ähnlichen Ergebnissen: »Das Risiko für

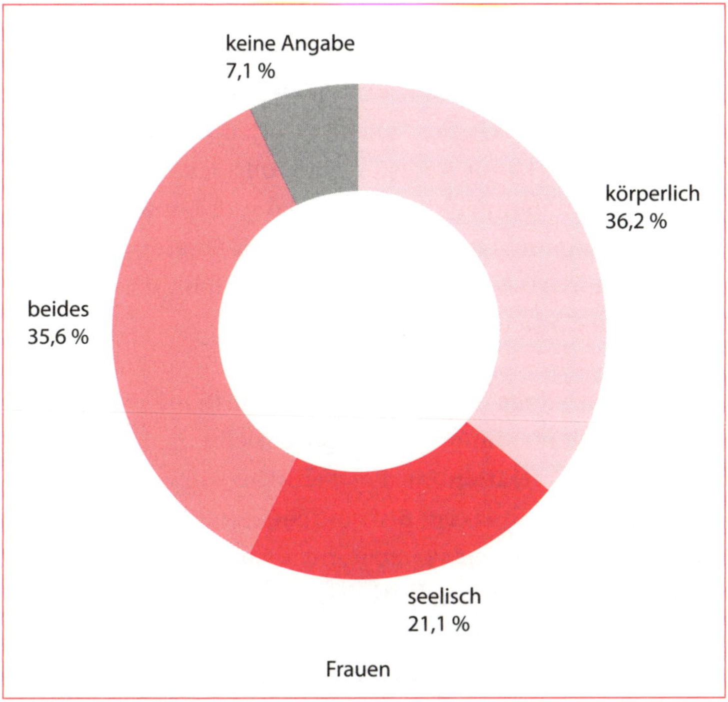

Abb. 2: Ein besseres Lebensgefühl durch Brustvergrößerung?
Was sich Frauen durch den Eingriff erhoffen
[nach: DGÄPC-Statistik, 2016]

eine Implantatruptur, eine Kapselfibrose, Falten- und Dellenbildung wächst mit der Zeit an, jedoch eine empfohlene In-vivo-Lebensspanne dieser Prothesen wurde nicht bestimmt«[31], schreiben die Autoren. Im Klartext: Niemand weiß, wie lange diese Implantate tatsächlich problemlos im Körper der Frauen halten. Eindringlich fordern die Wissenschaftler: »Konsequenterweise ist es notwendig, Daten in großer Zahl von Frauen über einen langen Zeitraum zu sammeln, um einen höheren Standard an Einzelfakten über patientenrelevante Ergebnisse zu liefern als die, die bislang zur Verfügung stehen.«[32]

Keine 30-Jährige, die sich mit Silikon-Implantaten ihre Brust aufbaut, weiß heute, ob sie in 30 oder 40 Jahren aufgrund von Kapselfibrose, Falten, Rissen oder anderen auftretenden Unwägbarkeiten vielleicht nur noch hübsche Nippel statt einer Brust hat. Um gute Zahlen zu erhalten, wäre ein zentrales Brustimplantat-Register sinnvoll, das sämtliche Folgewirkungen anonym erfasst. Das könnte Frauen bei ihrer Entscheidung und Operateuren bei ihren Beratungen helfen. Auch wenn dazu erste Ansätze bestehen, fehlt diese Institution bislang in Deutschland.

Die schönen Bilder im Netz wecken Sehnsüchte, hinzu kommen eigene Vorstellungen – und doch bleibt die Brustvergrößerung eine Operation mit Folgen. »Uns kontaktieren auch junge Frauen nach einem Brustaufbau mit Silikon-Implantaten. Sie sind meist sehr verletzt und sogar traumatisiert«, sagt Cosima Meyer von der Selbsthilfegruppe silikongeschädigter Frauen in der Schweiz. Sowohl Chirurg Schönborn als auch Direktor Beckmann raten deshalb dringend, vor dem Eingriff eine zweite Meinung einzuholen. Die DGÄPC-Patientenbefragung zeigt, dass 48 Prozent der Frauen diese Möglichkeit vor einer Brustvergrößerung genutzt haben.[33]

Je besser Frauen informiert sind, was auf sie zukommt, desto klarer können sie sich entscheiden. Karolina hat das getan: »Das erste Gespräch kam mir vor, als würde ich mit einem Versicherungsvertreter reden, der mir etwas verkaufen will, und nicht mit einem Arzt. Das ging total in die Hose.« Daraufhin hörte sie sich in ihrer Branche genauer um, achtete darauf, dass ihr nächster Ansprechpartner einer Fachgesellschaft angehört und als Operateur einen guten Ruf hat. Für eine Anästhesieschwester in leitender Position ist das sicher einfacher als für andere Frauen. »Sich nicht bedrängen lassen«, ist ein weiterer wichtiger Tipp von Matthias Beckmann. Das gilt auch für den Arzt. Der Sozialphilosoph Matthias Kettner von der Universität Witten/Herdecke prägte den Begriff der »wunscherfüllenden Medizin«: Sie reagiert auf die zunehmende Nachfrage der Patientinnen, bei der sich der Arzt von seinen Kernaufgaben, etwa der Prävention und Therapie von Krankheiten, entfernt.[34] Beckmann beispielsweise zeigt eine klare Haltung zu ästhetischen Eingriffen an der Brust: »Ich operiere keine jungen Frauen mit 18 oder 19 Jahren an der Brust, wenn sie nicht eine Fehlanlage haben. Zu Weihnachten eine Brustoperation schenken – das ist keine gute Idee!« Solche eingreifenden Operationen benötigen eine lange Bedenkzeit. Dann kann es vielleicht so laufen, wie Alexander Schönborn es erlebte. Eine Patientin sagte ihm viel später: »Ich hatte mich von meinem Körper losgesagt, und jetzt fühle ich mich wieder mit ihm verbunden.« Der Chirurg fand: »Das ist das Beste, was wir erreichen können.«

Die Normierung der weiblichen Scham

»Wenn ich ins Schwimmbad gehe, sehe ich keine Frau, der hier der Busch rauskommt«, sagt Diana in unserer Gesprächsrunde und deutet mit beiden Händen genau da in die Leistenbeuge, wo die Bikinizone endet. Starke Schambehaarung gilt mittlerweile, ähnlich wie die am Bein oder unter der Achsel, als unhygienisch und ungepflegt. »Anfang der 1990er kam ein neues Körperideal in Deutschland auf, das von den lateinamerikanischen Ländern, der Samba-Kultur und den USA geprägt war«, stellt die Wissenschaftlerin Borkenhagen fest. Stringtangas und hautenge Kleidung verlangen nach einer teilweisen oder völligen Intimrasur, damit der Schambereich nicht ausbeult oder Haare seitlich rauskringeln.

2001 bildete die Zeitschrift *Playboy* das erste am ganzen Körper rasierte Playmate ab.[35] Gleichzeitig begannen insbesondere Frauenzeitschriften über Oralsex zu berichten. Für diese Sexualpraktik wird die weibliche Teil- und Vollintimrasur propagiert, in der Pornografie werden weibliches und männliches Genital nackt und haarlos gezeigt. »Viele Frauen lassen gerade noch einen vertikalen Strich an Härchen stehen«, sagt Erich Kasten, »womöglich um den Unterschied zur Unbehaartheit des Kindes zu verdeutlichen.« Das überzeichnet diesen intimen Bereich und kann dadurch eine umso stärkere »Signalwirkung« haben, so der Medizinpsychologe.[36] Das äußere Genital soll wie ein Brötchen aussehen: eine geschlossene Form mit feinem Schlitz in der Mitte.

Noch in den 1980ern sah die weibliche Schamgegend völlig anders aus: »Unter der dunklen Wolke des Haares haben Frauen die Unterschiede der Schamlippen früher nicht wahrgenommen«, so Borkenhagen, die seit vielen Jahren auch zu diesem Bereich forscht. Meist war Frauen nicht einmal bewusst, dass sie im Genitalbereich unterschiedlich aussehen. »Das deutet auf ein gesellschaftliches Verbot hin«, sagt die Psychoanalytikerin. Dass es lange kein Wort für die äußeren weiblichen Genitalien, die Vulva, gab, könnte dafür ein Beleg sein. Ein weiteres Indiz: »Bis heute wissen wir nicht, wie die durchschnittliche Vulva aussieht. Dazu fehlen wissenschaftliche Daten.« Selten wurde diese weibliche Region vermessen. Ganz im Gegensatz zur anatomischen Vermessung der äußeren männlichen Geschlechtsorgane, »die bereits 1785 Eingang in Lehrbücher gefunden hat«.[37] Jeder Kondomhersteller kennt präzise die Vielfalt an Varianten hinsichtlich Form und Größe des männlichen Glieds.

Vor rund 10 Jahren stellten Ärzte bei einer Untersuchung in Großbritannien an 50 Patientinnen fest, dass eine enorme Variationsbreite hinsichtlich der Größe und Form der inneren und äußeren Schamlippen und der Klitoris besteht.[38] Die Differenz der inneren Schamlippen betrug zwischen 7 und 50 Millimeter Länge. Große Unterschiede sind demnach völlig normal.

In der medizinischen Fachsprache taucht das Lustorgan der Frau – im Wesentlichen die äußeren Geschlechtsorgane – laut Borkenhagen oft nicht einmal auf. »Es wird nur das bezeichnet, was für die Reproduktion und für die männliche Lust wichtig ist: die Vagina.« Das Sichtbarmachen des Genitalbereichs könnte also auch eine Art Emanzipation sein: Frauen trauen sich, ihr Geschlecht zu zeigen.

Kaum rückte dieser weibliche Körperteil jedoch in die Öffentlichkeit, wurde er einem Schönheitsideal unterworfen, einer künstlich geschaffenen Norm: Danach sollen die äußeren Schamlippen die inneren überdecken. Die Labia minora, in der Fachsprache die innere Schamlippe, bleibt klein, symmetrisch und dem Blick verborgen. Eine künstliche Form, denn die Asymmetrie ist die Regel, wie bei anderen Teilen des Körpers auch, etwa unseren Gesichtshälften. Schamlippen weisen mit zunehmendem Alter eine stärkere Pigmentierung auf, das Ideal sieht helle Haut vor. Damit verwandeln sich Frauen in präpubertäre Mädchen, Kindfrauen. So manifestiert die Enthaarung die traditionellen, patriarchalen Vorstellungen männlicher und weiblicher Sexualität: Das männliche Zeichen, der haarlose Penis, zeigt sich präsenter und offensiver. Rundum enthaart wirkt er größer, dominanter – einem Fetisch gleich. Borkenhagen sagt: »Weiblichkeit dagegen [wird] durch Verborgenheit besonders des inneren Genitales und dessen Kleinheit symbolisiert.«[39]

Der nächste, scheinbar folgerichtige Schritt scheint dann zu sein, einen möglichen Mangel chirurgisch zu korrigieren. Denn gelten die »gemachten« Vorstellungen von Form, Farbe und Symmetrie als Norm, finden Frauen vielleicht große innere Schamlippen plötzlich als unnormal, mangelhaft, und damit als behandlungsbedürftig. Geht es um Eingriffe im äußeren Genitalbereich fragen Frauen zurzeit am häufigsten nach einer Verkleinerung der Schamlippen, eine Labien-Reduktionsplastik. Mit dem Etikett »Hypertrophe Labia minora«, vergrößertes Gewebe der inneren Schamlippe, wurde so in den letzten Jahren ein defizitärer weiblicher Zustand erfunden.

Schönheitschirurgen und Gynäkologen haben wahrscheinlich klare Bilder im Kopf, wie das äußere Geschlecht auszusehen hat. Schließlich bekommen sie es täglich zu sehen. Allerdings hängt ihre Vorstellung jeweils davon ab, welche Klientel ihre Praxis aufsucht. Die Folge: Was dem einen Arzt als »vergrößert« erscheint, findet ein anderer völlig normal, wie die Psychologin Virginia Braun in ihrer kritischen Übersichtsarbeit belegt.[40] Qualitative Interviews mit medizinischem Personal in Australien, unter anderem Gynäkologinnen, Chirurgen und Hebammen, wiesen 2015 darauf hin, dass sich Ärzte dieses Problems sehr wohl bewusst sind. Sie bestärkten zahlreiche Patientinnen darin, dass ihr Genitalbereich völlig normal aussieht. »Fehlt die sofortige Bestätigung des Arztes, dass alles normal ist, und überweist er an einen Spezialisten, könnte das von Frauen als Beweis für die Notwendigkeit eines Eingriffs interpretiert werden«, schreiben die Autoren.[41] Um eine Idee von der Vielfalt der äußeren weiblichen Genitalien zu bekommen, empfehlen sie deshalb, sich beispielsweise Fotos von der Labia Library der Women's Health Victoria in Melbourne anzuschauen.[42] Borkenhagen formuliert es so: »Welche Labienlänge dem Durchschnitt entspricht, ob sie vielleicht je nach Ethnie variiert, weiß bislang kein Mensch.«

In den vergangenen Jahren stiegen die ästhetisch-kosmetischen Eingriffe im weiblichen Genitalbereich auch in Deutschland auf niedrigem Niveau fast stetig an. Vor allem verkleinern Chirurgen innere Schamlippen. »Alles andere, etwa Vaginalverengungen, Vergrößerungen der äußeren Schamlippen oder die Rekonstruktion des Jungfernhäutchens sind Ausnahme-Indikationen«, sagt der plastisch-ästhetische Chirurg Schönborn. 5935 Eingriffe zählte die Fachgesellschaft ISAPS 2015 bei uns. Bei diesen Eingriffen besteht, wie bei der Brustvergrößerung, eine hohe Dunkelziffer. Gerade junge Frauen, im Schnitt knapp 31 Jahre alt, lassen diese Korrekturen vornehmen. Holt sich vor einer Brustvergrößerung bald die Hälfte der Frauen eine Zweitmeinung ein, ist das bei Eingriffen im Schambereich nur ein knappes Viertel.

Neben den ästhetischen Motiven berichten Patientinnen oft über funktionelle Probleme. »Beim intensiven Sport können die Schamlippen aneinander reiben, wund werden, bluten und einreißen. Das kann zu ständigen Infektionen führen, was wir beispielsweise bei jugendlichen Reiterinnen beobachten«, sagt Chirurg Beckmann vom Universitätsklinikum Erlangen. Aber auch Schmerzen beim Sex können einen Eingriff manchmal nötig machen.

Ute*, 38, aus Hamburg ließ sich nach langer Überlegung die linke innere Schamlippe verkleinern: »Mit 14 entwickelte sich dort plötzlich eine schlimme Entzündung. Die Stelle schwoll stark an, wurde größer und dick, heilte aber wieder ab«, sagt die Marketingmitarbeiterin. »Weil sich die gedehnte Haut jedoch nicht zurückbildete, hing sie nun dünn auf der linken Seite herunter. Das sah unschön aus und verunsicherte mich als Teenager total. Darüber zu sprechen, war unmöglich. Dieser Bereich war tabu.« Das veränderte Aussehen machte Ute unglücklich, die überschüssige Haut faltete sich beim Radfahren, rieb dann am Sattel, wurde wund und riss ein. Erst Jahre später – Ute hatte inzwischen geheiratet und zwei Kinder geboren – besaß sie genug Selbstbewusstsein, ihren Frauenarzt darauf anzusprechen: »Endlich traute ich mich, darüber zu reden, weil der Gynäkologe zugewandt und freundlich war.« Er befürwortete einen Eingriff aufgrund funktioneller Beschwerden und empfahl ihr einen Operateur. Die gesetzliche Kasse lehnte jedoch die Kosten für den Eingriff ab. »Es ist ein unangenehmes Thema. Und ich wollte nicht mit fremden Menschen, vielleicht sogar Männern, am Telefon besprechen, warum dieser Eingriff in meinem Fall tatsächlich nötig ist. Auch Fotos meiner äußeren Genitalien, die ich als Dokumentation hätte liefern müssen, waren mir einfach nur peinlich. Allein der Gedanke daran schien mir unerträglich.« Schließlich ließ sich Ute vom Operateur einen Kostenvoranschlag geben. Die rund 600 Euro für den ambulanten Eingriff fand sie in Ordnung. In unserem Gespräch drei Monate nach der Operation ist sie mit dem Ergebnis sehr zufrieden. »Die Naht ist gut verheilt. Weil sich die operierte Stelle an der Schamlippe leicht kräuselt, bleibt sie unauffällig.«

Wie bei jeder anderen Operation kann es auch bei Labien-Reduktionen neben den üblichen Operationsrisiken zu weiteren Komplikationen kommen. »OP-Vernarbungen, Verwachsungen und Verhärtungen können auftreten sowie Wundheilungsstörungen und Infektionen«, zählt Matthias Beckmann einige Probleme auf. Von einer verringerten sexuellen Empfindlichkeit in diesem Bereich berichten Patientinnen ebenfalls. Die Deutsche Gesellschaft für Gynäkologie und Geburtshilfe e.V. (DGGG) nennt zudem Nervenstörungen und

Entzündungen.[43] Das Ergebnis hängt offensichtlich auch von der jeweils gewählten Technik des Eingriffs ab.[44] Doch gibt es weder Langzeitdaten noch Leitlinien, die für Ärzte Standards formulieren. Bislang operiert jeder Arzt in diesem Bereich so, wie er es für richtig hält. Dem soll demnächst abgeholfen werden. Beckmann für die DGGG und sein Kollege Raymund Horch, Direktor der Plastisch- und Handchirurgischen Klinik am Universitätsklinikum Erlangen, initiierten für die DGPRÄC die Leitlinie zur Intimchirurgie der Frau, die 2017 fertiggestellt sein soll: »Sie gibt dann genau vor, welche medizinische Maßnahme bei welchem Krankheitsbild angebracht ist und eingesetzt werden soll.«

Was jede Frau vor einer Schamlippen-OP wissen muss:

Diese Empfehlungen entsprechen denen der DGGG.[45]

- Die Motive für die Operation sollten vorher genau abgeklärt werden.
- Es sollte ein körperlicher Befund, also eine medizinische Indikation für den Eingriff vorliegen.
- Der Arzt muss die Patientin darüber aufklären, dass bisher keine wissenschaftlichen Daten darüber vorliegen, ob diese Eingriffe zu anhaltenden psychischen oder funktionellen Verbesserungen führen.
- Über die Risiken des Eingriffs muss der Operateur ausführlich aufklären, beispielsweise über Infektionen, veränderte Sensibilität, Schmerzen beim Sex, Verwachsungen und Narben.
- Der Mediziner muss darauf hinweisen, dass es für die Operationen keine wissenschaftlich erarbeiteten Operationsstandards gibt, die bei unzureichenden Operationsergebnissen einklagbar wären.

Ada Borkenhagen, die derzeit die psychosozialen Faktoren für die neue Leitlinie zur Intimchirurgie der Frauen erarbeitet, fordert eindringlich die Aufklärung der Patientinnen darüber, »dass bisher keine wissenschaftlichen Daten zur Indikation und nur wenige Daten darüber vorliegen, dass diese Eingriffe zu anhaltenden psychischen oder funktionellen Verbesserungen führen«. Jeder medizinische Eingriff hat eine bestimmte Komplikations- und Fehlerrate. Chirurgen bieten inzwischen Labienkorrekturen **nach** einer Operation der Schamlippen an, wie die Psychologin Virginia Braun lapidar feststellt.[46]

Neutrale Informationen sind in diesem sensiblen Bereich unverzichtbar. Gut, dass viele Frauen sehr sorgfältig überlegen, was für sie zählt und was nicht. Das wurde auch rund um den Küchentisch in München-Neuhausen rasch klar:

Flora: Als Jugendliche war ich im Intimbereich total rasiert. Allerdings war das nur eine kurze Phase. Bei einer Operation in dieser Region hätte ich heute große Bedenken, ob sich da nicht etwas an der Empfindlichkeit dieser Körperteile ändert. Ich kann nicht verstehen, dass das den Frauen egal ist.
Diana: Wenn man halt schön sein will und findet, dass es gut aussieht, wenn Schamlippen der Oberfläche eines länglich geformten Brötchens ähnlich sehen, kann ich mir schon vorstellen, dass Frauen so einen Eingriff machen lassen. Vielleicht färbt ein gutes Ergebnis auf die Psyche ab. Für mich käme das aber nie infrage.

5.

Hormone

Nicht ohne Risiko

5.

Hormone

Nicht ohne Risiko

»Öl im Getriebe« nennt die Pulitzer-Preisträgerin Natalie Angier die Hormone.[1] Die winzigen chemischen Botenstoffe übermitteln Informationen und steuern wichtige Körperfunktionen. Und sie formen unsere Persönlichkeit. Ungefähr 150 menschliche Hormone haben Forscher bislang gefunden. Schätzungen zufolge dürften es aber weit mehr als 1000 sein, ein kleiner Bruchteil davon sind die weiblichen Geschlechtshormone. Seit der Entdeckung der Östrogene und des Progesterons Ende der 1920er-Jahre versuchen Mediziner, sie zu nutzen, um Abläufe im weiblichen Körper zu beeinflussen – zum Beispiel bei Störungen der Fruchtbarkeit oder gegen ungewollte Schwangerschaften. Hormone können den Zyklus verlängern oder verkürzen, auf Wunsch lösen sie einen Eisprung aus oder unterbinden ihn. Und bei Menstruationsproblemen oder Wechseljahresbeschwerden (s. Kap. 6) sind Hormone für viele Gynäkologen ein wichtiges Instrument. Manchmal sprechen Ärzte den Sexualhormonen sagenhafte Wirkungen zu, vor allem im Bereich der Lifestyle- und Anti-Aging-Medizin. Als Wunderwaffe sollen vor allem Östrogene zahlreiche Gebrechen mildern und das Altern aufhalten – innerlich wie äußerlich.

Dabei ist Vorsicht geboten: Die Substanzen sind hochgradig effektiv und wirken bereits in millionstel Gramm. Ein Zuviel kann gravierende Folgen für die Gesundheit haben und bei den betroffenen Frauen zu Thrombosen, Lungenembolien, Herzinfarkt, Schlaganfall oder erhöhtem Krebsrisiko führen. Mediziner, die mit Hormonen behandeln, halten daher ein ebenso mächtiges wie gefährliches Instrument in der Hand. Dies sollten sich Ärzte wie Patientinnen immer wieder neu vor Augen führen und den Nutzen sorgfältig gegen das Risiko abwägen.

Besonders wenn die Zielgruppe einer Hormonbehandlung gesunde Mädchen und Frauen sind, wie bei der Schwangerschaftsverhütung, ist Vorsicht geboten. Als sichere und verträgliche Verhütungsmethode hat die Antibabypille nicht nur eine gezielte Familienplanung ermöglicht, sondern auch Sexualität und Gesellschaft verändert. Die Verwendung der Pille als Verhütungsmethode sei hier keinesfalls in Abrede gestellt. Doch bei den modernen und äußerst erfolgreichen »Pillen mit Beauty-Effekt« wird der ohnehin schmale Grat zwischen Wirkungen und Nebenwirkungen von Hormonen zum Problem. Den Anwenderinnen ist dies meist nicht bekannt – und oft genug auch nicht den verschreibenden Ärzten. Auch bei der Behandlung von Menstruations- oder Wechseljahresbeschwerden oder des prämenstruellen Syndroms (PMS) sitzt vielen Gynäkologen der Rezeptblock zu locker in der Tasche. Vielleicht auch deshalb, weil ihnen inzwischen eine Fülle an Hormonpräparaten zur Verfügung steht, mit denen sich eine schnellere Wirkung erzielen lässt als mit einer Änderung des Lebensstils oder einer Psychotherapie. Dennoch ist der Einsatz der hochpotenten Substanzen in vielen Fällen nicht angezeigt – vor allem, wenn es sich um diffuse Befindlichkeitsstörungen handelt und nicht um Symptome mit Krankheitswert.

Regisseure des weiblichen Zyklus

Breite Hüften, schmale Taille, Busen, schmale Schultern: Die weiblichen Geschlechtshormone prägen das typische Erscheinungsbild einer Frau und steuern ihren monatlichen Zyklus. Neben ihrer Wirkung auf die Geschlechtsorgane beeinflussen sie auch Haut, Leber, Blutgefäße und Knochen. Mit der Psyche und dem Sozialverhalten stehen die verschiedenen Östrogene und das Progesteron ebenfalls in enger Wechselbeziehung.

Östrogene kommen in drei Formen im weiblichen Körper vor; davon ist Östradiol die wirksamste Verbindung. Sie werden vorwiegend in der ersten Zyklushälfte produziert – vor allem in den Eierstöcken, aber auch in der Nebennierenrinde und im Fettgewebe. Durch ihre stimulierende Wirkung auf die Psyche haftet

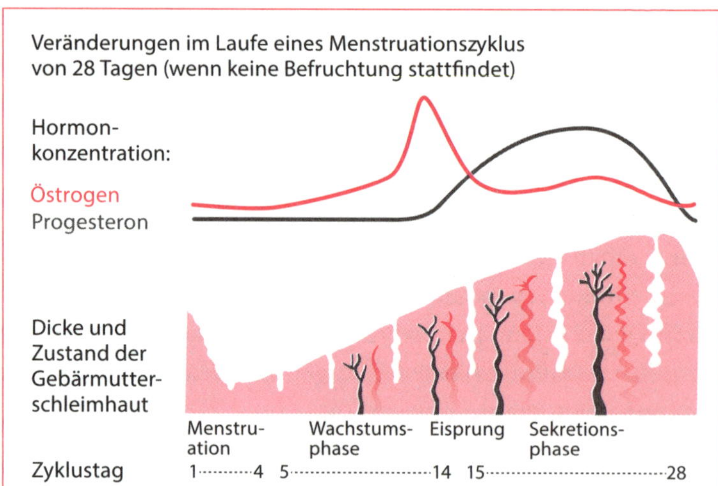

Abb. 1: Wie Hormone den weiblichen Zyklus steuern

ihnen der Ruf von »Glückshormonen« an. Hohe Östrogenspiegel bereiten die Gebärmutter auf eine mögliche Schwangerschaft vor.

Nach der Ovulation (Eisprung) produzieren die Eierstöcke das Gelbkörperhormon **Progesteron,** das »Beruhigungshormon«, das den Verlauf der zweiten Zyklushälfte steuert. Seine Hauptaufgabe: Es verändert die Gebärmutterschleimhaut, sodass sich dort ein befruchtetes Ei einnisten kann, und bereitet den Körper auf eine Schwangerschaft vor. Für einen stabilen Monatszyklus ist es unabdingbar, ein Mangel kann zu starken Regelstörungen und psychischen Instabilitäten führen.

Kommt es zur Befruchtung einer Eizelle und zu einer Schwangerschaft, bildet der Körper verstärkt Östrogene und Progesteron, um die Schwangerschaft aufrechtzuerhalten. Findet dagegen keine Empfängnis statt, fährt er die Produktion der Geschlechtshormone zurück. Alle Vorkehrungen für eine Schwangerschaft werden rückgängig gemacht: Die Gebärmutterschleimhaut wird abgestoßen, damit setzt die Monatsblutung ein und der Zyklus beginnt aufs Neue.

Die Pille mit Schönheitseffekt

Im November 2000 brachte das Unternehmen Schering die erste Antibabypille mit dem neuen Gestagen Drospirenon auf den Markt. Dies wurde sogar in den TV-Nachrichten zur Hauptsendezeit gemeldet! Die neue Antibabypille sei eine bahnbrechende Neuentwicklung, die keine unangenehmen Begleiterscheinungen mehr habe. Im Gegenteil: Das neue Präparat mit dem Handelsnamen Yasmin® führe sogar zu Gewichtsverlust. Drospirenon mache das Haar voller, die Haut glatter und reiner und beschwerliche zu beschwerdefreien Zyklustagen, tönten auch die Marketingleute der Pharmaindustrie. Die Pille mit Schönheitseffekt war unter großem Getöse geboren.[2]

Was kaum zu hören oder zu lesen war: Es gibt auch Nachteile. Gemessen an älteren Gestagenen – den Wirkstoffen aus der 2. Pillengeneration – geht von der Substanz ein bald doppelt so hohes Thromboserisiko aus. Dies gilt auch für alle anderen Gestagene, die zwischenzeitlich auf den Markt gekommen sind und der 3. und 4. Pillengeneration angehören. Sie sind in kürzester Zeit zu Kassenschlagern geworden: 2014 haben die modernen Pillen hierzulande mehr als die Hälfte der Plätze unter den meistverkauften Pillenpräparaten belegt.

Dem problematischen Erfolg der modernen Verhütungspillen widmet sich der von der Techniker Krankenkasse (TK) in Auftrag gegebene »Pillenreport 2015«. Ein Team um Gerd Glaeske, Pharmakologe der Abteilung Gesundheitsökonomie, Gesundheitspolitik und Versorgungsforschung der Uni Bremen, geht darin der Frage nach, ob die neuen und teuren Pillenpräparate der 3. und 4. Generation im Vergleich mit den Vorläuferpräparaten ein therapeutischer Fortschritt sind. Denn neu muss nicht zwangsläufig besser sein.

Antibabypille: Entwicklung über vier Generationen

1961 brachte das Berliner Pharmaunternehmen Schering mit Anovlar® die erste Antibabypille auf den westdeutschen Markt. Das Verhütungsmittel – ein Kombinationspräparat aus einem Östrogen und einem Gestagen – war aus heutiger Sicht sehr hoch dosiert. Alle nachfolgenden Präparate weisen einen deutlich niedrigeren Östrogenanteil auf, auch wurde die Gestagenkomponente ausgetauscht. Anhand des enthaltenen Gestagens werden Antibabypillen in bislang vier »Generationen« eingeteilt.

Präparate der 1. Generation enthalten das Gestagen Norethisteron. Aufgrund der hohen Wirkstoffdosierung und der damit zusammenhängenden schlechten Verträglichkeit sind sie heute nicht mehr im Handel. Die 2. Pillengeneration ist weitaus besser verträglich – bei gleicher Wirksamkeit. Sie zeichnet sich – neben einer deutlichen Verringerung des Östrogenanteils – durch die Gestagenkomponente Levonorgestrel aus. Wegen ihrer günstigen Eigenschaften sind diese Präparate nach wie vor im Handel – und aufgrund ihres guten Nutzen-Risiko-Verhältnisses die Mittel der Wahl zur oralen Empfängnisverhütung. Präparate der 3. und 4. Pillengeneration kamen in den 1990er-Jahren mit anderen Gestagenen auf den Markt. Die Pharmaindustrie hatte die Wirkstoffe gezielt daraufhin entwickelt, unangenehme Begleiterscheinungen zu vermindern und Schönheitseffekte zu verstärken. Ebenso zuverlässig und wirksam bei der Empfängnisverhütung, erhöhen sie das Thromboserisiko auf das 1,5- bis 2-Fache. Bei manchen Wirkstoffen steht eine Risikoeinschätzung aufgrund fehlender Daten noch aus. Eine Auflistung der Handelsnamen aller hierzulande zugelassenen Antibabypillen findet sich unter http://www.risiko-pille.de/alle-zugelassenen-antibabypillen-inhaltsstoffe-und-preise/.

Allein in Deutschland verhüten etwa 7 Millionen Frauen mit der Pille. Über ihre Verträglichkeit wissen vermutlich nur wenige Bescheid. »Dieser Aspekt muss aber deshalb besonders beachtet werden, weil mit diesen Mitteln keine Krankheit therapiert, sondern für gesunde Frauen im gebärfähigen Alter eine wirksame und sichere Verhütungsmethode angeboten wird«, sagt Glaeske in seinem Statement zum TK-Pillenreport. Die schwerwiegendste Nebenwirkung der Pille ist das erhöhte Risiko für Blutgerinnsel in den Venen

(Thrombosen) und für Lungengefäßverschlüsse (Embolien). Nüchtern betrachtet ist dieses Risiko zwar eher gering. Doch aufgrund der sehr hohen Zahl der Anwenderinnen treten nicht nur in Einzelfällen Komplikationen auf. Jens Baas, Vorstandsvorsitzender der TK, zeigt das im Pillenreport anhand einer simplen Rechnung auf: »Selbst wenn man das geringste Risiko (5 von 10000 Frauen) zugrunde legt, würden rechnerisch 3500 Frauen in Deutschland jährlich unter Einnahme der Pille eine Thrombose erleiden, wenn die 7 Millionen Frauen die Pille das ganze Jahr über einnehmen.« Geht man dagegen von dem höheren Risiko der Antibabypillen der 3. und 4. Generation aus, so erhöht sich diese Zahl auf bis zu 7000 Frauen. Insofern ist es äußerst kritisch zu sehen, wenn bei gleicher Wirksamkeit verstärkt Pillenpräparate mit deutlich höherem Gefahrenpotenzial verordnet werden.

Selten, aber gefährlich: Thrombosen und Embolien

Thrombosen und Lungenembolien gehören zu den schwerwiegendsten Komplikationen der Pille. Eine Thrombose entsteht, wenn sich ein Gerinnsel in einem Blutgefäß, meist Bein- oder Beckenvene, bildet und dieses verstopft. Sobald sich das Gerinnsel löst und mit dem Blutstrom die Lungengefäße erreicht, wird es gefährlich. Verstopfen sie, entsteht eine Lungenembolie, die oft tödlich endet. Im Gehirn lösen solche Gerinnsel einen Schlaganfall aus.

Wie groß das Risiko ist, innerhalb eines Jahres eine venöse Thromboembolie zu erleiden, hängt hauptsächlich von der Gestagenkomponente eines Pillenpräparates ab:[3]

- Bei Frauen, die eine Pille der 2. Generation einnehmen, sind etwa 5–7 von 10 000 Frauen betroffen.
- Bei Frauen, die eine Pille der 3. und 4. Generation einnehmen, sind etwa 9–12 von 10 000 Frauen betroffen.
- Bei Frauen, die eine Pille mit Chlormadinon, Dienogest oder Nomegestrol verwenden, ist das Risiko mangels Daten noch nicht bekannt.
- Zum Vergleich: Bei Frauen, die keine Pille verwenden und nicht schwanger sind, kommt es bei etwa 2 von 10 000 Frauen zu einer Thromboembolie.

Kathrin Weigele ist eine der Frauen, die nach Einnahme einer Pille mit Drospirenon in sehr jungen Jahren eine Lungenembolie erlitt und dies nur knapp überlebte. Die Mittdreißigerin erinnert sich noch sehr genau, wie sie damals zu dem Pillenpräparat kam:

> *Ich hatte einen neuen Freund und bin eigentlich zu meinem Gynäkologen gegangen, damit er mir Alternativen zur Pille aufzeigt […]. Der Arzt ist auf mein Anliegen mit keinem Wort eingegangen, sondern […] sprach immer wieder von einer bestimmten Pille. Neu, sehr verträglich, niedrig dosiert und besonders schonend. […] Er hat es rein als sicheres und risikoarmes Verhütungsmittel angepriesen. […] Für mich gab es also keinen Grund, genau diese Pille zu nehmen, und hätte man mich über das erhöhte Risiko aufgeklärt, das diese Pille verschiedenen wissenschaftlichen Studien zufolge mit sich bringt, hätte ich das Präparat nie genommen.*[4]

Fehlen die Informationen über die Risiken bei den Ärzten? Wohl kaum, denn die unerwünschten Wirkungen werden durch mehrere große Studien aus Dänemark, den Niederlanden und Großbritannien belegt. Auch in den Fachinformationen für Ärzte und Apotheker sind sie nachzulesen. Darüber hinaus hat sich das Bundesinstitut für Arzneimittel und Medizinprodukte (BfArM) deswegen 2014 in Form eines »Rote-Hand-Briefes« an die Arztpraxen gewandt, um auf die Risiken aufmerksam zu machen. Der Brief des BfArM enthielt detaillierte Informationen über das Thromboserisiko der neuen Pillen sowie den Appell, gerade Erstanwenderinnen und Frauen unter 30 Jahren lieber eines der bewährten Präparate aus der 2. Pillengeneration zu verschreiben. »Es gibt wirklich sehr viele Daten zu den Risiken der neuen Pillenpräparate, und die sind auch publiziert. Ich weiß kaum noch, was man da noch mehr tun sollte«, bestätigt Petra Thürmann, Direktorin des Philipp Klee-Instituts für Klinische Pharmakologie am HELIOS Klinikum Wuppertal.

Die Fachärztin für klinische Pharmakologie hat eine andere Erklärung für das nicht immer leicht nachvollziehbare Verschreibungsverhalten der Ärzte parat: Ein Verständnis dafür zu entwickeln, was Risiken bedeuten, sei prinzipiell schwer. Die meisten Menschen, also auch Ärzte, können wenig mit Brüchen mit großen Nennern anfangen oder mit Prozentangaben zu absoluten oder relativen Risiken. »Im Fall der Pille geht es um extrem seltene Ereignisse, was die Ansprüche an das Verständnis zusätzlich erhöht«, fügt Thürmann hinzu und verdeutlicht dies mit folgendem Bild: Ein Risiko, das 5 von 10 000 Frauen betrifft, ergibt bildlich umgesetzt eine Reihe von 10 000 Smileys, von denen 5 traurig und mit nach unten gezogenen Mundwinkeln schauen: »Das können wir weder intellektuell noch emotional gut erfassen«, sagt

Thürmann. »Ärzte sind auch nur Menschen. Genau wie ihre Patienten beurteilen sie die Risiken aus dem Bauch heraus.«

Aufgrund des erhöhten Thromboserisikos hat die französische Arzneimittelzulassungsbehörde 2013 den Pillen der 3. und 4. Generation die Erstattungsfähigkeit durch das öffentliche Gesundheitswesen entzogen. Die Verordnungen gingen daraufhin um 45 Prozent zurück – zugunsten von Pillen der 2. Generation. Außerdem verringerte sich in französischen Kliniken bei 15- bis 49-jährigen Frauen die Zahl der Patientinnen mit Lungenembolien um 11,2 Prozent, bei 15- bis 19-Jährigen sogar um 27,9 Prozent.[5] »Das sind erschlagende Zahlen«, sagt Thürmann.

Ein anderer Grund für die Verschreibungspraxis hiesiger Ärzte dürfte sein, dass mittlerweile viele junge Frauen mit klaren Präparatewünschen in die Praxen kommen. Oft verlangen sie dezidiert nach den Pillen mit Schönheitseffekt, für die die Pharmaindustrie offensiv im Internet wirbt. Dabei

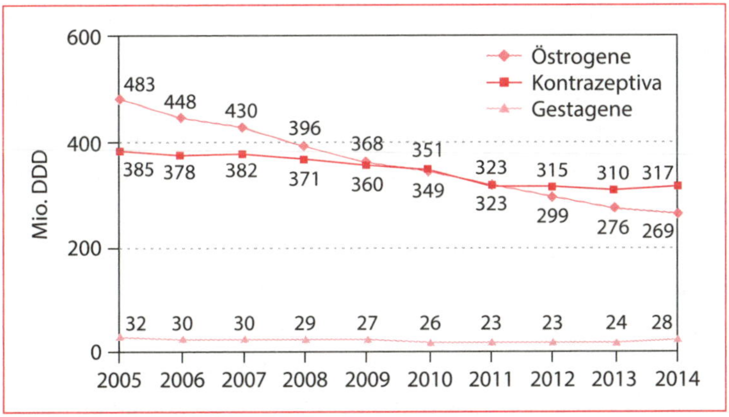

Abb. 2: Hormone als Therapie und zur Verhütung. Menge der verordneten Tagesdosen (DDD) (2005–2014)
[nach: Arzneiverordnungsreport 2015]

kommen verschiedene Studien zu dem Schluss, dass sich Probleme mit unreiner Haut und fettigem Haar durch die Einnahme der meisten Pillen bessern – also auch mit Pillen der 2. Generation.[6] Gleiches gilt – mit einer einzigen Einschränkung – auch für Akne. Es handelt sich dabei aber um ein Pillenpräparat, das aufgrund seiner Nebenwirkungen nicht mehr zur Verhütung, sondern nur noch zur Akne-Behandlung verwendet werden darf.

Doch um derlei Spitzfindigkeiten machen sich viele Hersteller keinen Kopf. Vielmehr werben sie im Internet gerade mit den angeblichen Schönheitseffekten der neuen Pillen. Dies, obwohl in Deutschland eine Werbung für verschreibungspflichtige Präparate verboten ist – es sei denn, sie ist direkt an Fachkreise gerichtet. Offenbar nehmen die Marketingleute das eher sportlich, wie die Agentur Heymann Brandt de Gelmini: Bei einer Präsentation ihres Konzepts stellten sie die Gesetzesvorgabe, die Namen verschreibungspflichtiger Präparate bei der direkten Ansprache der Patientinnen nicht nennen zu dürfen, als »besondere Herausforderung« dar, für die sich aber durch das Internet rasch eine Lösung fand.[7]

Auch andere Pillenhersteller wählen den Weg über Online-Portale, um ihre Marketing-Botschaften ans Ziel zu bringen. Fast jedes größere Unternehmen betreibt eine Webseite zum Thema Verhütung. Hier finden sich zwischen allgemeinen Hintergrundinformationen geschickt Marketing- und Werbebotschaften eingeflochten, die sich vor allem an Teenager richten. Außerdem werden Videoclips und Tipps zu Sujets wie Liebe, Partnerschaft, Sexualität, Schönheit und Styling angeboten. Online-Tools wie zum Beispiel ein Body-Mass-Index-Rechner, Computerbilder oder Handyklingeltöne laden zum Verweilen auf den Webseiten ein. Nur über das besondere Gefahrenpotenzial, das von den Schönheitspillen ausgeht, erfahren die

Besucherinnen wenig. All dies bewirkt, dass junge Mädchen und Frauen die Pillen weniger als stark wirksames Medikament denn als harmloses Lifestyle-Produkt wahrnehmen.

Um die verzerrte Wahrnehmung zurechtzurücken, sollten Gynäkologen in der Sprechstunde gezielt über die unterschiedlichen Pillenpräparate und ihr jeweiliges Thromboserisiko aufklären. Gleichzeitig sollten Mädchen und Frauen beim Arzt stets nach der Pille mit dem geringsten Risiko fragen und eine ausführliche Beratung einfordern – auch über alternative Verhütungsmethoden. »Neben dem Gespräch mit dem Frauenarzt sollten die jungen Frauen auch andere Informationsquellen nutzen«, empfiehlt die durch die Pille geschädigte Weigele (für weitere Adressen s. S. 264). Das findet auch die Pharmakologin Thürmann: »Heutzutage liest jeder, der sich ein neues Smartphone kauft, die Untersuchungen der Stiftung Warentest oder andere Erfahrungsberichte. Daher sollten junge Mädchen und Frauen das bei der Pille ebenfalls tun.«

Das Ende der Tage – die hormonelle Unterdrückung der Menstruation

Welche Frau kennt das nicht: Pünktlich zum Badeurlaub oder genau am Tag einer Prüfung fangen die Tage an. Wie gut, dass es für solche Situationen die Möglichkeit gibt, die Periode problemlos und unkompliziert zu verrücken, frohlocken da die Hersteller einphasiger Antibabypillen. Einphasig bedeutet: Bei diesem Pillentyp besitzt jede Tablette im Monatsblister die gleiche Hormonzusammensetzung. Einphasige Pillen eignen sich daher für das »Menstruationsmanagement« – ein Begriff, den US-Amerikanerinnen gerne dafür verwenden.

Die Durchführung ist recht simpel: Normalerweise schluckt eine Frau 21 Tage lang die Pille; danach unterbricht sie die Einnahme für 7 Tage. Während dieser Pause setzt ihre Blutung ein. Streng genommen handelt es sich dabei um keine echte Menstruationsblutung, sondern um eine Abbruchblutung, die durch die unterbundene Hormonzufuhr ausgelöst wird. Nimmt sie unmittelbar nach dem Aufbrauchen des Blisters weitere Pillen aus dem nächsten ein, verschiebt sich die Blutung pro extra Pille um einen Tag. Angeblich nutzen vor allem junge Mädchen diese Strategie, um den Zeitpunkt der Monatsblutung ihrem Terminkalender anzupassen – tatkräftig unterstützt von den Pillenherstellern. Zum Beispiel durch neue Pillenpräparate, die das einnahmefreie Intervall und mit ihm die Abbruchblutung auf nur noch 4 Tage verkürzen. Aus Sicht der Industrie ist das aber noch nicht genug. Schluss mit dem Blutvergießen: Dieses Ziel haben besonders »fortschrittliche« Frauenärzte schon seit Jahren ins Auge gefasst. Allen voran der brasilianische Gynäkologe Elsimar Coutinho und der US-Biochemiker Sheldon Segal. In ihrem Buch mit dem provokanten Titel *Ist die Menstruation überflüssig?* kommen sie zu dem Schluss: »Die unaufhörliche Menstruation ist unnötig und kann für die Gesundheit der Frauen schädlich sein.« Moderne Frauen, so rechnen die Autoren darin vor, kommen im Laufe ihres Lebens auf ungefähr 450 Monatsblutungen. Zu viele, denn früher hätten Frauen durch häufigere Schwangerschaften und längere Stillzeiten nur etwa 150 Perioden gehabt.

Inzwischen besteht die Möglichkeit, weitestgehend auf die Menstruation zu verzichten: durch Einnahme der Pille im Langzyklus. Je nachdem, welchen Einnahmerhythmus die Frau wählt, erscheint ihre Blutung dann nur noch vier-, zwei- oder einmal pro Jahr. Die fortlaufende Hormonzufuhr kann allerdings zu Zwischenblutungen führen. »Das muss nicht irritieren«, beschwichtigt der Gynäkologe und Anti-Aging-Mediziner Bernd Kleine-Gunk in seinem *Frauen-Hormone-Buch*. »Nach zwei bis drei Monaten ist das Problem zumeist behoben, wenn Sie die Pille einfach konsequent weiternehmen.«[8]

Wie Coutinho und Sheldon betont auch Kleine-Gunk: »Über die Abstoßung der nutzlos gewordenen Gebärmutterschleimhaut hinaus hat die Menstruationsblutung keinerlei biologische Funktion.«[9] So besehen könnten Frauen wohl tatsächlich darauf verzichten. Frauenärzte jedoch nicht. Denn wie der Freiburger Gynäkologe Meinert Breckwoldt schon vor Jahren freimütig bekannte, ist die monatliche Blutung für den Berufsstand in anderer Hinsicht unentbehrlich: »Auf die Menstruation können wir völlig verzichten. Aber sie erfüllt einen wichtigen Zweck: Sie gibt den Gynäkologen Lohn und Brot, insbesondere, wenn sie gestört ist!«[10]

Manche Ärzte vertreten die Ansicht, die Menstruation sei ein ständiger Risikofaktor. Jeder Eisprung, so die Argumentation, führt zu einer kleinen Wunde am Eierstock, die beim Heilen Entzündungsfaktoren freisetzt. Generell sind niedrigschwellige Entzündungsreaktionen ein Risikofaktor für Krebs. Daher steigt in statistischen Untersuchungen mit der Zahl der Eisprünge auch die Gefahr für Gebärmutterschleimhaut- und Eierstockkrebs leicht an. Dem steht allerdings entgegen, dass die Einnahme weiblicher Geschlechtshormone sowohl das Brustkrebs- als auch das Thrombose- und Schlaganfallrisiko geringfügig erhöhen kann.[11]

Vergleicht man die herkömmliche zyklische Anwendung der Pille und ihren Einsatz im Langzyklus, sind sich Experten darin einig, dass die Nebenwirkungen der beiden Anwendungsformen vergleichbar sind – trotz der insgesamt höheren Hormonzufuhr im Langzyklus. Außerdem gilt es als erwiesen, dass der Langzyklus besser gegen Schwangerschaft schützt, was auch die unabhängige Cochrane Collaboration bestätigt. Forscher des Netzwerkes haben 2005 sechs wissenschaftliche Studien über den Langzyklus miteinander verglichen und zogen daraus den Schluss, dass die »durchgehende

Pilleneinnahme eine vernünftige Vorgehensweise im Bereich der oralen Verhütung zu sein scheint«.[12] Allerdings forderten sie Studien über mögliche Langzeitrisiken ein. Denn noch ist offen, ob es langfristig mehr Vorteile oder mehr Risiken mit sich bringt, wenn Frauen auf diese Weise verhüten und ihre Regel vermeiden.

Das ungeklärte Langzeitrisiko ist auch der Grund, weshalb die Langzyklus-Anwendung in Deutschland nur »off-label« erfolgt: Im Unterschied zu den USA gibt es noch keine speziell dafür zugelassenen Pillenpräparate. In Deutschland können Frauen den Langzeitzyklus nur mit herkömmlichen einphasigen Antibabypillen erreichen. Die Hersteller können höchstens auf die fortlaufende Einnahme zweier Monatsrationen hinweisen. Es liegt dann im Ermessen der behandelnden Frauenärzte, ob Frauen die Pille noch länger einnehmen können.

Wie viele Frauen dies überhaupt wollen und in Erwägung ziehen, hat die Bundeszentrale für gesundheitliche Aufklärung zuletzt 2007 ermittelt.[13] Demnach bevorzugen von 751 Frauen, die in den letzten 12 Monaten sexuell aktiv waren, 42 Prozent eine monatliche Regelblutung. 31 Prozent, vor allem jüngere Frauen zwischen 20 und 29 Jahren, finden es manchmal gut, die Blutung zu bestimmten Anlässen wie im Urlaub zu unterdrücken. Die Menstruation über mehrere Zyklen hinweg ganz vermeiden zu können, begrüßen 26 Prozent, also etwa ein Viertel, der befragten Frauen.

Die Abschaffung der Periode ist demnach kein Konzept für alle Frauen. Viele schätzen die Regel – aus ganz unterschiedlichen Gründen. Während die einen in ihr einen festen Bestandteil des Frauseins sehen, signalisiert sie anderen Monat für Monat zuverlässig, dass sie nicht schwanger sind. An einer Unterdrückung der Menstruation scheinen am ehesten junge Frauen interessiert zu sein. Doch gerade Teenager –

und hierin sind sich Experten einig – sollten ihre Blutung noch nicht über einen längeren Zeitraum hinweg unterbinden. Da das Zusammenspiel ihrer Hormone noch nicht stabil ausbalanciert ist, könnte sich das später ungünstig auf ihre Fruchtbarkeit auswirken.

Für bestimmte Krankheitsbilder mit starken Beschwerden ist die hormonelle Unterdrückung der Monatsblutung eine hilfreiche und sinnvolle Therapie. Unabhängig davon gilt: Hormone sind Substanzen mit starken Wirkungen und Nebenwirkungen. Über mögliche unerwünschte Langzeitfolgen einer Einnahme herrscht Unklarheit. Erst wenn diese sicher durch Studien ausgeschlossen werden können, wird der Langzyklus tatsächlich zu dem, was Pillenhersteller und manche Ärzte schon heute vorschnell behaupten: zu einer sicheren Methode, die Frauen bei Bedarf die Möglichkeit gibt, ihr Frausein selbstbestimmter und mit weniger Einschränkungen und Beschwerden zu leben.

PMS – Erkrankung oder gesellschaftliches Problem?

»Frauen fürchten es, Männer fürchten es mitunter noch mehr«, witzelt der österreichische Arzt und Kabarettist Ronny Tekal und spielt damit auf das prämenstruelle Syndrom (PMS) an.[14] Übersetzt bedeute die sperrige Bezeichnung ungefähr: »Etwas, das den Frauen in den Tagen vor der Regelblutung widerfährt, wobei nicht genau gesagt werden kann, was; es ist jedoch nichts Gutes.« Tatsächlich gibt es bislang keine eindeutige Antwort darauf, um was genau es sich bei PMS handelt. Mediziner und Psychologen ergründen das Phänomen seit Jahrzehnten. Weder gibt es für das Syndrom eine klare Definition noch ein einheitliches Behandlungsschema. Entsprechend schwer ist es für Ärzte, eine sichere Diagnose zu stellen.

Grundsätzlich nehmen fast alle Frauen in der zweiten Zyklushälfte verschiedenartige Veränderungen an sich wahr – sowohl körperliche als auch psychische. Bei manchen Frauen sind diese Auffälligkeiten so stark ausgeprägt, dass sie zu heftigen Beschwerden werden. Mit dem Einsetzen der Regelblutung enden sie dann aber auf einen Schlag. Ein typisches »On-off-Phänomen«, wie Mediziner sagen. Darauf basiert das verbreitete Klischee, dass Frauen vor der Periode besonders launisch und ungenießbar sind: Das Etikett PMS dient gerne als vorschnelle Erklärung für negative Gefühlslagen und unliebsame Verhaltensweisen von Frauen.

PMS und PMDS – Die Qual vor den Tagen

Viele Frauen kämpfen in der zweiten Zyklushälfte mit einem Bündel körperlicher und seelischer Beschwerden: Sie fühlen sich aufgeschwemmt und unwohl in ihrer Haut, berichten über Spannungsgefühle in den Brüsten und im Unterleib, Wassereinlagerungen im Gewebe und Völlegefühle. Auch Kopf- und Rückenschmerzen kommen häufig vor. Andere Frauen sind eher erschöpft, gereizt, unsicher oder niedergeschlagen. Und manche haben Heißhunger- oder Putzanfälle. Ihnen kommt es so vor, als würden sie die Kontrolle über sich selbst verlieren. Setzt die Menstruation ein, verschwinden die Symptome plötzlich.

Die medizinische Bezeichnung für dieses Phänomen ist **prämenstruelles Syndrom (PMS).** Sind die Beschwerden, besonders die psychischen, so stark ausgeprägt, dass sie Alltag, Familie und Beruf stark in Mitleidenschaft ziehen, nennen Fachleute dies **prämenstruelle dysphorische Störung (PMDS).** Sie ist – im Unterschied zu PMS – als eigenständige psychiatrische Diagnose im DSM-5 aufgeführt, dem Diagnostischen und Statistischen

Leitfaden psychischer Störungen. Trotzdem wird PMDS von Ärzten häufig nicht erkannt.

Wie PMS und PMDS entstehen, ist noch nicht vollständig geklärt. Vermutlich spielen biologische und psychosoziale Faktoren eine Rolle. Frauen mit PMS bzw. PMDS leiden nicht, wie häufig behauptet, unter zu viel oder zu wenig Hormonen, sondern reagieren vermutlich empfindlicher auf die normalen Hormonschwankungen während des Monatszyklus. Neuere Untersuchungen deuten darauf hin, dass bei PMS-Patientinnen das Gehirn in der zweiten Zyklushälfte zu wenig Serotonin bildet. Serotonin, ein Botenstoff des zentralen Nervensystems, ist für die Stimmungslage zuständig, ein Mangel kann unter anderem zu Depressionen führen. Dies könnte erklären, weshalb Antidepressiva aus der Gruppe der selektiven Serotonin-Wiederaufnahmehemmer (SSRI) gegen PMS und PMDS wirken.

Wenn 100 Frauen über PMS erzählen, bekommt man mit großer Wahrscheinlichkeit 100 verschiedene Geschichten zu hören. Das liegt daran, dass die Bandbreite der Symptome – in der Fachliteratur werden über 150 verschiedene Krankheitszeichen benannt – und ihre Schwere ausgesprochen stark variieren. Auch die Angaben über die Häufigkeit von PMS sind breit gesteckt. Nach Auffassung der *Frauenärzte im Netz* gehört das Syndrom zu den häufigsten gynäkologischen Beschwerdebildern. Doch je nach Untersuchung und zugrunde liegender Definition, und deren gibt es viele, sind zwischen 15 und 80 Prozent aller Frauen davon betroffen. Solche vagen Angaben provozieren nachgerade die Frage, ob es sich beim prämenstruellen Syndrom tatsächlich um eine Krankheit handelt. Dass die Symptome häufig als krankhaft angesehen werden, zeigt bereits die Vielzahl unterschiedlicher Therapien, die es zu ihrer Behandlung gibt. Interessanterweise erwies sich bisher keine der zahlreichen Behandlungsoptionen wirksamer als eine Behandlung mit Scheinmedikamenten.

Dass das Syndrom einfach nur diffuse Begleitsymptome des weiblichen Zyklus zusammenfasst, die von Frauen ganz unterschiedlich wahrgenommen werden, ist eine Erklärung. Diese Ansicht vertritt neben anderen Experten auch die Kölner Frauenärztin und Psychotherapeutin Maria Beckermann. Zyklische Veränderungen wie hormonell bedingte Wassereinlagerungen kämen, so Beckermann, bei jeder Frau vor. »Wie stark die Wahrnehmung ist, hängt allerdings davon ab, wie sensibel eine Frau ist, wie genau sie in sich hineinhorcht und was sie daraus macht.« Den letzten Punkt bezeichnen Psychologen als Zuschreibung. »Es gibt verschiedene Untersuchungen, die zeigen, dass bereits das Auffinden einer Erklärung entlasten kann – egal, ob diese richtig oder falsch ist«, so Beckermann. Die Art und Weise, wie Frauen Zyklussymptome wahrnehmen und deuten, hängt von individuellen psychosozialen Faktoren wie Erziehung, Lebensumfeld, Lebenslage und den biografisch bedingten Erfahrungen und Einstellungen ab. Beckermann kennt das aus ihrer Praxis: »Manche Frauen bleiben vollkommen gelassen. Sie sind pragmatisch und sagen sich: Ich krieg' wohl bald wieder meine Periode. Andere sind äußerst beunruhigt und fühlen sich den Veränderungen ihres Körpers ohnmächtig ausgeliefert.«

Grundsätzliche Zweifel an der Existenz prämenstrueller Beschwerden hegt indes ein Team aus kanadischen und neuseeländischen Wissenschaftlerinnen. 2012 gossen die Forscherinnen mit ihrer Übersichtsarbeit zu PMS zusätzlich Öl ins Feuer der Debatte.[15] Ihre Untersuchung sollte klären, ob es tatsächlich eine klare Verbindung zwischen der Stimmungslage von Frauen und ihrem Monatszyklus gibt. Hierfür hatten die Forscherinnen 47 englischsprachige Studien mit Daten von mehr als 4000 Frauen neu bewertet, die noch nicht wegen vorperiodischer Beschwerden in ärztlicher Behandlung waren. Das Ergebnis erstaunte: Nur aus 7 Studien ging hervor, dass Frauen in den Tagen vor der Monatsblutung deutlich häufiger niedergeschlagen sind. In 18 Studien ließ sich kein Zusammenhang zwischen Stimmungslage und Zyklusphase nachweisen. Weitere 18 Studien ergaben, dass die Stimmungskrisen zwar mit den Tagen vor der Regel zusammenhingen, aber auch noch während der Monatsblutung oder danach gehäuft vorlagen. Eine Verknüpfung zwischen schlechter Stimmung und der Zeit der Regelblutung sowie danach war 4 Studien zu entnehmen.

Die Forscherinnen schlussfolgerten daraus: PMS ist ein Mythos. »Das Konzept vermittelt zudem das Bild, als wäre jegliche Stimmung von Frauen mit ihren Hormonen verknüpft«, beanstandete Gillian Einstein von der kanadischen Universität in Toronto im Rahmen der Untersuchung.[16] Weitaus stärker als der Östrogen- und Progesteronspiegel hätten andere Faktoren wie Stress oder gesundheitliche Probleme die Stimmung beeinflusst. In ihrem Fazit interpretierten die Forscherinnen PMS nicht als körperliches, sondern als gesellschaftliches Problem, dessen Wurzeln in der negativen Einstellung mancher Frauen zu ihrer Monatsblutung liege. Für diese Sichtweise spricht, dass PMS – wie übrigens auch Wechseljahresbeschwerden – ein Phänomen westlicher Kulturen ist.

Dennoch: Viele Frauen sind vor ihrer Periode gesundheitlich beeinträchtigt und leiden mehr oder weniger stark darunter. Die erfahrene Gynäkologin Beckermann schlägt vor: »Manche Frauen haben nur Befindlichkeitsstörungen, die nicht unbedingt eine Behandlung erfordern. Bei anderen ist der Leidensdruck dagegen so groß, dass eine ärztliche oder psychologische Behandlung angesagt ist.« Um die Beschwerden realistisch einschätzen zu können, rät die Ärztin ihren

Patientinnen zu einem Zyklustagebuch. Darin sollen zwei bis drei Monate lang täglich alle Beschwerden vermerkt werden – und auch alle Besonderheiten wie ein heftiger Streit mit dem Partner oder eine Prüfung. »Es macht einen großen Unterschied, ob eine Frau ihre Beschwerden dann schildert, wenn sie diese gerade hat oder erst im Nachhinein«, sagt Beckermann. Doch weil das Führen eines solchen Tagebuchs sehr aufwendig ist, scheuen sich viele Frauen davor. Anhand eines Zyklustagebuchs lässt sich genau erkennen, ob auftretende Symptome auf PMS zurückzuführen sind oder auf andere Ursachen wie beispielsweise Unterleibserkrankungen oder Depressionen. Beckermann weiter: »Manche Frauen wollen nicht hören, dass sie beispielsweise Depressionen haben und damit zum Psychologen oder Psychiater gehen sollten, sondern möchten lieber schnell wirksame Medikamente.«

PMS ist ein besonders schlagkräftiges Beispiel für eine Pathologisierung und damit eine Übertherapie. Diese Ansicht vertritt auch Beckermann: »Wenn eine Krankheit angeblich bis zu 80 Prozent aller Frauen betrifft und mehr als 150 Symptome zeigt, dann kann das nicht mehr mit rechten Dingen zugehen.« Und erst recht nicht, wenn die Behandlungsmöglichkeiten noch zahlreicher als die Symptome sind. Schulmediziner setzen bei PMS in erster Linie auf Hormone und Antidepressiva. Nicht selten werden auch Tranquilizer, Beruhigungs- und Schlafmittel gegen Reizbarkeit, Aggressionen und Schlafbeschwerden verordnet, ebenso Analgetika gegen Kopf-, Unterleibs- und Rückenschmerzen, entwässernde Mittel gegen Wasseransammlungen im Gewebe sowie pflanzliche Präparate, Stärkungsmittel, Nahrungsergänzungsmittel, Vitamine und Mineralstoffe.[17] Auch Akupunktur oder bestimmte Formen der Verhaltenstherapie werden angeboten. Weil aber viele Frauen mit PMS eher unter Befindlichkeitsstörungen leiden und vor allem, weil als Ursachen auch psychosoziale Faktoren eine wichtige Rolle spielen, kommt es in vielen Fällen zur Übertherapie. Dies ist problematisch, denn viele der verordneten Medikamente haben unerwünschte Nebenwirkungen oder rufen Wechselwirkungen mit anderen Arzneien hervor. Hinzu kommt: Die meisten der verordneten Präparate gegen PMS sind gar nicht explizit dafür zugelassen. Da viele Ärzte dem Massenphänomen PMS eher hilflos gegenüberstehen, verordnen sie die Medikamente teils aus Ratlosigkeit, teils aus Gleichgültigkeit oder weil ihnen schlicht die Zeit für eine ausführliche Anamnese und Beratung fehlt.

Deutlich anders, wenn auch nicht besser, ist die Situation bei der PMDS, die inzwischen als eigenständige psychiatrische Diagnose klar definiert ist. Trotzdem wird die Störung oft nicht erkannt und als gewöhnliche Stimmungsschwankung verharmlost. Meist werden die Beschwerden nicht nur bagatellisiert, sondern den Betroffenen wird über Jahre hinweg eine angemessene medizinische Behandlung vorenthalten. Gut wirksam sind hier erwiesenermaßen Antidepressiva vom Typ SSRI, auch wenn der genaue Wirkmechanismus unklar ist. Bei PMDS kommt es häufig zu einer Unter- oder Fehlversorgung. »Allerdings sind Frauen, die unter sehr starken Beschwerden leiden und untertherapiert werden, weitaus seltener anzutreffen als überversorgte Frauen mit Befindlichkeitsstörungen«, informiert Beckermann.

Was tun bei prämenstruellen Beschwerden?

Zyklustagebuch: Führen Sie über mehrere Monate hinweg täglich ein Tagebuch, das Ihr Befinden und Ihre Stimmung wiedergibt. Tragen Sie darin auch besondere Geschehnisse ein – erfreuliche wie belastende (z. B. eine Gehaltserhöhung oder eine Abmahnung im Job). Beim gemeinsamen Auswerten der Aufzeichnungen mit Ihrem Gynäkologen wird sich zeigen, ob es sich bei Ihren Symptomen tatsächlich um vorperiodische Beschwerden handelt.

Lebensstil: Stress und eine ungesunde Ernährung können die Beschwerden verschlimmern. Ernähren Sie sich ausgewogen und vermeiden Sie Alkohol, Zucker und zu viel Kaffee. Falls Sie zu Wasseransammlungen neigen, legen Sie zwischendurch einen Reis-Tag ein. Bewegung hilft fast immer und stimuliert den Hormonhaushalt, am besten leichter Ausdauersport wie Radfahren oder Walken. Neben einer ausgeglichenen Lebensarbeitsbilanz helfen auch Achtsamkeits- und Entspannungsübungen wie Yoga oder autogenes Training gegen Stress. Gönnen Sie sich ausreichend Schlaf.

Hilfe zur Selbsthilfe: Eignen Sie sich anhand solider Quellen ein möglichst umfassendes Wissen zum Thema PMS an. Informationen dazu hat zum Beispiel das IQWiG zusammengestellt.[18] Materialien erhalten Sie auch über Frauengesundheitszentren oder Pro Familia. Auch Volkshochschulen haben spezielle Kurse zur Frauengesundheit im Angebot. Wenden Sie sich bei starken Beschwerden in jedem Fall an einen Gynäkologen, der Sie ausführlich berät.

Medikamentöse Behandlung: Für die Behandlung von PMS sind eine Vielzahl von Medikamenten üblich. In vielen Fällen verschreiben Frauenärzte **Hormone** in Form der Pille. Bei starken Beschwerden kommen mitunter auch GnRH-Analoga (Gonadotropin-Releasing-Hormon) zum Einsatz. Sie greifen stark in den Hormonhaushalt ein, indem sie die körpereigene Hormonproduktion in den Eierstöcken unterbinden und die Patientin künstlich in die Wechseljahre schicken. Manche Ärzte verabreichen einige Tage vor der Menstruation ein Gel mit dem Gelbkörperhormon Progesteron zur äußerlichen Anwendung, um Spannungsgefühle in der Brust zu lindern. Andere Medikamente, die gegen PMS-Symptome verschrieben werden, sind **entwässernde Mittel** (Diuretika), **Schmerzmittel** (Analgetika) und **bestimmte Antidepressiva,** sogenannte SSRI. Alle diese Medikamente können Nebenwirkungen hervorrufen. Frauen, die ihre Einnahme erwägen, sollten sich gezielt und sachlich darüber informieren. Alternativ stehen auch **pflanzliche Präparate** zur Verfügung. Mönchspfeffer (heißt auch Keuschlamm, Agnus castus) soll eine ausgleichende Wirkung auf den Hormonhaushalt haben. Weiterhin deuten Untersuchungen darauf hin, dass auch die Mineralstoffe Calcium und Magnesium sowie Vitamin B6 helfen könnten.

Verhaltenstherapie: Auch eine kognitive Verhaltenstherapie (KVT) kann gegen prämenstruelle Beschwerden wirken. Frauen lernen dabei Strategien zu entwickeln, um mit ihren Beschwerden so umzugehen, dass sie ihren Alltag möglichst wenig beeinträchtigen.

Vor einer Fehlversorgung schützt am besten möglichst viel Hintergrundwissen über die Störungen, vermittelt durch eine umfassende ärztliche Beratung und durch unabhängige und seriöse Informationsquellen ergänzt. Maria Kleinstäuber, Psychologin und Psychologische Psychotherapeutin der Universität Marburg, berichtet: »Wir wissen aus verschiedenen Krankheitsbereichen, dass durch Informationsvermittlung eine sehr große Wirkung erzielt werden kann. Wenn Patienten umfassend aufgeklärt werden, entwickeln sie oft gar nicht erst so große Beeinträchtigungen.« Außerdem lernen sie andere Herangehensweisen kennen, die ihnen helfen könnten, zum Beispiel den Zugang über die Psyche. »Viele

Frauen, und teilweise auch Ärzte, kommen gar nicht auf die Idee, PMS psychotherapeutisch zu behandeln«, bedauert Kleinstäuber. Eine kognitive Verhaltenstherapie kann gut helfen, indem Patientinnen ihre Zuschreibungsmuster für die Beschwerden ändern. In diese Richtung zielt auch das von einem Psychologinnenteam der Uni Marburg entwickelte internetbasierte Selbsthilfetraining »prämensis«.[19] Acht Wochen lang erhalten Frauen, die sich durch PMS stark beeinträchtigt fühlen, Informationstexte und eignen sich so Kenntnisse über Symptome, Ursachen und Behandlungsmöglichkeiten an. Zudem erfahren sie viel über Mythen und Vorurteile. Ein wichtiges Element des Programms ist, dass die Teilnehmerinnen sich Strategien aneignen, um im Alltag besser mit ihren Beschwerden umzugehen.

Die Wissensvermittlung soll Frauen zu Expertinnen ihrer eigenen Gesundheit und ihres eigenen Körpers machen. Dies ist gerade bei Phänomenen wie PMS entscheidend, bei denen Art und Intensität der Symptome von Frau zu Frau variieren – wie auch die richtigen Behandlungsansätze. Betroffene müssen eigene Wege finden, um möglichst gut mit ihren individuellen Beschwerden umzugehen. Dies setzt voraus, dass sie die unterschiedlichen therapeutischen und medikamentösen Herangehensweisen kennen, die zur Verfügung stehen. Die Expertenschaft in eigener Sache soll es ihnen auch ermöglichen, innerhalb des monatlichen Zyklus nicht nur negative, sondern auch positive Veränderungen wahrzunehmen. Dies könnte ein erster Schritt sein, Menstruation und Frausein wieder enger miteinander zu verknüpfen, anstatt die Periode wie ein missliebiges Ereignis unterdrücken zu wollen.

6.

Wechseljahre

Von wegen Krankheit!

6.

Wechseljahre

Von wegen Krankheit!

»Wechsel im Wandel« lautet der Titel eines unlängst veröffentlichten Artikels in der *Apotheken Umschau*.[1] Die knappe Überschrift macht deutlich: Das bislang negative Bild der Wechseljahre als freudlose und beschwerdevolle Zeit, die den Übergang ins Alter markiert, verändert sich. Heute zeigen Frauenzeitschriften und Gesundheitsmagazine Bilder attraktiver und selbstbewusster Frauen, die sich sichtlich wohl in der Lebensmitte fühlen. Tatsächlich bestätigen auch Studien, dass gegenwärtig viele Frauen der Übergangsphase gelassener gegenüberstehen. Zu diesem Ergebnis kommt die SWAN-Studie, eine seit 1994 in den USA laufende Langzeituntersuchung, die über 3000 Frauen unterschiedlicher Ethnien durch die Wechseljahre begleitet hat.[2] Mehr als die Hälfte der Teilnehmerinnen (55 Prozent) gaben an, dass sich ihre Lebensqualität nach dem Klimakterium verbessert habe. Eine Verschlechterung verspürte nur etwa jede fünfte Frau. Auch eine hiesige Befragung von 2016 belegt, dass die früher übliche Furcht vor den Wechseljahren einer weitaus optimistischeren Grundhaltung gewichen ist.[3] Dies gilt besonders für junge Frauen, die noch nicht im Wechsel sind: 76 Prozent von ihnen freuen sich darauf, keine Hormonschwankungen und Regelbeschwerden mehr zu haben.

Wenig verändert hat sich indes die medizinische Sicht. Demnach erwartet Frauen zwischen 45 und 60 das »klimakterische Syndrom« – ein diffuses Krankheitsbild, das alle möglichen physischen und psychischen Probleme umfasst. Denn spätestens nach der Menopause, so erklären Vertreter der modernen Frauenheilkunde, befände sich der weibliche Körper infolge der »Degeneration der Eierstöcke« in einem »hormonellen Defizit«. Mit dem Hormonmangel gingen vielfältige Befindlichkeitsstörungen und Alterungsprozesse einher, und auch ernste gesundheitliche Risiken. Der medizinische Tunnelblick auf die Hormone macht aus dem Wechsel zwangsläufig ein Gesundheitsproblem beziehungsweise eine behandlungswürdige Risikokonstellation.

Viele Mediziner setzen auf die klassische Schulmedizin und verschreiben Hormonpräparate, Schlaf- und Beruhigungsmittel oder Antidepressiva. Andere raten zu pflanzlichen, homöopathischen oder anthroposophischen Präparaten oder zu Vitaminen, Mineralstoffen oder Nahrungsergänzungsmitteln. Wieder andere empfehlen eine »natürliche« Hormontherapie mit »bioidentischen« Hormonen. »Es gibt auch Frauenärzte und -ärztinnen, die eine psychotherapeutische Zusatzausbildung haben. Von ihnen erhalten die Frauen dann eine psychotherapeutische Behandlung«, merkt die Internistin und Gesundheitswissenschaftlerin Ingrid Mühlhauser an. Und bilanziert: »Es wird viel herumgedoktert an den Frauen – mit ganz verschiedenen Therapien. Doch in jedem Fall sind Ärzte bestrebt, die Frauen als Patientinnen zu behalten. Gesunde Frauen sind für sie kein Geschäft!«

Wechseljahresbeschwerden oder Anzeichen des Älterwerdens?

Lange Jahre war die Hormontherapie das Mittel der Wahl gegen die »Östrogenmangelkrankheit« der Frauen. Nach dem Motto: »Ersetzen, was fehlt«, bekamen Millionen gesunder Frauen Hormone nach dem Gießkannenprinzip – bis zu Beginn dieses Jahrtausends eine Studie zeigte, dass die Wirkstoffe der Gesundheit schaden können. Bis heute nimmt in Deutschland schätzungsweise jede 10. Frau im Klimakterium Hormone ein. Und nach wie vor debattieren medizinische Fachkreise kontrovers und hitzig über Nutzen und Risiken der Hormontherapie. Auch wenn die anfängliche Euphorie inzwischen eher in Skepsis umgeschlagen ist: Allein die Entscheidung, Hormone zu nehmen oder nicht, setzt viele Frauen enorm unter Druck und beeinträchtigt ihr Lebensgefühl. Jene, die sich dafür entscheiden, sorgen sich oft wegen der Nebenwirkungen und Langzeitfolgen. Und Frauen, die sich der Behandlung verschließen, sind oft verunsichert wegen der Gesundheitsrisiken, die Mediziner mit einem sinkenden Hormonspiegel in Zusammenhang bringen.

Das Zusammenspiel der Hormone

In den Jahren unmittelbar vor und nach der letzten Monatsblutung, als Wechseljahre oder Klimakterium bezeichnet, stellt sich der weibliche Körper auf die gebärfreie Zeit um. Der Organismus bildet zunehmend weniger weibliche Geschlechtshormone. Es ist ein normaler physiologischer Umstellungsprozess, der sich bei Frauen meist zwischen dem 40. und 62. Lebensjahr abspielt. Er kann mit körperlichen Beschwerden wie Hitzewallungen oder Schweißausbrüchen einhergehen, die für manche Frauen zwar sehr unangenehm, aber keinesfalls bedrohlich sind.

Die Fachliteratur teilt die Wechseljahre mit Blick auf die letzte Regelblutung, die Menopause, in drei Phasen ein. In den Jahren vor der letzten Periode (Prämenopause), meist zwischen dem 40. und 55. Lebensjahr, tritt die Monatsblutung zwar noch auf, doch oft in kürzeren Abständen. Der Progesteronspiegel wird niedriger, zugleich ist der Östrogenspiegel im Blut meist noch unverändert hoch. Die Monatsblutung fällt in dieser Phase daher häufig intensiver und länger aus. Der zweite Abschnitt (Perimenopause) stellt die »Hochphase« des Wechsels dar und dauert im Schnitt 6 bis 7 Jahre. In dieser Phase nehmen die Unregelmäßigkeiten im Zyklus zu, bis die Monatsblutung schließlich ganz ausbleibt. Ab diesem Zeitpunkt können Frauen nicht mehr schwanger werden. Der Progesteronspiegel sinkt weiterhin schneller als der Östrogenwert ab. Das Mengenverhältnis zwischen den weiblichen Geschlechtshormonen weicht nun besonders stark voneinander ab. Deshalb treten in dieser Phase bei manchen Frauen vermehrt Hitzewallungen und starke Schweißausbrüche auf. Etwa ein Jahr nach der letzten Periode setzt schließlich die letzte Phase (Postmenopause) ein. Der Körper reduziert vor allem die Bildung der Östrogene. Dieser Vorgang erfolgt in Wellenbewegungen, auch die Beschwerden kommen schubweise. Die Wechseljahre enden, wenn sich im Körper ein neues hormonelles Gleichgewicht auf niedrigem Niveau einpendelt.

Hitzewallungen, Muskel- und Gelenkschmerzen, Herzrasen, Schwindel, Schlafstörungen, Reizbarkeit, Stimmungsschwankungen, Ängstlich- und Vergesslichkeit, Blasenentzündungen, Scheidentrockenheit, sexuelle Lustlosigkeit: Die Liste von Wechseljahresbeschwerden ist lang. Viel zu lang, wie eine vor wenigen Jahren veröffentlichte Studie unter der Leitung von Kerstin Weidner zeigt, Direktorin der Klinik und Poliklinik für Psychotherapie und Psychosomatik in Dresden.[4] Danach dürfte die Liste nur aus den beiden Punkten Hitzewallungen und – damit zusammenhängend – Schweißausbrüche bestehen. Denn nur in diesen Fällen lässt sich ein

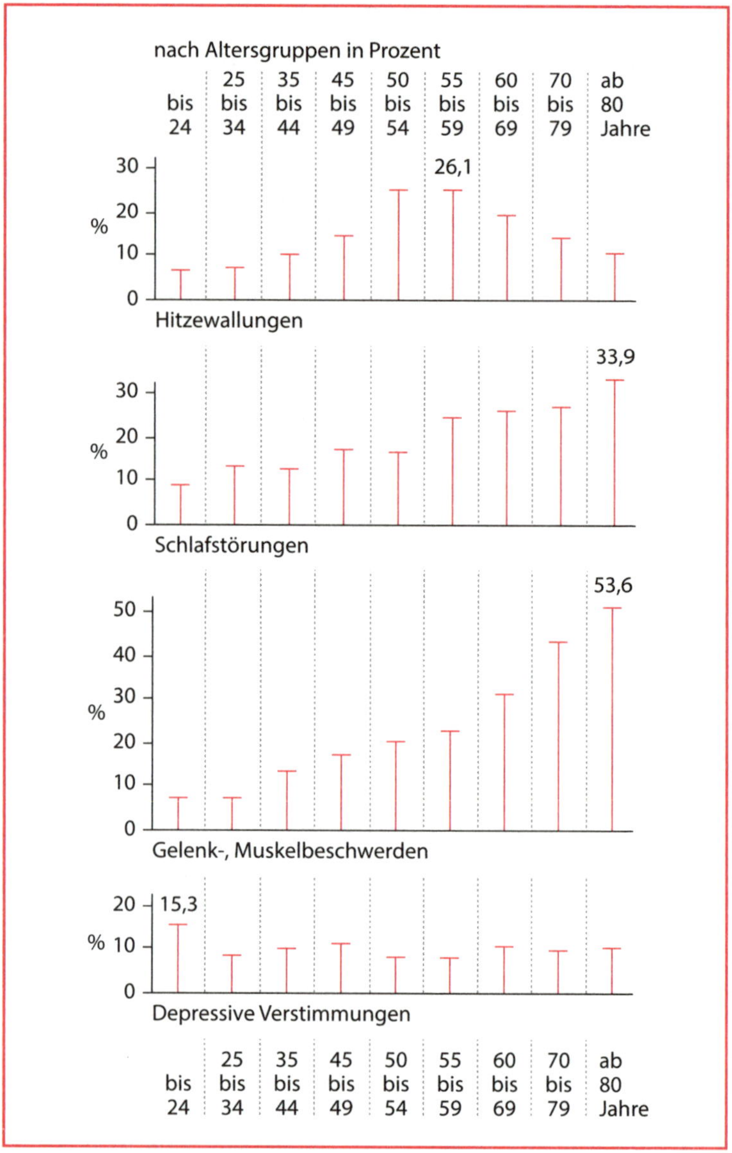

Abb. 1: Sind es wirklich die Wechseljahre? Auftreten von körperlichen Beschwerden bei Frauen aller Altersgruppen
[Studie der TU Dresden und der Uni Leipzig, Weidner K. et al., a. a. O]

eindeutiger Zusammenhang zwischen sinkendem Hormonspiegel und Auftreten des Symptoms nachweisen.

Weidners Studie ist in zweierlei Hinsicht relevant: Erstens entlastet sie jene Frauen, die den Wechseljahren eher ängstlich und sorgenvoll entgegenblicken. Für sie gilt: Alles nicht halb so schlimm wie gedacht! Zweitens ist sie ein weiteres Argument gegen die Hormontherapie und ihren unkritischen Einsatz bei vermeintlichen Wechseljahresbeschwerden. Dazu Weidner in einer studienbegleitenden Stellungnahme: »Viele der Symptome werden mit einem sinkenden Östrogenspiegel erklärt und deshalb häufig mit einer Hormontherapie behandelt, die zu unerwünschten Nebenwirkungen – etwa einem höheren Brustkrebsrisiko – führen kann.« Mit Ausnahme der Behandlung starker Hitzewallungen und Schweißausbrüche ist eine Hormontherapie in den Wechseljahren aber überflüssig und kann schaden – ein typischer Fall von Übertherapie.

Dass die meisten der bislang mit dem Wechsel verbundenen Probleme gar nicht typisch dafür sind, fand das Team um Weidner anhand einer der Studie vorausgegangenen Befragung von etwa 1400 Frauen zwischen 14 und 95 Jahren und 1200 Männern heraus.[5] Diese Vorgehensweise unterscheidet Weidners Studie von anderen Untersuchungen, die sich ausschließlich auf Frauen im Alter von 40 bis 60 Jahren beziehen und deren Beschwerden unhinterfragt dem Klimakterium zuordnen. Fast alle Symptome – bis auf Hitzewallungen und Schweißausbrüche – häufen sich bei beiden Geschlechtern mit zunehmendem Alter. Auch die weitverbreitete Behauptung, dass die Menopause zu Depressionen führt, wurde durch Weidners Untersuchung widerlegt. Wie sehr sich dieser Irrglaube noch immer hält, zeigt eine Umfrage des Marktforschungsinstituts GfK.[6] Demnach glauben drei Viertel der Frauen, die die Wechseljahre momentan durchleben, dass ihre schlechte Laune auf die hormonelle Umstellung zurückzuführen sei. Dabei kann der Wechsel lediglich Stimmungsschwankungen verstärken, die ohnehin schon bestehen, etwa durch problematische Lebensumstände. Dies bestätigt auch eine aktuelle Studie der Zürcher Hochschule für Angewandte Wissenschaften. Sie offenbart, dass gerade im Alter zwischen 41 und 50 Jahren sowohl bestimmte Persönlichkeitseigenschaften als auch familiär, beruflich oder finanziell verursachter Stress vermehrt psychische Störungen herbeiführen können – und zwar völlig unabhängig von den Wechseljahren.[7]

Vieles spricht dafür, dass es die Wechseljahre im Sinne einer gesundheitlichen Störung, die mit Hormonen behandelt werden muss, gar nicht gibt. Die meisten der Beschwerden, die etwa ab dem fünften Lebensjahrzehnt auftreten, haben stattdessen mit ganz normalen Prozessen des Alterns zu tun. »Die Symptomatik von Schilddrüsenerkrankungen beispielsweise liest sich wie das Einmaleins eines Lehrbuchs über das Klimakterium, und sie sind gar nicht selten in diesem Alter«, stellen die Soziologin Sabine Hamm und die Ärztin Ursula Meiners in ihrem Buch über diese Lebensphase fest.[8] Oder Schlafstörungen: Im Alter zwischen 50 und 60 Jahren treten längere Wachphasen in der Nacht zwar etwas häufiger auf als zuvor, sie nehmen in den darauffolgenden Lebensjahren aber noch weitaus stärker zu.

Für Frauen, die ganz genau wissen möchten, ob ihre Wechseljahre bereits begonnen haben, bieten viele Frauenärzte inzwischen eine Bestimmung des Hormonstatus an. Die Untersuchung ermittelt, welche Geschlechtshormone in welcher Menge zum Abnahmezeitpunkt im Blut zirkulieren.

Die Homepage eines Konstanzer Gynäkologen preist beispielsweise derzeit unter den Überschriften »Wer will schon Wechseljahre?« und »Vom Mädchen zur Matrone: Wo stehen meine Hormone?« ein ganzes Paket an Leistungen an – zum Preis von 103,75 Euro. Neben der Bestimmung der weiblichen Sexualhormone ist enthalten: die Messung von Serotonin. Der Botenstoff beeinflusst im menschlichen Körper die Stimmungslage; sein Mangel wird mit dem Auftreten von Depressionen in Zusammenhang gebracht. Das Angebot wird von einem dürftigen Begleittext flankiert, der völlig frei von sachlichen Informationen ist. »Stimmungsprobleme«, so ist dem Text zu entnehmen, »sind kein Wunder; aber: sind es die ›Wechseljahre‹ im besten Alter oder doch ein Mangel am ›Glückshormon‹ Serotonin«. Vermutlich werden viele Frauen die Arztpraxis mit einem Rezept für Hormonpräparate oder für ein Antidepressivum verlassen, das den Mangel am »Glückshormon« ausgleichen soll.

Der Betrag, den Frauen für den Test auf den Tisch legen müssen, ist rausgeworfenes Geld. »Diese IGe-Leistung ist absolut überflüssig«, sagt die Gynäkologin Beckermann. »Den Hormonspiegel in den Wechseljahren und davor bestimmen zu lassen ist sinnlos, denn die Werte können von einem zum anderen Tag völlig unterschiedlich sein. Sie sagen nichts darüber aus, wie die Wechseljahre verlaufen werden und wann die Periode aufhören wird.« Ähnlich urteilt auch das Institut für Qualität und Wirtschaftlichkeit im Gesundheitswesen (IQWiG) in seiner Gesundheitsinformation zum Thema Wechseljahre.[9] Der Hormonspiegel sagt auch nichts darüber aus, ob die betroffene Frau noch schwanger werden kann oder nicht. Für die Gesundheitswissenschaftlerin Mühlhauser sind Hormonstatusbestimmungen »Scharlatanerie«: »Dass sie in den Wechseljahren ist, merkt jede Frau schlichtweg daran, dass ihre Monatsblutung unregelmäßiger kommt oder ganz ausbleibt! Interessant wird diese Größe nur, wenn man behauptet, ein niedriger Hormonspiegel sei pathologisch!« Denn dann wird eine Hormontherapie vorgeschlagen.

Frauen erleben die Wechseljahre ganz unterschiedlich. Pauschal gilt: Etwa ein Drittel aller Frauen unseres Kulturkreises durchlebt diesen Zeitabschnitt ohne nennenswerte gesundheitliche Schwierigkeiten. Ein zweites Drittel verspürt mäßige Probleme, kommt damit aber gut zurecht, während die verbleibenden Frauen über ausgesprochen starke und behandlungsbedürftige Symptome klagen. Der klassisch-medizinische Erklärungsansatz führt die Symptome ausschließlich auf den sinkenden Hormonspiegel zurück. Doch wäre dem so, müssten alle Frauen zumindest Hitzewallungen und Schweißausbrüche erleben, da diese erwiesenermaßen hormonabhängig sind.

Schaut man sich genauer an, wie heutige Frauen um die 50 leben, so wird klar: Viele von ihnen stehen mit beiden Beinen im Beruf und erziehen zugleich ihre oft noch halbwüchsigen Kinder. Laut Statistischem Bundesamt sind annähernd 20 Prozent der Frauen, die ein Kind zur Welt bringen, zwischen 36 und 49 Jahre alt. Wenn sie in die Wechseljahre kommen, stecken ihre Kinder meist mitten in der Pubertät – das ist für beide Seiten mit Sicherheit keine leichte Zeit. Nicht selten werden dann auch noch die Eltern pflegebedürftig oder sterben. Und auch langjährige Partnerschaften werden in diesem Lebensabschnitt oft infrage gestellt oder gehen in die Brüche. Längst ist bekannt: Wer permanent großen Belastungen, Ängsten und Sorgen ausgesetzt ist, wird anfälliger gegenüber gesundheitlichen Beschwerden. Die Psychotherapeutin Julia Onken, die sich intensiv und über lange Jahre mit dem Thema auseinandersetzte, zieht daraus den

Schluss, dass die Wechseljahre weniger ein medizinisches Problem sind als vielmehr ein gesellschaftliches, ethisches, kulturelles, philosophisches und religiöses Thema.[10]

Dass es auch eine gewisse Rolle spielt, wie Frauen innerlich gegenüber dem Wechsel eingestellt sind, fand die Psychologin Beate Schultz-Zehden heraus. Ihre Befragungen ergaben, dass jene, die den Wechseljahren angstvoll und bekümmert entgegenblickten, in diesem Lebensabschnitt tatsächlich häufiger und intensiver Beschwerden hatten.[11] Weitere ungünstige Voraussetzungen sind: die traditionelle Hausfrauenrolle und ein klassisch weibliches Rollenverständnis, das oft mit einer größeren Furcht vor dem Alter verbunden ist. Wer einsam lebt, ohne Partner ist oder schon vor der Menopause gesundheitlich angeschlagen war, hat ebenfalls schlechtere Karten.

Entscheidend für das Erleben der Wechseljahre ist zudem der kulturelle Hintergrund. Verschiedene Studien zeigen, dass das Herkunftsland das subjektive Erleben dieses Zeitabschnitts prägt. Während beispielsweise mehr als drei Viertel aller US-Amerikanerinnen über Hitzewallungen berichten, ist in Deutschland nur jede zweite und in Hongkong nur jede zehnte Frau davon betroffen. Grundsätzlich erleben und bewerten Frauen aus westlichen Industrienationen den Wechsel weitaus negativer und mit mehr Beschwerden als Frauen aus asiatischen, afrikanischen oder indigenen Kulturen. Letzteren sind klimakterische Beschwerden entweder unbekannt, oder sie haben für sie nur eine untergeordnete Bedeutung. Die Medizinsoziologin Regina Stolzenberg führt dies darauf zurück, dass Frauen aus unserem Kulturkreis nach dem Ende ihrer Gebärfähigkeit eine starke gesellschaftliche Abwertung erfahren.[12] In vielen anderen Kulturkreisen bedeutet das Ende der Menstruation dagegen einen Zugewinn an Freiheit, Macht und Status, zudem nimmt die Arbeitsbelastung ab. Alles Gründe für eine positive Besetzung der Wechseljahre.

Die Hormontherapie – lange Zeit das Mittel der Wahl

Die Hormontherapie galt noch bis vor wenigen Jahren als Therapie der Wahl und wird noch immer, wenn auch längst nicht mehr so häufig, angewendet. Wie es dazu kommen konnte und warum die frühere Hormoneuphorie bis heute nachwirkt, lässt sich nur nachvollziehen, indem man die Entwicklung bis zu ihren Anfängen zurückverfolgt.[13] Auf den ersten Blick klingt das Gedankengebäude der Hormonersatztherapie (HET) so plausibel wie bestechend. Demnach leben Frauen in und nach den Wechseljahren in einem hormonellen Mangelzustand. Ihre Eierstöcke bilden immer weniger Östrogene und Progesteron, die durch die Behandlung künstlich wieder zugeführt werden. Mögliche Nebenwirkungen liegen dieser Logik fern, da nur ersetzt wird, was sowieso da sein sollte, um vorhandene oder zukünftige Beschwerden zu therapieren.

Inzwischen ist klar: Diese Vorstellung ist falsch. Denn ersetzt kann nur werden, was natürlicherweise vorhanden sein sollte. Doch ein höherer Hormonspiegel während und nach dem Wechsel ist von Natur aus nicht vorgesehen. Vielmehr steigt durch die Gabe von Hormonen in den Wechseljahren der Hormonspiegel einer reifen Frau künstlich auf das Niveau einer solchen in jungen Jahren. Dies ist fragwürdig, da ein niedriger Hormonspiegel im Anschluss an die reproduktive Phase ein biologisch sinnvoller Zustand ist. Unter anderem auch deshalb, weil er vor weiteren Schwangerschaften schützt. Insofern ist die Einnahme von Hormonen eine stark wirksame medikamentöse Behandlung und keine Hormon*ersatz*therapie, wie es früher hieß.

In den USA wurden die ersten Östrogenpräparate bereits in den frühen 1940er-Jahren aus dem Urin schwangerer Stuten gewonnen. Ihren Siegeszug trat die Hormontherapie aber erst in den 1960er-Jahren an – fast zeitgleich mit der Antibabypille. Damals war es gerade möglich geworden, die weiblichen Geschlechtshormone in großem Stil im Labor zu synthetisieren. Ein Umstand, der aufhorchen lässt. Die Wechseljahre spielten bis zu diesem Zeitpunkt in der medizinischen Fachwelt nur eine untergeordnete Rolle. Doch mit der Entwicklung eines industriellen Herstellungsverfahrens für Hormone wurde das Klimakterium auch für die Pharmaindustrie interessant. Dass die Unternehmen dieser Branche systematisch daran beteiligt waren, die Wechseljahre zu pathologisieren, um die breite Durchsetzung der Hormontherapie zu forcieren, zeigt folgender Fall: 1966 erschien in den USA *Feminine forever*[14] und wurde millionenfach verkauft. In dem äußerst polemisch verfassten Bestseller setzte sich der New Yorker Frauenarzt Robert Wilson mit den Wechseljahren auseinander. In absolut frauenverachtendem Ton illustrierte er am Beispiel seiner Mutter, welch verheerende Auswirkungen das Klimakterium für Frauen haben kann: »Ich war entsetzt über die Verwandlung, die aus einer lebhaften, vor Gesundheit strotzenden Frau, die der Motor einer ganzen Familie war, eine schmerzgeplagte, verdrießliche Invalidin werden ließ. Ihre Wutanfälle tyrannisierten die Familie.«[15]

Wilsons Buch und seine zahlreichen Vorträge und Zeitschriftenartikel zielten darauf, Östrogene als Wunderwaffe gegen alle möglichen körperlichen und psychischen Symptome zu propagieren, die er mit den Wechseljahren in Verbindung setzte. Auch das Bild von der Hormontherapie als Jungbrunnen für Frauen, die sich im Klimakterium zu »entsexten, bissigen, spitzzüngigen Karikaturen ihres früheren Selbst« verwandelten, fällt auf ihn zurück.[16] Östrogenpräparate wurden binnen weniger Jahre zum Verkaufsschlager. Am Ende seiner 40-jährigen Berufstätigkeit brüstete sich Wilson damit, mehr als 5000 Frauen mit Hormonen behandelt zu haben – darunter auch seine Ehefrau. Dass die Pharmafirma Wyeth Ayerst (heute Wyeth) ihn sowohl für sein Buch und seine Vorträge als auch für das von ihm gegründete Forschungsinstitut großzügig bezahlte und den Verkauf seiner Publikationen mit gigantischem PR-Aufwand ankurbelte, wurde allerdings erst nach seinem Tod bekannt. Ebenso die traurige Tatsache, dass seine Ehefrau unter der Hormonbehandlung zweimal an Brustkrebs erkrankte und daran starb.

Der erste Höhenflug der Hormontherapie endete Mitte der 1970er-Jahre mit einem herben Rückschlag. Die US-Gesundheitsbehörden hatten eine Zunahme an Gebärmutterschleimhautkrebserkrankungen (Endometrium-Karzinom) festgestellt, vor allem bei Frauen, die Östrogenpräparate eingenommen hatten. Die Begeisterung für Hormone flaute merklich ab. Doch in den Forschungslaboren fand sich rasch eine Lösung: In der zweiten Zyklushälfte wird das Gelbkörperhormon Progesteron freigesetzt und bremst die stimulierende Wirkung der Östrogene auf die Gebärmutterschleimhaut. Durch die Zugabe eines Gestagens (synthetischer Progesteronabkömmling) verringerte sich das Risiko der Hormonbehandlung für Gebärmutterschleimhautkrebs. Seither enthalten die Präparate stets beide Hormone – außer sie sind für Frauen bestimmt, die keine Gebärmutter mehr haben. Und seither gilt es als ärztlicher Kunstfehler, einer Frau in den Wechseljahren ausschließlich Östrogene zu verordnen.

Die neuen Kombinationspräparate läuteten in den 1980er-Jahren die zweite und eigentliche Hochphase der Hormontherapie ein. Nun begann die Pharmaindustrie, ihre Produkte weitaus offensiver zu vermarkten. Studien ließen auf eine positive Wirkung der Hormone auf die Stabilität von Knochen schließen. Fortan galt die Hormontherapie als Chance für Frauen, einer Osteoporose vorzubeugen, um ohne »Witwenbuckel« oder Oberschenkelhalsbruch alt zu werden. Weitere Untersuchungen deuteten auf eine schützende Wirkung der Östrogene vor Herz-Kreislauf-Erkrankungen und Demenz hin. Zwar waren die Studien weder repräsentativ noch methodisch solide, dennoch wurde die angeblich vorbeugende Wirkung gegen Alterskrankheiten bald zum wichtigsten Verkaufsargument.

Innerhalb weniger Jahre nahmen Millionen gesunder Frauen ohne Not und ohne akute Beschwerden die hochwirksamen Medikamente ein. Zwischen 1985 und 2000 verzehnfachte sich in Deutschland die Anzahl der verordneten Hormonpräparate. Um die Jahrtausendwende unterzog sich fast jede zweite Frau zwischen 55 und 60 Jahren einer Hormontherapie. An die 40 Millionen Packungen Hormontabletten und -pflaster wanderten pro Jahr über die Verkaufstische der Apotheken.[17] Die hohen Kosten, die dadurch anfielen, hatte die Gesetzliche Krankenversicherung zu tragen – genauso wie die anfallenden Arzthonorare. Denn für jedes Rezept mussten die Frauen einmal pro Quartal eine Frauenarztpraxis aufsuchen und mindestens einmal im Halbjahr eine Kontrolluntersuchung vornehmen lassen. Da die Hormontherapie für mindestens 10 Jahre, besser lebenslang, empfohlen wurde, versiegten die Kosten nicht.

Viele Ärzte waren davon überzeugt, das Beste für die Gesundheit ihrer Patientinnen zu tun. Die Botschaft von der Schutzwirkung der Östrogene wurde damals massiv in Fach- und Publikumszeitschriften wie auch auf ärztlichen Fortbildungen und Fachkongressen vertreten, sodass es geradezu als fahrlässig und sträflich galt, Frauen diese Behandlung zu entsagen. Dies geht aus zahlreichen Statements hervor, die bei Tagungen oder in Artikeln geäußert wurden. Ein paar Kostproben davon: »Keine Hormontherapie zu betreiben, ist unterlassene Hilfeleistung.« Oder: »Man darf sich heute nicht mehr fragen: Wem muss ich Hormone geben, sondern: Wem kann, soll, darf, muss ich Hormone vorenthalten?«[18]

Hinzu kommt, dass die eifrigsten Verfechter der Hormontherapie einflussreiche und prominente Vertreter gynäkologischer Fachgesellschaften waren und übrigens bis heute sind. Als wissenschaftliche Autoritäten bildeten sie nicht nur den medizinischen Nachwuchs aus, sondern waren auch auf wichtigen Fachtagungen vertreten und traten dort mit großer Vehemenz für ihre Überzeugungen ein. Ihren Ansichten wurde in den gedruckten Fachorganen viel Platz eingeräumt. 1996 pries beispielsweise Christian Lauritzen, bekannt als »Hormonpapst« und »Mentor der Hormonsubstitution«, die Hormonbehandlung als »sicherlich einen der wichtigsten Fortschritte der präventiven Medizin des letzten Jahrzehnts«.[19] Lauritzens Name ist eng verknüpft mit der Gründung der Deutschen Menopause Gesellschaft e. V. Dass er nicht nur auf Fachkreise einwirkte, sondern auch öffentlichkeitswirksam war, zeigt folgendes Zitat von 1997 aus der Zeitung *Die Woche,* wo er als Beweggrund des ärztlichen Engagements für die Hormontherapie angab: »Wir wollen verhindern, dass das letzte Drittel des Frauenlebens ein einziges Seufzen ist.«[20]

Ernüchternde Ergebnisse und deutlich weniger Verschreibungen

Noch im September 2000 versicherten die deutschen gynäkologischen Fachgesellschaften in einer gemeinschaftlichen Stellungnahme, dass sich durch eine Hormontherapie die Sterblichkeit von Frauen um 50 Prozent senken ließe.[21] Zeitgleich begann sich im englischsprachigen Raum das Blatt bereits zu wenden. »Weshalb Hormone nehmen?«, fragte etwa der Biostatistiker Steven Cummings Mitte 2001 in seinem Beitrag einer renommierten US-amerikanischen Fachzeitschrift für Medizin.[22] Cummings bezog sich dabei auf eine gerade erschienene Arbeit britischer Wissenschaftler, die 22 vorliegende Studien neu gesichtet und kritisch auf ihre Aussagekraft überprüft hatten. Das Ergebnis: Die Beweislage über den Nutzen einer Hormonlangzeittherapie zur Vorbeugung von Herzkreislauferkrankungen und Osteoporose sei dürftig. Einzig dass Hormone gegen Hitzewallungen helfen, stünde fest, so Cummings. Alle anderen Wirkungen seien ungeklärt.

Doch erst 2002 kam es zur Wende in der Verschreibungspraxis, als die vernichtenden Zwischenergebnisse der größten und aussagekräftigsten Untersuchung, der Women's Health Initiative Studie (WHI-Studie), bekannt wurden. Offenkundig stellten sich die Versprechungen vom Segen der Hormontherapie als reines Wunschdenken heraus. Mehr noch: Die WHI-Studie, die ursprünglich angetreten war, um einen Nachweis für den Schutzeffekt von Östrogenen auf die Gefäße zu erbringen, musste vorzeitig abgebrochen werden. Das Risiko für die Teilnehmerinnen wurde schlichtweg zu groß. Statt ihre Gesundheit zu erhalten, nahm die Sterblichkeit unter den beteiligten Frauen zu. Nach zehnjähriger Laufzeit offenbarte sich anhand von 160 000 Probandinnen, dass Frauen, die Östrogene und Gestagene erhalten hatten, häufiger an Brustkrebs, Herzinfarkt, Schlaganfall, Thrombose und Lungenembolie erkrankten. Bei Studienteilnehmerinnen, die keine Gebärmutter mehr hatten, erhöhte sich unter den hormonbehandelten Frauen »nur« das Schlaganfall- und Embolierisiko. Immerhin: Bei allen hormonbehandelten Frauen nahm das Risiko für Knochenbrüche und Darmkrebs ab. Die Studienleiter zogen daraus den Schluss, dass bei einer Hormonbehandlung die Gefahren größer als ihr Nutzen sind.

Die Veröffentlichung der Ergebnisse führte zu einem stetigen Rückgang der vorbeugenden Hormontherapie. Während sich in den USA das Verordnungsvolumen bis heute um fast 80 Prozent verminderte, ging es in Deutschland zwischen dem Rekordjahr 1999 und 2015 um 77 Prozent zurück (siehe auch Kapitel 5, Abb. 2).[23] Das Bundesinstitut für Arzneimittel und Medizinprodukte (BfArM) führte schließlich eine Neubewertung des Nutzen-Schaden-Verhältnisses von Hormonpräparaten für Wechseljahresbeschwerden durch und leitete daraus die Empfehlung ab, Hormonpräparate nicht mehr vorbeugend, sondern nur noch bei sehr starken Wechseljahresbeschwerden zu verschreiben. Einzige Ausnahme: Bei der Osteoporoseprophylaxe dürfen Hormone noch in Ausnahmefällen in Erwägung gezogen werden, zum Beispiel dann, wenn besonders gefährdete Frauen keine anderen Medikamente vertragen.

Trotz der klaren Aussagen der WHI-Studie waren sich Experten noch Jahre nach ihrer Veröffentlichung uneins über Nutzen und Gefahren der Hormontherapie – und sind es bis heute. Die kontrovers und emotional geführte Debatte über die Behandlung verunsichert viele Frauen zusätzlich. Um mehr Klarheit zu schaffen, beschloss die Deutsche Gesellschaft für Gynäkologie und Geburtshilfe (DGGG) vor etwa 10 Jahren, eine Stufe-3-Leitlinie (S3-Leitlinie) mit höchstem wissenschaftlichem Anspruch zu erstellen. Olaf Ortmann, Direktor des Lehrstuhls für Frauenheilkunde und Geburtshilfe der Universitätsklinik in Regensburg, koordinierte ihre Ausarbeitung. 2009 wurde die Leitlinie *Hormontherapie in der Peri- und Postmenopause (HT)* fertiggestellt.[24] »Es galt darauf zu achten, dass alle Beteiligten unabhängig und frei von Interessenskonflikten waren. Außerdem sollte die Expertise möglichst vieler unterschiedlicher medizinischer Fachgesellschaften, Patientenvertretungen und sonstiger Sachverständiger einbezogen werden«, erinnert sich Ortmann. Nach Angaben der DGGG sichteten Experten mehr als 6000 Literaturquellen zur Hormontherapie und wählten daraus die methodisch besten Veröffentlichungen aus. Neben allgemeinen Statements und Empfehlungen listet die Leitlinie in einem *Balance Sheet* auch die Risiken der Hormontherapie auf, und zwar in absoluten Zahlen. Dies soll Ärzten wie Patientinnen helfen, die Gefahren besser einzuschätzen.

Statements und Empfehlungen der S3-Leitlinie zur Hormontherapie (HT)

- **Vor einer Hormontherapie** müssen Nutzen und Risiken gründlich abgewogen werden.
- Auch bei kurzer Therapie kann es zu **schwerwiegenden Nebenwirkungen** kommen.
- Hormone sollten **nur zur Behandlung von Hitzewallungen** eingenommen werden, nicht jedoch zur Vorbeugung oder Therapie anderer Symptome.
- Bei **Scheidentrockenheit** ist eine örtliche Anwendung von niedrig dosierten Östrogenen in Form von Vaginalgelen oder -cremes möglich.
- Hormone helfen nicht gegen **Blasenschwäche** (Harninkontinenz) – im Gegenteil, sie verschlimmern sie.
- Bei **wiederkehrenden Harnwegsinfekten** ist eine vaginale Östrogenbehandlung möglich.
- Frauen mit hohem **Osteoporose-Risiko** sollten nur dann vorbeugend Hormone einnehmen, wenn andere Medikamente nicht infrage kommen.

- Zur Vorbeugung der **koronaren Herzkrankheit** ist eine HT nicht geeignet, da überlegene Strategien zur Verfügung stehen.
- Die Wirkung von Hormonpräparaten gegen **Alterungsprozesse oder Vermännlichungsprozesse der Haut** (z. B. Bartwuchs, Akne) ist bislang nicht belegt und daher auch nicht angezeigt.
- Hormone haben keinen Nutzen für die **geistige Beweglichkeit (Kognition)** und wirken auch nicht gegen **Demenz.**
- Eine Hormontherapie **erhöht das Risiko für bestimmte Krankheiten** wie Schlaganfall, Thrombose und Lungenembolien, Brustkrebs, Eierstockkrebs oder Erkrankungen der Gallenblase und -gänge. Dies muss bei der Nutzen-Risiko-Abwägung unbedingt berücksichtigt werden.
- Nach einer **Brustkrebserkrankung** darf eine Hormonbehandlung nicht angewendet werden.
- Eine Hormontherapie kann zwar das **Darmkrebsrisiko** senken, wird aber trotzdem nicht zur Vorbeugung dagegen empfohlen.
- Frauen mit **vorzeitigen Wechseljahren,** die starke Hitzewallungen oder eine trockene Scheide haben, können sich bis zum durchschnittlichen Menopausenalter mit Hormonen behandeln lassen.
- Um sich selbst für oder gegen eine Hormontherapie entscheiden zu können, brauchen Frauen **ausgewogene und gut verständliche Informationen.**
- Experten empfehlen, die Hormone nicht länger als ein bis zwei Jahre einzunehmen.

Ein wichtiges Anliegen der Leitlinie ist, Frauen in die Lage zu versetzen, selbst eine Entscheidung für oder gegen eine Hormontherapie zu treffen – unter Berücksichtigung ihres individuellen Risikos. Das Konzept der informierten Entscheidung setzt allerdings voraus, dass die behandelnden Ärzte ihre Patientinnen fachlich ausgewogen und gut verständlich über das Für und Wider informieren. Besonders wenn diese nicht ganz gesund sind, sie rauchen, Übergewicht haben, schon Brustkrebs oder einen Schlaganfall hatten oder Fettstoffwechsel- wie auch Blutgerinnungsstörungen. Die Leitlinie dient als Wegweiser für Ärzte, um Frauen kompetent und individualisiert über Nutzen und Risiken zu informieren. »Frauen muss klar werden, für was sie sich entscheiden. Keine Frau muss Hormone nehmen. Eine Hormontherapie ist nicht lebensnotwendig – und sie hat Risiken!«, bringt die Hamburger Hochschullehrerin Mühlhauser Sinn und Zweck der informierten Entscheidung auf den Punkt.

Doch gerade der für Frauen so wichtige Aspekt der Risikokommunikation ist durch die S3-Leitlinie noch nicht zufriedenstellend gelöst. Nach wie vor scheren viele Gynäkologen Frauen über einen Kamm und verschreiben ihnen bei Beschwerden, die während der Wechseljahre auftreten, undifferenziert und oft ohne ausführliche Beratung Hormone – und das nicht selten über viele Jahre hinweg. Mühlhauser pflichtet bei: »Frauen werden hierzulande noch reichlich mit Hormonen behandelt.« Zum Teil lässt es sich dadurch erklären, dass viele Gynäkologen die Gefahren der Hormontherapie für überbewertet halten. Dazu der Gynäkologe Olaf Ortmann: »Manche Kollegen finden, dass in der Leitlinie zu kritisch mit der Hormontherapie umgegangen wird.«

Ortmann ist sich der Verständigungsproblematik zwischen Arzt und Patientin bewusst. »Das Thema Risikokommunikation ist sehr komplex und lässt sich nicht so leicht umsetzen, zumal den Ärzten im Arbeitsalltag nur wenig Zeit zur Verfügung steht. Sie sollen angemessen aufklären, haben dafür aber nur sehr limitierte Ressourcen.« Ein anderes Problem ist, dass die S3-Leitlinie mit ihren 150 Seiten selbst für ausgebildete Ärzte nicht immer ganz einfach zu lesen ist – und erst recht nicht für medizinisch nicht oder wenig vorgebildete Frauen. Dies soll sich jedoch in der aktualisierten Fassung bessern, die voraussichtlich 2017 erscheint. »Die überarbeitete Leitlinie wird in dieser Hinsicht etwas anders sein: Praxistauglicher, damit sie möglichst viele Frauenärzte und Patientinnen erreicht«, verspricht Ortmann. Davon abgesehen werde sich an den sonstigen Inhalten wenig ändern.

Es sind nicht allein medizinische Kriterien und wirtschaftliche Zwänge, die das Handeln der Ärzte bestimmen. Eine Untersuchung, aus welchen Quellen Ärzte Informationen beziehen, ergab, dass es nicht in erster Linie wissenschaftliche Studien oder Fachinformationen aus öffentlichen Einrichtungen sind, die zu ärztlichen Therapieentscheidungen führen.[25] Stellungnahmen und Kommentare von Fachgesellschaften, das Gespräch unter Kollegen oder Informationen durch Pharmaberater wirken stark meinungsprägend. Auch industriefinanzierte Fortbildungen spielen eine wichtige Rolle. Doch eben diese sind stark von Interessenskonflikten durchsetzt. In der Entwicklung der letzten 3 Jahre offenbart sich, dass die Gefahren der Hormontherapie noch immer bagatellisiert und nicht offen kommuniziert werden – besonders von einflussreichen Vertretern der gynäkologischen Standesvertretungen und Fachgesellschaften. »Wechseljahre – es dürfen wieder Hormone sein!«, so lautete das Resümee des Fortbildungskongresses des Berufsverbandes der Frauenärzte (BVF) in Düsseldorf 2013. Neuere Studienergebnisse würden Anlass dazu geben, Hormone wieder großzügiger zu verordnen, wenn nicht gar eine »gewisse Renaissance« der Hormontherapie nahelegen, verkündete Ludwig Kiesel,

Direktor der Uni-Frauenklinik in Münster und Vertreter der Deutschen Gesellschaft für Gynäkologie (DGGG) in seinem Kommentar.[26] Die Daten, auf die sich Kiesel bezog, stammten aus einer dänischen Studie von 2012.[27] Ihre Besonderheit: Frauen, die vergleichsweise früh, also gleich am Anfang der Wechseljahre, mit einer Hormonbehandlung begonnen hatten, bildeten die Studiengruppe. Bei ihnen konnten die Forscher keine gesundheitsschädlichen Nebenwirkungen durch die Therapie beobachten. Sie schlussfolgerten daraus, dass frühzeitig eingenommene Hormone das Risiko für Herzerkrankungen senkten. Diese Behauptung ist schon seit Jahren als »Timing-Hypothese« bekannt. Anhänger der Timing-Hypothese sprechen von einem *Window of Opportunity* – einem Zeitfenster, das zu Beginn der Wechseljahre anfängt und etwa 1 bis 2 Jahre nach der letzten Blutung endet. Innerhalb dieses Zeitraums wirken sich die Östrogene angeblich positiv auf die Gefäße und damit vorbeugend gegen Herz-Kreislauf-Erkrankungen aus.

Obwohl die Timing-Hypothese bereits wenige Jahre nach der Veröffentlichung der WHI-Studie aufgestellt wurde, fehlen bis heute hinreichende Belege. Unter anderem fehlt es der oben genannten dänischen Studie aufgrund gleich mehrerer methodischer Mängel an Beweiskraft.[28] Erstens war die Zahl der untersuchten Frauen viel zu gering, um verlässliche Schlüsse ziehen zu können. Zweitens wussten die untersuchten Teilnehmerinnen, ob sie Hormone oder Scheinmedikamente einnahmen, was das Untersuchungsergebnis beeinflusst. Der dritte Vorwurf, den sich die Studie gefallen lassen muss, wiegt besonders schwer: Die Studienleiter hatten im Nachhinein die Fragestellung geändert und neue Ziele festgelegt – ein Sakrileg in Wissenschaftskreisen.

Trotz dieser Mängel berief sich nicht nur der Berufsverband der Frauenärzte (BVF) auf die Studie. Auch Vertreter wissenschaftlicher Fachgesellschaften wie der DGGG und der Deutschen Menopause Gesellschaft (DMG) zogen am selben Strang. Doch damit nicht genug: Im Mai 2016 tauchte eine weitere Pressemitteilung auf – gemeinschaftlich verfasst von BVF, DGGG und DMG. Unter dem Titel »Autoren der WHI-Studie bedauern die Fehlinterpretation von Studiendaten – Hormonersatzbehandlung in den Wechseljahren hat mehr Nutzen als Risiken«[29] wurde erneut die Rückkehr der Hormontherapie proklamiert. Dies, obwohl keine neuen Studienergebnisse dafür Anlass gaben. Vielmehr stützte sich die Pressemeldung auf einen Meinungsbeitrag im *New England Journal of Medicine*, einer US-amerikanischen Fachzeitschrift, der nachgesagt wird, besonders industrienahe zu sein. In dem Beitrag bemängeln zwei Autoren der WHI-Studie, dass in den USA Frauen in den Wechseljahren aufgrund der WHI-Studiendaten eine Hormontherapie vorenthalten werde. Die Autoren empfehlen daher, Nutzen und Risiken der Hormonbehandlung gemeinsam mit den betroffenen Frauen abzuwägen – genau so, wie es die deutsche Leitlinie zur Hormontherapie ohnehin vorsieht. In der irreführenden Pressemeldung der deutschen Fachgesellschaften liest sich das aber zumindest auf den ersten Blick anders, da die Meldung einseitig und suggestiv ist und kaum auf die Risiken der Behandlung eingeht. Das widerspricht den Grundsätzen objektiver wissenschaftlicher Informationsvermittlung.

Nun verfolgen Pressemeldungen bekanntermaßen den Zweck, möglichst viel Aufmerksamkeit zu schaffen. Auf diese Weise tragen sie wesentlich zur Meinungsbildung in der Öffentlichkeit bei und – im Fall der obigen Meldung – bei den praktizierenden Frauenärzten und Apothekern. Und tatsächlich wurde die Pressemeldung, um die es hier geht, in Tageszeitungen, Internetbeiträgen und auch in medizinischen und pharmazeutischen Publikationsorganen wie dem *Frauenarzt* oder der *Deutschen Apotheker Zeitung* aufgegriffen – vielfach unhinterfragt und im Wortlaut. Im Editorial der Zeitschrift *Frauenarzt* unter dem Titel »WHI-Autoren mahnen: Millionen von Frauen müssen unnötig leiden!« empfiehlt der Autor Alfred O. Mueck, bekannt als unnachgiebiger Verfechter der Hormontherapie, im Namen des BVF, der DMG, der Deutschen Gesellschaft für Endokrinologie und Fortpflanzungsmedizin (DGGEF) und dem Zürcher Gesprächskreis, alles zu tun, »um eine angemessene Renaissance der Hormonersatztherapie zu ermöglichen«.[30] Das ist inakzeptabel. Zumal Wissenschaftler des Deutschen Krebsforschungszentrums (DKFZ) hierzulande knapp 20 Prozent der rund 70 000 Brustkrebserkrankungen pro Jahr auf die postmenopausale Hormontherapie zurückführen. Die DKFZ-Forscher raten zu einem Verzicht auf Hormone, wo immer eine Behandlung nicht unbedingt notwendig ist.[31] Unabhängig davon werden durch solche polemische Stellungnahmen praktizierende Gynäkologen verunsichert und das Vertrauen Rat suchender Frauen untergraben.

Nehmen oder nicht nehmen – Entscheidungshilfen für Frauen

»Von einzelnen Themen abgesehen, können sich Frauen hierzulande nicht neutral und sachlich informieren, da es – bis auf das IQWiG – an unabhängigen Institutionen fehlt«, sagt Ingrid Mühlhauser, die sich als Gesundheitswissenschaftlerin seit Jahren mit informierten Patientenentscheidungen auseinandersetzt. Als unabhängige wissenschaftliche Einrichtung untersucht das IQWiG Nutzen und Schaden medizinischer Maßnahmen und informiert Patienten. Zum Themenkomplex Wechseljahre hat das IQWiG gleich mehrere evidenzbasierte Informationsbroschüren erstellt, die sich unterschiedlichen

Aspekten widmen, etwa der Behandlung von Hitzewallungen mit Hormonen. Demnach haben von 10 Frauen mit Hitzewallungen, die Hormone einnehmen, durchschnittlich 8 Frauen nach 3 bis 6 Monaten keine Probleme mehr. Allerdings geht ein erheblicher Teil des Erfolgs nicht auf die Hormone zurück, sondern darauf, dass bei vielen Frauen die Beschwerden wieder von selbst aufhören. Dies erklärt auch, weshalb von 10 Frauen mit Hitzewallungen, die auf eine Hormonthera-

	Ereignisse mit Hormontherapie pro 1000 Frauen	Ereignisse ohne Hormontherapie (Placebo) pro 1000 Frauen
Nutzen		
Keine Hitzewallungen mehr nach drei bis sechs Monaten Behandlung	800	500
Knochenbrüche nach fünf Jahren Behandlung	86	111
Risiken		
Nach einem Jahr Behandlung		
Herzinfarkt	4	2
Venöse Thromboembolien	7	2
Nach fünf Jahren Behandlung		
Schlaganfall	18	13
Brustkrebs	23	19
Operationspflichtige Gallenerkrankungen	27	16
Venöse Thromboembolien	20	10

Abb. 2: Nutzen und Risiken der Hormontherapie in den Wechseljahren *[nach: IQWiG, www.gesundheitsinformation.de]*

pie verzichten, ungefähr 5 Frauen nach 3 bis 6 Monaten keine Beschwerden mehr haben. Daraus folgt, dass insgesamt 3 von 10 Frauen einen Nutzen von der Hormonbehandlung haben. Für Frauen, die abwägen, ob sie gegen ihre Beschwerden Hormone nehmen sollen oder nicht, stellt dieser Befund eine wichtige Entscheidungshilfe dar, da er die allgemeine Aussage, dass Hormone sehr gut gegen Hitzewallungen wirken, doch erheblich relativiert und präzisiert. Auch die Vor- und Nachteile der Hormontherapie finden sich in den Gesundheitsinformationen des IQWiG sehr ausgewogen und gut erschlossen in Form einer systematischen Übersicht dargestellt (s. Abb.2).

Fest davon überzeugt, mit den Hormonen ein überlegenes Mittel gegen Wechseljahresbeschwerden und altersbedingte Erkrankungen zu haben, befassten sich Gynäkologen in der Vergangenheit viel zu wenig mit alternativen Behandlungskonzepten. Besonders bei den Phytopharmaka fehlen häufig überzeugende Langzeitstudien, die Wirkungen und Risiken belegen. Schade, denn laut Umfragen setzen bis zu 50 Prozent der Frauen bei Wechseljahresbeschwerden auf Verfahren der Komplementärmedizin und vor allem auf pflanzliche Wirkstoffe.[32] Dass Nachweise über die Effekte pflanzlicher Präparate fehlen, bedeutet aber nicht automatisch, dass sie keine Wirkung zeigen. Es liegen einfach zu wenige Studien vor, da sie mit einem sehr hohen finanziellen Aufwand verbunden sind, den die meist kleinen bis mittelständischen Hersteller von Phytopharmaka nicht erbringen können.

Viele pflanzliche Mittel, die gegen Wechseljahresbeschwerden helfen sollen, laufen in Deutschland als Lebens- oder Nahrungsergänzungsmittel. Sie werden nicht so streng geprüft wie Arzneimittel. Dazu zählen Artikel mit Soja-, Rotklee- und Hopfenextrakten oder Leinsamen. Manche ihrer Inhaltsstoffe (Isoflavone) haben hormonähnliche Wirkungen.

Aus diesem Grund warnte das Bundesinstitut für Risikoforschung (BfR) 2007 vor einer längerfristigen Einnahme; ein schädlicher Einfluss auf das Gewebe der Brust, Gebärmutter und Schilddrüse könne nicht ausgeschlossen werden. Das Deutsche Krebsforschungszentrum vertritt die Ansicht, dass Präparate mit Pflanzenhormonen nicht schaden, solange sie nicht dauerhaft und nicht zu hoch dosiert eingenommen werden.[33] 2015 teilte auch die Europäische Behörde für Lebensmittelsicherheit (EFSA) mit, dass die Präparate bei den in Europa üblichen Dosierungen und einer Einnahmedauer von bis zu 12 Monaten nicht schädlich sind.

Nicht zu verwechseln mit den Pflanzen- oder Phytohormonen sind »natürliche« oder »bioidentische« Hormone, die immer häufiger angeboten werden. Die Anbieter beteuern, dass die Substanzen besser verträglich sind als künstliche oder synthetische Hormone der konventionellen Hormontherapie. Auf der Homepage einer Privatpraxis für ganzheitliche Medizin werden bioidentische Hormone beispielsweise als »wahrer Segen für Frauen in der Menopause« angepriesen. Nicht nur bei Haarausfall, Depressionen, Gewichtszunahme und Ödemen entfalten sie angeblich ihre Wunderkräfte, sondern auch bei trockener Vaginalschleimhaut, Blasenbeschwerden oder vorbeugend gegen Oberschenkelhalsbrüche. Gesicherte Daten über Nutzen und Risiken bioidentischer Hormone gibt es nicht. Das IQWiG bewertet die Bezeichnung »bioidentisch« als reinen Marketingbegriff, ohne medizinischen Wert.

Für manche Frauen kann es bei starken Hitzewallungen richtig sein, Hormone zu nehmen – sofern sie sich selbst dafür entscheiden und die Präparate so kurz und niedrig dosiert wie möglich einnehmen. Anderen könnte es helfen, durch

Hormone: Natürlich, synthetisch oder halbsynthetisch

Synthetische Hormone werden durch chemische Verfahren künstlich im Labor hergestellt. Sie haben einen ähnlichen Aufbau wie körpereigene Hormone. Die geringfügige Abweichung in der Struktur führt zu veränderten Eigenschaften wie einer längeren Wirkdauer oder einem anderen Nebenwirkungsprofil. Synthetische Hormone sind in der Mehrzahl aller Pillenpräparate und Medikamente gegen Wechseljahresbeschwerden enthalten.

Konjugierte Hormone stammen aus dem Harn trächtiger Stuten. Es handelt sich dabei um eine Mischung unterschiedlicher Östrogene, die teilweise mit menschlichen Hormonen identisch sind. Sie bewirken ähnliche Reaktionen wie körpereigene Hormone. Die tierischen Wirkstoffe kommen in einigen Präparaten gegen Wechseljahresbeschwerden vor.

Phytohormone sind pflanzliche Stoffe mit hormonähnlichen Wirkungen. Sie können bei bestimmten leichten und mittelstarken Beschwerden helfen, die auf eine Hormonstörung zurückzuführen sind. In größerer Menge sind sie vor allem in Soja, Yamswurzel, Rotklee, Traubensilberkerze, Mönchspfeffer oder Hopfen enthalten.

Bioidentische Hormone haben den gleichen Molekülaufbau wie körpereigene Hormone und damit auch die gleiche Wirkung. Ihre Ausgangsstoffe werden meist aus der mexikanischen Yamswurzel (Dioscorea villosa) oder Soja isoliert und anschließend chemisch modifiziert. Es handelt sich dann um halbsynthetische Hormone. Sie können aber auch ganz auf chemischem Weg hergestellt werden. Bioidentischen Hormonen wird nachgesagt, weniger Nebenwirkungen zu haben als synthetische Hormone. Dies ist bislang aber nicht belegt.

einen veränderten Lebensstil besser damit umzugehen: Sport, Yoga, Entspannungsverfahren. Wenig Stress. Keine scharfen Gewürze und Alkohol in Maßen. Dazu Kleidung aus Naturfasern, die sich gut nach dem Zwiebelschalenprinzip tragen lässt. Auch der Austausch mit anderen Frauen hilft, um offener mit den Symptomen umzugehen. Und nicht zuletzt das sichere Bewusstsein, dass die Wechseljahre keine Krankheit sind. Mag sein, dass eine Zeit lang Beschwerden auftreten. Doch diese Phase, so viel steht fest, wird vorübergehen – mit und ohne Medikamente.

Behandlung mit bioidentischen Hormonen: Etikettenschwindel oder überlegene Therapie?

Interview mit Gerd Glaeske, Professor für Arzneimittelversorgungsforschung an der Universität Bremen. Der studierte Pharmazeut und Gesundheitsökonom ist in zahlreichen Gutachtergremien vertreten. Für das Nachschlagewerk *Bittere Pillen* verantwortet er die wissenschaftliche Begutachtung der Medikamente.

Offenbar sind Hormone nicht gleich Hormone. Jedenfalls preisen immer mehr Gynäkologen bioidentische Hormone als überlegene Alternative zu konventionellen synthetischen Hormonen an. Was ist davon zu halten?

Glaeske: Die Worte »natürlich« oder »bioidentisch« sollen eine gute Verträglichkeit signalisieren, führen aber in die Irre. Natur ist keineswegs von Natur aus gut. Auch bioidentische Hormone haben unerwünschte Wirkungen. Studien dazu sind aber bislang rar und methodisch wenig überzeugend. Vor allem eignen sie sich kaum als Vergleich zu einer Behandlung mit synthetischen Hormonen. Die Überlegenheit einer Therapie mit bioidentischen Hormonen gegenüber einer Placebotherapie ist jedenfalls eher gering – auch im Hinblick auf unerwünschte Wirkungen. Um eine abschließende Nutzen-Risiko-Abwägung zu geben, reichen die bisher veröffentlichten Daten aber nicht aus. So weist etwa die amerikanische Arzneimittelzulassungsbehörde darauf hin, dass keinerlei wissenschaftlich gesicherte Informationen vorliegen, um Anwendungsansprüche bezüglich der Wirksamkeit und Sicherheit zu unterstützen. Auch über das Krebsrisiko fehlen, soweit ich weiß, noch konkrete Hinweise. Diese Unsicherheit wiegt aus meiner Sicht schwer: Wirkung unklar, und unerwünschte Wirkungen nicht ausreichend bekannt. Keine guten Voraussetzungen für die Einnahme von Hormonen!

Vor einer Behandlung mit bioidentischen Hormonen wird der Hormonstatus bestimmt, um die individuell richtige Dosis zu ermitteln. Braucht es das?

Glaeske: Das ist die Auswirkung einer falsch verstandenen »personalisierten Medizin«, die vorgibt, anhand einer Hormonspiegelmessung die genaue Dosierung für eine Hormontherapie herausfinden zu können. Nun sind die sinkenden Hormonspiegel bei Frauen altersbedingt und nicht mit Krankheitsfolgen verbunden, sondern allenfalls mit Beschwerden. Insofern ist eine als besonders rational daherkommende individuelle Dosisanpassung Teil der Geldmacherei. Hinzu kommt, dass die Anwendungsbereiche für bioidentische Hormone viel weiter gefasst und unspezifischer sind. Das liegt natürlich daran, dass sie nicht in einem Zulassungsverfahren geprüft wurden. So lässt sich alles behaupten. Wenn etwa versprochen wird, dass bioidentische Hormone das Abnehmen erleichtern oder der Alzheimer-Krankheit vorbeugen, schwankt das zwischen Werbung und gefährlicher Übertreibung. Oft wird auch eine Besserung depressiver Symptome in

Aussicht gestellt. Eine unlängst veröffentlichte Untersuchung zeigt aber keine überzeugenden Ergebnisse. Was dringend fehlt, sind bessere Studien, um die Anwendung der Substanzen klarer einordnen zu können.

Dürfen Ärzte überhaupt Behandlungsmethoden anbieten, über die es keine gesicherten wissenschaftlichen Erkenntnisse gibt?

Glaeske: Ja, sie dürfen. Das Haftungsrisiko liegt dann aber bei ihnen. Es ist allerdings schwer nachvollziehbar, dass Ärztinnen und Ärzte Therapien ohne ausreichende Wirkungs- und Nebenwirkungsnachweise empfehlen. Viele gynäkologische Praxen werben auf ihren Homepages für die Therapie mit bioidentischen Hormonen. Sie sollten sich lieber intensiver mit der wissenschaftlichen Bewertung dieser Therapie beschäftigen – dann würden sie diese vermutlich auch nicht länger einsetzen. Aufgrund der erheblichen Unsicherheit, die damit verbunden ist, würde ich beim derzeitigen Kenntnisstand jedenfalls von einer Behandlung mit bioidentischen Hormonen abraten.

7.

Gebärmutterentfernung

Ein zu häufiger Eingriff

7.

Gebärmutterentfernung

Ein zu häufiger Eingriff

Mit meiner Frauenärztin sprach ich darüber, dass meine monatlichen Blutungen immer so heftig ausfielen. Die schmerzhaften Krämpfe, die meine Menstruation schon immer begleiteten, wurden ebenfalls intensiver. Nachdem mich die Ärztin untersucht hatte, sagte sie: ›Sie haben zwei Myome. Lassen Sie sich doch die Gebärmutter herausnehmen. Sie brauchen sie nicht mehr.‹ Das wollte ich nicht. Aber ich fragte meine Freundin, eine Medizinjournalistin. Von ihr bekam ich die Antwort: ›Mit 57 kannst du das abwarten.‹ Tatsächlich hörten meine Blutungen nach einem halben Jahr auf. Danach sind die Myome langsam geschrumpft. Später sagte meine Gynäkologin zu mir: ›War doch gut, dass Sie es anders gesehen haben als ich.‹ Das rechne ich ihr heute noch hoch an.

MARIA*, 62, LUDWIGSHAFEN

Mehr als 124 300 Frauen wurde 2014 in Deutschland die Gebärmutter entnommen – etwas mehr als Wolfsburg Einwohner hat. Diese Zahlen stammen von stationären Eingriffen in Krankenhäusern.[1] Wie viele Frauen ihr Organ bei einer ambulanten Operation, etwa in einer Tagesklinik, entfernen lassen, erfassen bislang nur die einzelnen Krankenkassen. Bundesweite Daten werden dazu nicht erhoben. Noch immer gehört die Hysterektomie, die Entnahme der Gebärmutter, zu den häufigsten gynäkologischen Eingriffen in Deutschland. Offensichtlich greifen Chirurgen nach wie vor viel zu oft zum Skalpell. Das macht insofern fassungslos, als es genügend Fachleute gibt, die diese Praxis seit Jahrzehnten heftig kritisieren. Etwa Barbara Ehret, langjährige Gynäkologin und Chefärztin der gynäkologischen Abteilung in der Klinik am Burggraben, Bad Salzuflen: »Wir wissen, dass dieser Eingriff sehr oft nicht nötig ist. Jede nicht notwendige Operation ist aber eine besonders problematische Form der Körperverletzung.«

Tatsächlich variiert die Zahl der Gebärmutterentfernungen deutlich, je nachdem, wo eine Frau lebt. Mit rund 18 Prozent solcher Organentnahmen nimmt Deutschland eine mittlere Position ein. In den USA liegen die Zahlen weitaus höher: Dort hat ein Drittel aller Frauen bis 60 Jahre keine Gebärmutter mehr, in Dänemark nur etwa 10 Prozent.[2] In etwas mehr als 10 Prozent sind Krebserkrankungen des Gebärmutterhalses, des Gebärmutterkörpers und der Eierstöcke der Grund für diesen Eingriff – ein häufig lebensrettender. Bei den restlichen knapp 90 Prozent handelt es sich um – wie Ärzte es nennen – gutartige Erkrankungen, allen voran Myome.[3] Weitere Ursachen: starke Blutungen, insbesondere in den Wechseljahren oder eine Endometriose. Bei dieser siedeln sich Zellen der Gebärmutterschleimhaut (Endometrium) außerhalb des Organs beispielsweise im Bauchraum an und verursachen während der monatlichen Periode heftige Krämpfe am besiedelten Ort, etwa dem Darm. Nicht zuletzt nehmen Chirurgen den Eingriff bei einer Senkung der Gebärmutter vor.

Allen »gutartigen« Veränderungen ist eines gemeinsam: Niemand weiß genau, wie häufig sie vorkommen, weil sie – wie starke Blutungen etwa – zunächst keine Erkrankungen sind. Vielmehr handelt es sich um Abweichungen von einer wie und von wem auch immer gesetzten Norm der »gesunden« Frau. Ein weiterer Aspekt: Jede von uns empfindet Schmerzen unterschiedlich und geht mit möglichen Beschwerden individuell um. Dabei spielt es eine Rolle, welche Beziehung zu ihrem Körper eine Frau im Laufe ihres Lebens entwickelt hat, wie selbstbewusst und intensiv sie seine rhythmischen Veränderungen wahrnimmt: Registriert sie ihn als unzulänglich oder in seiner Eigenheit als einzigartig und verlässlich? Manchmal wirken sich unbewusste psychische Belastungen darauf aus, wie eine Frau Schmerzen erlebt.

Myome – eigenwillige Gebilde

Myome, fast immer harmlose Knoten aus Muskelfasern und Bindegewebe, sitzen vor allem in und auf der Gebärmutter, manche entwickeln einen kleinen Stiel. Niemand weiß, wie häufig sie sich im Uterus bilden. Das spiegeln die Schätzzahlen wider: Die Gesundheitswissenschaftlerin Franziska Prütz vom Robert Koch-Institut geht von 20 bis 30 Prozent bei den über Dreißigjährigen aus.[4] Eine australische Studie schätzt, dass 40 bis 80 Prozent aller Frauen bis 50 solche Gebilde in ihrer Gebärmutter beherbergen,[5] andere sprechen von rund 70 Prozent.[6] Weibliche Hormone beeinflussen die Größe der Gebilde, die zwischen 1 und 10 Zentimetern, selten mehr, schwanken können. »Selbst sehr große Myome machen oft erstaunlich wenig Beschwerden«, sagt Barbara Ehret, »im Bauchraum ist viel Platz.« Damit wird klar, dass Myome für Frauen völlig normal sind. Die Knoten verursachen meist keine Beschwerden. Eher zufällig entdeckt der Arzt sie im Ultraschall. Vergrößern sie sich rasch, sprechen einige Gynäkologen davon, dass sie gefährlich sein könnten. Damit machen sie ihren Patientinnen unnötig Angst. Die Leitlinie betont: Weniger als 0,5 Prozent der »rasch wachsenden« Myome sind ein Sarkom, also tatsächlich ein bösartiger Tumor.[7] Den muss der Arzt sicher ausschließen.

Große Myome können manchmal zu heftigen und lang anhaltenden monatlichen Blutungen führen.[8] Eine Hypothese, die dafür spricht: Liegen die Knoten in der Gebärmutterwand oder unter der Gebärmutterschleimhaut, zieht sich das Organ nicht mehr wirklich gut zusammen, die Blutgefäße schließen sich nur zögerlich, die Frau blutet stärker und länger. Oft lässt sich für eine plötzlich heftige Periodenblutung allerdings keine Ursache finden. Etwa 1 von 20 Frauen soll bereits seit der ersten Menstruation zu einer zu starken Regelblutung neigen.

»In der Kombination mit Blutungsstörungen tragen Myome in 75 Prozent aller Fälle zur Indikation Hysterektomie bei. Im Einzelfall ist abzuwägen, ob eine uteruserhaltende Operation sinnvoll und möglich ist«, schlägt die aktuelle Leitlinie vor. »Oft haben Frauen nur wenige oder keine Informationen darüber bekommen, dass es verschiedene Möglichkeiten gibt, Myome auch operativ zu entfernen und dabei die Gebärmutter zu behalten«, weiß Psychologin Karin Schönig vom FrauenGesundheitsZentrum in München, die seit rund 20 Jahren Frauen zu Myomen berät. »Es geht also darum: Kann die Frau diese Veränderungen, etwa in der perimenopausalen Phase, abwarten oder nicht«, sagt Martin Heindl, langjähriger Chefarzt der Abteilung Gynäkologie und Geburtshilfe an der Klinik Wasserburg am Inn. Selten drücken Myome hinten auf den Darm oder vorne auf die Blase. »Dann«, so Gynäkologe Heindl, »verursachen sie Probleme, weil die Frau beispielsweise ständig Wasser lassen muss.«

Bevor Frauen in die Wechseljahre kommen, nimmt die Häufigkeit der Myome zu.[9] In dieser Zeit führen die weiblichen Hormone im Körper oft zu überschießenden Reaktionen. Zum Ende der Wechseljahre, wenn der Östrogenspiegel sinkt, bilden sich die Knoten zumeist von allein zurück. Damit verschwinden die Beschwerden. Weil die häufigsten

Hysterektomien in die Lebensphase zwischen 40 und 55 Jahren fallen, sollte jede Frau überlegen, ob sie wirklich einer Operation zustimmen möchte. Vor allem vor dem Hintergrund, dass es zahlreiche Alternativen dazu gibt. Bei einem Fünftel der Frauen, die wegen »gutartiger Erkrankungen« behandelt werden, entfernen die Chirurgen mit der Gebärmutter zugleich die Eierstöcke.

Ein einzigartiges Organ mit schlechtem Ruf

Die Gebärmutter ist das Bild des Lebensprinzips schlechthin. Jeder der rund 7,5 Milliarden Menschen auf der Erde hat sich aus dieser Urhöhle herausgeschoben oder ist herausgehoben worden. Stabil und nachgiebig zugleich, befindet sie sich in ständiger Zwiesprache mit anderen Organen wie den Eierstöcken und den Nebennieren. Zudem hat die Gebärmutter Kontakt zum Hypothalamus und der Hypophyse, unseren Hormonschaltzentralen im Gehirn. Dabei produziert sie unterschiedliche Wirkstoffe, von denen man bislang nicht genau weiß, welche Aufgaben sie im Organismus erfüllen und auf welche Weise sie weiteren Körperzellen nützen. Ein unglaublich fähiges zentrales Organ liegt in der Mitte des weiblichen Körpers.[10]

Und doch dichteten ihm bereits die Männer der Antike durchweg schlechte Eigenschaften an: Hystera nannte der altgriechische Arzt Hippokrates die Gebärmutter. Lange galt die »Hysterie« als eine körperliche Krankheit, die insbesondere Frauen befiel. Man ging davon aus, dass der Uterus im Körper herumwandern könne und dabei verschiedene krankhafte Zustände hervorrufen würde: »Man glaubte, bei der Hysterie steige die Gebärmutter im Körper nach oben und drücke gegen das Zwerchfell. Die betroffenen Frauen empfanden das auch so. Sie meinten buchstäblich zu spüren, wie

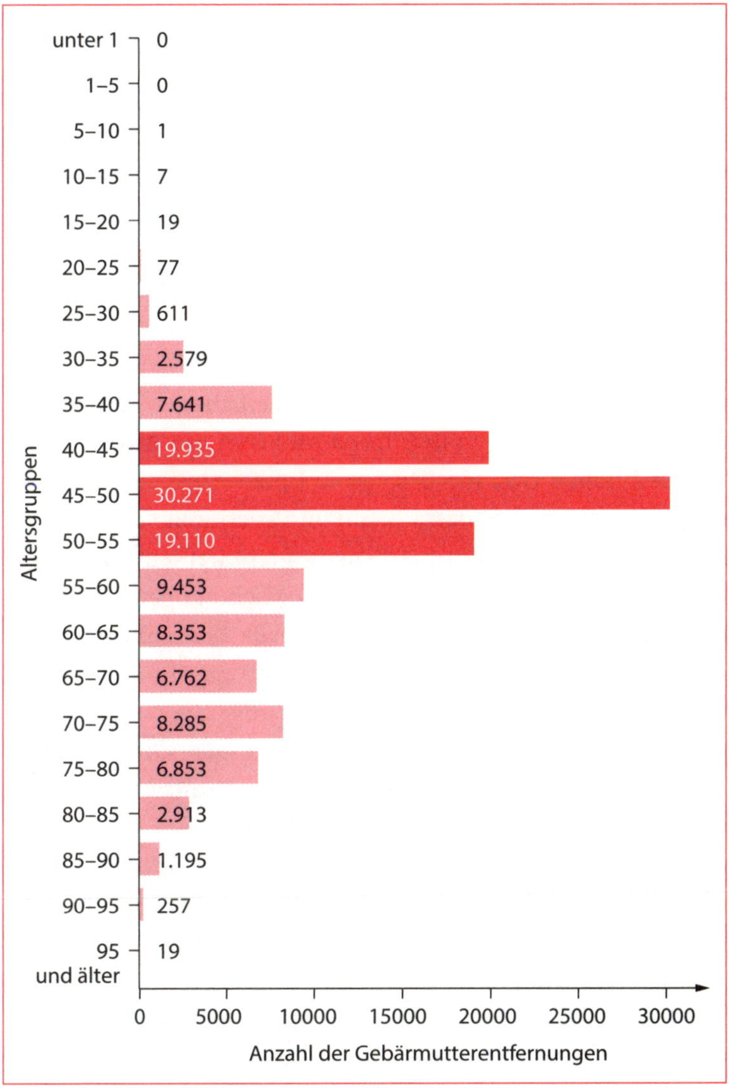

Abb. 1: Gebärmutterentfernungen werden am häufigsten rund um die Wechseljahre vorgenommen
[nach: DRG-Statistik; Statistisches Bundesamt, 2015 (Daten für das Jahr 2014)]

sich etwas in ihrem Bauch nach oben bewegte und ihnen die Luft nahm«, sagt Michael Stolberg, Internist und Leiter des Instituts für Geschichte und Medizin an der Universität Würzburg. Auch galt die Gebärmutter lange als Organ, das den Unrat aus dem weiblichen Körper führte. »Es wurde mit so unschmeichelhaften Begriffen wie Kloake bezeichnet«, sagt Stolberg. Erst im 18. Jahrhundert entwickelten Mediziner die Vorstellung, dass es sich bei der Hysterie um eine reine Nervenkrankheit handelt, die auch Männer bekommen konnten.

Von 1850 bis 1900 vertrat eine ganze Schule von Psychiatern und Gynäkologen in Europa und USA die Ansicht, dass die weiblichen Geschlechtsorgane Ursache psychischer Störungen und Krankheiten bis hin zu Psychosen sein könnten »und dass solchem ›unterleibsbedingtem Irresein‹ therapeutisch am besten mit einem gynäkologischen operativen Eingriff beizukommen wäre«, schreibt Ada Borkenhagen, Psychoanalytikerin in Berlin.[11] Dieses Mal musste die Theorie der Reflexologie herhalten, die davon ausging, dass über das Rückenmark laufende Nervenverbindungen sämtliche Körperorgane, einschließlich des Gehirns, regulieren: Die weit entfernte Gebärmutter sollte so im Kopf Unheil stiften können. Damit begann die Geschichte der häufigen Gebärmutterentfernungen, für die jahrhundertelang allein der männliche Blick auf die »normal gesunde« oder eben »kranke« Frau ausschlaggebend war.

Als sich die Medizin nach dem Zweiten Weltkrieg rasant entwickelte, standen neue Narkoseverfahren und operative Techniken zur Verfügung. Die Folge: Die Anzahl der Hysterektomien stieg steil an. »Zu diesem Zeitpunkt wurden erstmals Stimmen laut, die Indikationsstellung für die zahlreichen Eingriffe zu hinterfragen«, heißt es in dem 2015 erstellten Leitlinienprogramm.

Ärzte reden oft so abfällig von unseren Organen. Meiner Freundin Gabriela sagte ihr Arzt: ›Das Zeug machen wir weg. Seien Sie doch froh. Dann ist Schluss mit lästigen Blutungen. Krebs in und an der Gebärmutter können Sie auch nicht mehr bekommen. Und verhüten müssen Sie auch nicht mehr.‹ Mit ›Zeug‹ meinte er ihr Myom samt Gebärmutter.
SILVIA, 60, MÜNCHEN

Begriffe entlarven ärztliches Denken: Sobald eine Frau nicht mehr schwanger werden kann, wird die Gebärmutter oft als unnütz und überflüssig angesehen. Manche Frauen erleichtert es tatsächlich, wenn sie sich aufgrund von heftigen Beschwerden dieses Organ herausoperieren lassen. Andere nicht. Viele haben durchaus ein enges Verhältnis zu ihrer Gebärmutter, auch wenn sie nach außen hin unsichtbar ist. »Auch die mentale Ebene ist bedeutsam. Es geht um Themen wie ›meine Mitte‹, ›ein wichtiger Teil von mir‹«, sagt Schönig.

Zusammen mit Kolleginnen analysierte die Gesundheitswissenschaftlerin Franziska Prütz mögliche Einflüsse auf die Anzahl der Gebärmutterentfernungen. Dazu befragte das Robert Koch-Institut im Rahmen der Studie zur Gesundheit Erwachsener in Deutschland (DEGS1) 3500 Frauen zwischen 18 und 79 Jahren. Zusätzlich ermittelte es die jeweilige Bildung, das Haushaltseinkommen und den Beruf. Eines der auffälligsten Ergebnisse: Bis zum 40. Lebensjahr besaßen alle Frauen mit einem höheren sozialen Status noch ihre Gebärmutter. Dagegen lebten bereits 4 Prozent der Frauen aus der Gruppe mit einem niedrigen Status ohne das Organ.[12]

Ähnlich wie beim sozialen Status zeigten sich große Unterschiede, sobald man den Faktor Bildung betrachtete: Während 31 Prozent der Frauen aus der niedrigen Bildungsgruppe die Gebärmutter entfernt wurde, geschah dies bei 15,6 Prozent der Frauen aus der mittleren und 11,6 Prozent der Frauen aus der Gruppe mit hohem Bildungsniveau.[13] Ein weiterer Faktor spielte ebenso eine Rolle: das Gewicht. So haben übergewichtige Frauen (BMI ≥ 25) ein höheres Risiko für Blutungsstörungen, die zu einer Gebärmutterentfernung führen können.

Eine kürzlich erschienene Übersichtsarbeit macht auf einen geringen, rein biologischen Einfluss aufmerksam: Je später bei einer Frau die erste Menstruation einsetzt, desto unwahrscheinlicher ist es, dass ihr die Gebärmutter entfernt wird. Mit einer frühen Regelblutung bilden sich offensichtlich häufiger Myome und Endometriose. Obwohl die biologischen Mechanismen, wie die Autoren betonen, noch nicht wirklich klar verstanden sind, wird allgemein postuliert, dass sich das Risiko erhöht, weil die Frauen durch die frühen Menstruationszyklen länger einer hormonellen Stimulation ausgesetzt sind.[14] Dennoch ist eines unzweideutig, wie Gesundheitswissenschaftlerin Ingrid Mühlhauser von der Universität Hamburg sagt: »Es kann nicht sein, dass sich die Organe der niederen und höheren Sozialschichten so stark voneinander unterscheiden.«

Vielleicht haben gebildete, gut verdienende Frauen weniger Stress und achten mehr auf ihre Gesundheit. Oder sie können klarer artikulieren, was ihnen wichtig ist. Das Miteinander von Gynäkologe und Patientin scheint zu beeinflussen, ob eine Frau ihre Gebärmutter behält: Gewisse Behandlungsmethoden werden nur bestimmten Frauen angeboten, anderen nicht. »In der Literatur wird diskutiert, ob Ärztinnen und Ärzte, je nachdem, welchen Sozialstatus eine Frau hat, weniger oder mehr gewillt sind, organerhaltende Alternativen anzubieten«, sagt die Gesundheitswissenschaftlerin Prütz. Oft ist der alternative Weg etwas langwieriger – etwa, wenn es darum geht, regelmäßig Medikamente einzunehmen, also eine gewisse Therapietreue einzuhalten. Oder etwas auszuprobieren, was nicht immer zum Erfolg führt.[15] »Frauen aus einer höheren Sozialschicht fragen eher nach Alternativen zur Gebärmutterentfernung und informieren sich besser«, vermutet Andreas Stang, Leiter des Zentrums für Klinische Epidemiologie an der Universitätsklinik Essen. Auch seine Untersuchung bestätigt: Je höher die Bildung der Frauen zwischen 20 und 64 Jahren, desto seltener fand eine Gebärmutterentfernung statt. Dazu wertete er zusammen mit seinem Team Daten von bevölkerungsbasierten Kohortenstudien mit 9563 Frauen in Deutschland aus. Internationale Studien kommen zu ähnlichen Ergebnissen.[16]

Die Psychologin Schönig macht immer wieder die Erfahrung, dass sich Frauen bei ihr informieren wollen, weil sie wenig oder nichts über Alternativen zur Hysterektomie wissen: »Viele Frauen haben eine Empfehlung für eine Gebärmutterentfernung und fragen jetzt: ›Muss das wirklich sein?‹. Oder sie sagen: ›Das will ich auf gar keinen Fall. Was kann ich anderes tun?‹ Im Gespräch mit der Frau lassen sich die Antworten finden.« Ingrid Mühlhauser fordert: »Frauen benötigen – möglichst schriftlich und mit konkreten Zahlen – Informationen über den Erfolg und die Risiken des jeweiligen Verfahrens und seiner Alternativen.« Und sie fügt hinzu: »Das macht kaum eine Ärztin oder ein Arzt.«

Alternativen zur Gebärmutterentfernung bei Myomen und heftigen Blutungen

Achtsam beobachten

Achtsam beobachten ist natürlich keine Behandlung. Verursachen Myome jedoch keinerlei Probleme, genügt es, sie regelmäßig zweimal im Jahr vom Frauenarzt untersuchen zu lassen.

Pflanzliche Präparate
Einen Versuch ist es wert: Mönchspfeffer (Vitex agnus-castus) einige Monate lang einnehmen. Das Kraut soll Blutungen regulieren.[17]

Hormone einnehmen
Um die Balance der weiblichen Hormone wiederherzustellen, können verschiedene Antibabypillen helfen (siehe dazu Kapitel 5). Als weitere Option gilt eine gestagenhaltige Spirale. Mit einer Erfolgsrate zwischen 70 und 80 Prozent ist sie nahezu genauso effektiv wie die Endometriumablationsmethoden der 1. und 2. Generation, betont das Leitlinienprogramm.[18]

Ulipristalacetat
Die »Pille danach« blockiert die Wirkung von Progesteron, einem Sexualhormon: Die Myomzellen teilen sich nicht mehr und sterben ab. Die Folge: Meist verkleinert sich der Knoten.

Antihormontherapie mit GnRH-Analoga
Die Gonadotropin-Releasing-Hormon-Analoga, künstliche Hormone, blockieren die körpereigenen. Die Frau wird in die Zeit nach den Wechseljahren katapultiert: Die Myome bilden sich dann meist zurück. Nach Absetzen der Medikamente wachsen sie allerdings wieder zu ihrer vorherigen Größe heran. Ärzte empfehlen sie vor einer Myom-Operation, um den Knoten zu verkleinern.

Myome operativ entfernen
Bei dieser Methode trägt der Chirurg das Gewebe von einem Myom mit einer Schlinge oder einer winzigen Fräse (Morcellator) schichtweise ab. Den Zugang nimmt er entweder über die Vagina mit einem Hysteroskop, das ihm die Sicht in den Hohlkör-

per ermöglicht (hysteroskopische Myomabtragung). Er kann die Behandlung aber auch per Bauchspiegelung (laparoskopisch) oder über einen Bauchschnitt (Laparotomie oder abdominale Myomentfernung) durchführen. Durch eine hysteroskopische Myom-Operation kann eine Frau laut Leitlinie in 70 bis zu 90 Prozent der Fälle mit einer Verbesserung der Symptome bei Blutungsstörungen rechnen. Auch die reproduktiven Chancen scheinen sich zu erhöhen. Allerdings ist der Nachweis noch nicht eindeutig.[19] Nach der Behandlung können innerhalb der nächsten Jahre erneut Myome auftreten.

Embolisation

Bei einer Embolisation wird das Blutgefäß, das das Myom versorgt, gezielt mit Kunststoffkügelchen verstopft. Das Myom geht zugrunde. Ein speziell ausgebildeter (interventioneller) Radiologe führt das Verfahren unter Röntgenkontrolle mit jodhaltigem Kontrastmittel durch. »Diese Strahlenbelastung ist nicht unerheblich, etwa so groß wie zwei oder drei Computertomografien«, sagt Gynäkologe Martin Heindl. Bei Frauen mit Kinderwunsch rät man von dieser Methode ab. Bis zu ein Drittel der Frauen wiederholen die Behandlung, weil sich innerhalb von wenigen Jahren neue Myome bilden.[20]

Fokussierter Ultraschall

Diese neuere Behandlungsmethode arbeitet mit gebündeltem Ultraschall, der das Gewebe erhitzt. Das Myom stirbt ab und wird vom Körper in den folgenden Wochen abgebaut. Ärzte behandeln damit Myome, die nicht größer als 10 Zentimeter sind und günstig liegen. Frauen, die eine Schwangerschaft planen, ist die Methode nur mit Vorsicht zu empfehlen, da Studien noch nicht in ausreichender Zahl vorliegen.[21]

Endometriumablation

Um heftige Blutungen zu stillen, empfehlen Ärzte unter anderem die Endometriumablation. Die Gebärmutterschleimhaut wird erhitzt und bis auf die Muskulatur verödet. Es ist die komplikationsärmere Alternative zu einer Hysterektomie.

Große regionale Unterschiede

Je nachdem, wo eine Frau lebt, wird sie ihre Gebärmutter eher behalten oder nicht. Das ist von Land zu Land verschieden und sogar innerhalb Deutschlands. In der Ex-DDR lagen die Gebärmutterentfernungen früher deutlich niedriger als in Westdeutschland. Epidemiologe Andreas Stang vermutet, dass im Gegensatz zur BRD keine finanziellen Anreize bestanden, solche Eingriffe durchzuführen.[22] Bei diesen Ost-West-Differenzen handelte es sich insbesondere um »gutartige Erkrankungen«. Das könnte widerspiegeln, so Stang, wie Gynäkologen in den jeweiligen Gebieten das Risiko dieser weiblichen Unterleibsbeschwerden einschätzten. Seitdem das westliche Gesundheitssystem 1990 auch in den neuen Bundesländern eingeführt wurde, stiegen die Operationszahlen dort deutlich. Inzwischen hat sich das Verhältnis umgekehrt, und die Organentfernungen liegen im Osten über denen in den alten Bundesländern. Möglicherweise spielt Geld dabei eine Rolle, denn Krankenhäuser müssen profitabel arbeiten. Bei einer Gebärmutterentfernung aufgrund von Myomen erstattet die Barmer GEK bei einem Bauchschnitt rund 3850 Euro; geht der Chirurg vaginal vor, sind es mit 3100 Euro etwas weniger. Da diese stationären Operationen je nach Bundesland unterschiedlich vergütet werden, liegen die Erstattungskosten pro Kasse anderswo höher oder etwas niedriger.[23] Bei der oben genannten Häufigkeit der Eingriffe kommt man pro Jahr locker auf gut 350 Millionen Euro.

In vielen Staaten korreliert die Höhe des »Leistungsangebots«, also Betten in gynäkologischen Abteilungen, mit der Anzahl an Operationen. Ob das auch für Deutschland zutrifft, untersuchte Max Geraedts, heute Institutsleiter für Versorgungsforschung und klinische Epidemiologie an der Universität Marburg. Dabei prüfte er mit einem Kollegen den Zusammenhang zwischen der Bettendichte in gynäkologischen Abteilungen und der Anzahl an Gebärmutterentfernungen pro 100 000 Frauen in vergleichbar großen Regionen Deutschlands.[24] Die Ergebnisse überraschen. Eine einfache Erklärung für die großen Unterschiede lässt sich nicht erkennen, die Bettendichte spielte jedenfalls keine Rolle für die Anzahl der Gebärmutterentfernungen. »Eine unerwünschte angebotsinduzierte Nachfrage lässt sich mit den vorliegenden Daten also nicht als Erklärung für die regionalen Versorgungsunterschiede anführen«, sagt Geraedts. »Das Motto: ›Jedes gynäkologische Bett will mit Frauen gefüllt sein, deren Gebärmutter entfernt wurde‹, trifft in Deutschland nicht zu.«

Wenn in den Gebieten mit der niedrigsten Zahl an Gebärmutterentfernungen 10 Frauen das Organ entnommen wurde, waren es in der Region mit der höchsten Fallzahl 26, eine Differenz um den Faktor 2,6. Extrem hohe Werte zeigen sich in gering besiedelten Gebieten wie in Mecklenburg-Vorpommern und in Niedersachsen, aber auch in der Mitte von Deutschland. Das Gegenteil findet man ebenso – im Süden Bayerns. »Vermutlich gibt es in den einzelnen Regionen eine bestimmte Kultur, wie man etwas behandelt«, sagt der Versorgungsforscher Geraedts. Die Ausbildung ist nicht überall gleich.

Andreas Stang fand ebenfalls deutliche regionale Schwankungen. So waren die Hysterektomien wegen gutartiger

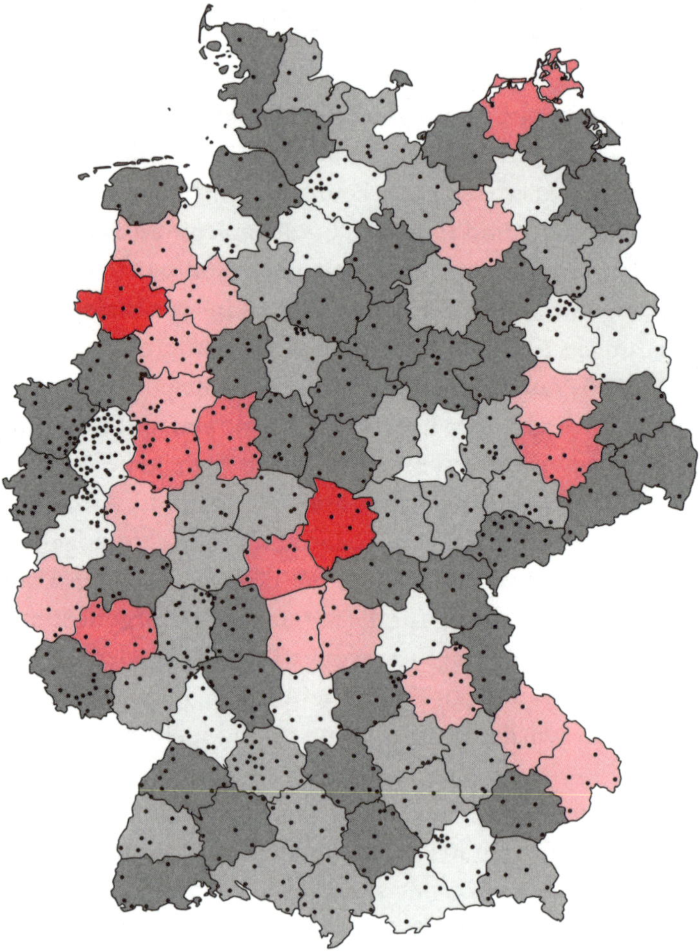

Abb. 2: Mehr Betten, mehr Gebärmutterentfernungen? Die Dichte der Kliniken mit gynäkologischen Abteilungen (Punkte) einer Region spielt keine Rolle (je farbiger und intensiver das Rot, umso häufiger der Eingriff) *[nach: Institut für Gesundheitssystemforschung, Fakultät Gesundheit, Universität Witten/Herdecke]*

Erkrankungen der weiblichen Genitalorgane in Hamburg am niedrigsten (213,8 pro 100 000 Personen) und in Mecklenburg-Vorpommern am höchsten (361,9 pro 100 000 Personen).[25] Der Barmer/GEK-Report von 2015 stellt fest: »Überdurchschnittlich häufig von Entfernungen der Gebärmutter betroffen waren Frauen in den neuen Bundesländern. Unterdurchschnittliche Raten ließen sich demgegenüber in Bayern und Baden-Württemberg sowie insbesondere für die Stadtstaaten Hamburg und Berlin und, nach Auswertungen auf Kreisebene, zugleich in einigen weiteren Metropolenregionen wie beispielsweise Köln, Düsseldorf, Frankfurt und München nachweisen.«[26] Die Autoren sprechen ebenso an, dass es schwer verständlich bleibt, warum diese großen Unterschiede bestehen, und nehmen an, dass es an den »relativ unscharf umrissenen Indikationen für Gebärmutterentfernungen bei gutartigen Erkrankungen« liegen könnte. Interessant in diesem Zusammenhang: Je kürzer die ärztliche Ausbildung eines Gynäkologen zurückliegt, desto seltener entfernt er eine Gebärmutter.[27]

Von einer annähernd gleichartigen medizinischen Behandlung in den verschiedenen Regionen Deutschlands kann keine Rede sein. Ob in Zukunft das neue Leitlinienprogramm etwas daran ändern wird, muss sich erst noch zeigen. Frauen, die vor der Entscheidung stehen: »Gebärmutter entfernen – Ja oder Nein«, sollten für eine Zweitmeinung dorthin reisen, wo Mediziner offensichtlich zurückhaltender zum Eingriff raten, etwa in eine Großstadt.

»Große regionale Unterschiede in den Bundesländern können nicht allein aufgrund gynäkologischer Notwendigkeit erklärt werden, sondern geben Anlass zur Sorge, dass unnötige Operationen stattfinden, die Frauen unnötigen Risiken aussetzen«, sagt Stang. Neben den üblichen Gefahren, wie Nachblutungen, Entzündungen und Infektionen, die jede

Operation mit sich bringt, führt eine Gebärmutterentfernung in seltenen Fällen zu Verletzungen des Darms, der Blase und anderer Gefäße. Im Jahr 2012 wurden 103 232 Hysterektomien bei gutartiger Erkrankung vorgenommen, bei denen – so vermerkt die aktuelle Leitlinie – 28 Patientinnen starben.

Nach dem Eingriff können weitere Beschwerden auftauchen. So erhöht sich nach einer Entnahme die Gefahr, dass sich Eierstockzysten bilden.[28] Verwachsungen, die bei der Operation im Bauchraum entstehen können, verursachen möglicherweise später Probleme. Während der Operation kappt der Chirurg zwei größere Blutgefäße, die die Gebärmutter mit den Eierstöcken verbinden. Dadurch arbeiten die hormonproduzierenden Eierstöcke zunächst weniger gut, und der Östrogen- und Progesteronhaushalt der Frau gerät durcheinander. Das kann sich wieder normalisieren, wie eine Studie kürzlich nahelegte, muss aber nicht.[29] »Nach meiner Erfahrung treten die Wechseljahre bei allen hysterektomierten Frauen rund vier Jahre früher ein«, sagt Gynäkologin Ehret. Das erhöht unter anderem ihr Risiko für Herz-Kreislauf-Erkrankungen, Schlaganfälle, Knochenbrüche, Parkinson und Demenz, wie systematische Übersichtsarbeiten belegen. Obendrein verkürzt sich die zu erwartende Lebenszeit der Frau.[30] »Unangemessene Eingriffe sollten also tunlichst vermieden werden«, betont der Mediziner und Versorgungsforscher Geraedts.

Wenn die Gebärmutter entfernt ist

Keine Frau weiß vorher, wie sie die Operation verkraften wird, ganz abgesehen von möglichen Komplikationen. Üblicherweise fragt sie sich: Wie wird sich mein Körper verändern? Und wie steht es dann mit meiner Sexualität? Die neuen Leitlinien behaupten: »Durch die Hysterektomie und die damit verbundene Symptomlösung kommt es zu einer Verbesserung der Sexualität, was sich insbesondere in einer höheren Koitusfrequenz sowie in einer subjektiv empfundenen globalen Verbesserung der Sexualität äußert.«[31] Barbara Ehret, die jahrelang eine gynäkologische Rehabilitationsklinik in Bad Salzuflen leitete und viele Frauen nach einer Hysterektomie ärztlich betreute, sagt fassungslos: »Dass so etwas in den Leitlinien steht und den Frauen gesagt wird, ist dreist.« Sie weist darauf hin, dass nach der Operation, rein organisch, verschiedene wichtige Teile im weiblichen Körper fehlen, die bei befriedigendem Sex eine Rolle spielen können. So stößt der Gebärmutterhals Schleim aus, der nach einer Organentfernung meist fehlt. »Während des Orgasmus bläst sich das Scheidengewölbe auf, wenn die Gebärmutter vorhanden ist. Nach einer Hysterektomie existiert dieses Gewölbe praktisch nicht mehr«, so Ehret.

Schaut man sich die in den Leitlinien genannten Studien sowie weitere Übersichtsarbeiten zu diesem Thema genauer an, stellt man fest: Die zitierte Behauptung stimmt so keinesfalls. Eine aktuelle Untersuchung bezog beispielsweise ursprünglich 434 Patientinnen ein, die hysterektomiert wurden und zuvor einer Befragung zugestimmt hatten. Nach der Operation schloss man jedoch 32 Frauen davon aus, weil bei ihnen während des Eingriffs Komplikationen aufgetreten waren. 237 Patientinnen der übrigen nunmehr 402 hatten nach sechs Monaten per E-Mail Befragungsbögen ausgefüllt. Anhand dieser Teilnehmerinnen stellten die Autoren deutliche positive Auswirkungen auf die Sexualität und die Lebensqualität nach einer Hysterektomie fest. Was aber ist mit all den anderen Frauen, die nicht antworteten? Die Wissenschaftler weisen zudem selbst darauf hin, dass sie die Patientinnen einen Tag vor ihrer Operation nach ihrer Lebensqualität und den Sexualfunktionen gefragt hatten. Ein überaus schlechter Zeitpunkt, um verlässliche und neutrale Antworten zu erhalten – doch genau diese verglich man anschließend mit den späteren.[32]

Weitere, zum Teil im Leitlinienprogramm aufgelistete Studien, beurteilen Gebärmutterentfernungen deutlich differenzierter. So beklagen beispielsweise Wissenschaftler von Übersichtsarbeiten den schlechten Aufbau der vorhandenen Untersuchungen, aus denen sich nichts sicher ableiten ließe.[33] Andere heben hervor, dass die sexuellen Funktionen sehr komplex sind und viele Faktoren hinsichtlich einer befriedigenden Sexualität berücksichtigt werden müssten. Grundsätzlich fehlen den Forschern umfassendere Fragestellungen, etwa: Wie steht es mit der emotionalen Bindung, dem eigenen Körpergefühl, und wie wird der Sex mit dem Partner, der Partnerin erlebt?[34]

Eine Übersichtsarbeit aus den USA betont, dass mindestens einige schädliche Effekte der Hysterektomie in fast allen Arbeiten genannt werden und deshalb nicht außer Acht gelassen werden dürfen. Auch betrachtet dieser Review genauer die unterschiedlichen Voraussetzungen für das sexuelle Empfinden bei verschiedenen Frauen. Wird eine Frau vor allem durch Berührungen an der Klitoris sexuell erregt, muss sie mit weniger Einschränkungen rechnen als eine Frau, bei der vor allem vaginale oder/und zervikale (zum Gebärmutterhals gehörige) Stimulierungen für ihren Orgasmus eine Rolle spielen. Für sie kann sich die Lust durch eine Hysterektomie deutlich mindern.[35] Die Studienautoren schreiben unmissverständlich: »In der gesamten von uns untersuchten Literatur über die Auswirkungen der Hysterektomie auf die Sexualität gibt es ein eklatantes Versäumnis – es sind die Berichte von Frauen, die die bevorzugten Quellen ihrer genitalen Stimulation angeben.«[36]

Aufgrund dieser schwierigen Studienlage hätten die Ersteller der Leitlinien in diesem Bereich mehr nuancieren oder sich zurückhaltender äußern müssen, anstatt das Loblied auf die Hysterektomie mit falschen Versprechungen anzustimmen. Gynäkologin Ehret urteilt: »Zu sagen, die Gebärmutterentfernung verbessere die Sexualität, ist überhaupt die größte Falle, die den Frauen gestellt wird. Patientinnen vertrauen ihren Ärztinnen und Ärzten – hier ein folgenreicher Irrtum.«

Frauen sind sehr verschieden, und ähnlich unterschiedlich reagieren sie nach einer Gebärmutterentfernung: Die eine ist froh und fühlt sich befreit, blüht vielleicht beim Sex regelrecht auf. Einer anderen wird erst nachher bewusst, dass sie sich entweder zu schnell dazu entschieden hatte oder zu unüberlegt überreden ließ. Wer diesen Schritt im Nachhinein bedauert, entwickelt vielleicht ein Gefühl eines großen Verlusts. Das kann traurig machen und sogar depressiv. Möglicherweise verschwindet damit auch die sexuelle Lust.[37] Psychologin Schönig sagt: »Frauen, die nach einer Gebärmutterentfernung zu uns kommen, berichten öfter einmal, dass sie sich geschwächt fühlen. Wir können versuchen herauszufinden, woher diese Schwäche rührt.«

Auch vor diesem Eingriff gilt es, sich gut zu informieren. Dabei hat die Patientin Anspruch auf eine solide Aufklärung im persönlichen Gespräch – Formulare und Aufklärungsbögen genügen nicht. Das ist juristisch verbrieftes Recht einer jeden Patientin. Hoffnungsvoll schaut die Gynäkologin Ehret nach vorne: »Die Zukunft wird zeigen, ob sich die Frauen weiter vereinzeln, kontrollieren und ihren Körper klaglos verletzen lassen, oder ob sie vielleicht doch eines Tages einen kritischen Schwarm bilden. Ich bin optimistisch.«

8.

Mammografie-Screening

Informieren statt drängen und verwirren

8.

Mammografie-Screening

Informieren statt drängen und verwirren

Noch bin ich unentschieden, ob ich hingehe. Es ist ja so schwierig, weil es auch so viele verschiedene Brustkrebsarten gibt. Bei einem aggressiven Tumor würde ich vielleicht davon profitieren, wenn er frühzeitig erkannt wird. Wenn aber ein Krebs langsam wächst, dann hätte ich vielleicht noch zwei Jahre sorglos gelebt, ohne ihn zu bemerken – einmal entdeckt, muss er sofort mit einer intensiven Therapie behandelt werden.

Anette, 50, Stuttgart

Rund 10 Millionen Frauen[1] zwischen 50 und 69 Jahren sind in Deutschland berechtigt, am Mammografie-Screening teilzunehmen. Alle 2 Jahre erhalten sie eine Einladung zu dieser regelmäßigen Reihenuntersuchung, die seit mehr als 8 Jahren flächendeckend bei uns läuft. Dennoch fehlen vielen Frauen und Ärzten immer noch eindeutige und neutrale Informationen über den Nutzen und Schaden dieser Früherkennungsuntersuchung, was sich anhand zahlreicher Studien belegen lässt.[2]

Subjektiv meinen beide Gruppen, dass sie gut über das Verfahren Bescheid wissen.[3] Dennoch überschätzen Frauen wie Ärzte den Nutzen dieser Untersuchung dramatisch und unterschätzen die damit einhergehenden Risiken, sofern sie diese überhaupt kennen. So sagten mehr als die Hälfte von über 3600 befragten Teilnehmerinnen am Programm, dass durch das Mammografie-Screening Brustkrebs verhindert werden kann. In einer aktuellen Untersuchung nimmt das immerhin noch ein gutes Drittel aller befragten Frauen an.[4] Röntgenaufnahmen können dies gar nicht leisten. Mit diesem Verfahren gehen die Radiologen lediglich auf die Suche nach verändertem Gewebe, also Krebs und seinen Vorstufen. »Vor einem Brusttumor schützt die Mammografie nicht«, sagt die Gesundheitswissenschaftlerin Marie-Luise Dierks von der Medizinischen Hochschule Hannover. Zahlreiche Gynäkologen halten die Nachteile des Screenings für »vernachlässigbar«. Eine falsche Einschätzung. Sie entlarvt ihr fehlendes Wissen über die Risiken des Verfahrens. Außerdem sprechen Mediziner oft von »Vorsorge«, auch das ist falsch. Gegen Brustkrebs lässt sich nicht vorsorgen. Er lässt sich höchstens frühzeitig erkennen.

Rund 70 000 Frauen erkranken jährlich in Deutschland neu an diesem Tumor. Damit ist er die häufigste Krebserkrankung bei Frauen. Hinzu kommen noch mindestens 5500 In-situ-Tumore – also Zellveränderungen, die ihren Ursprungsort nicht verlassen haben.[5] Durch die Reihenuntersuchung erhofft man sich vor allem, einen früh entdeckten Brustkrebs weniger intensiv behandeln zu müssen. Das Ziel: die Sterblichkeit zu verringern und die Lebensqualität der Frauen zu verbessern.

Seit der Einführung des Mammografie-Screenings stieg die Erkrankungsrate zunächst sprunghaft an. Normalerweise hätten die Frauen beispielsweise einen Knoten und damit ihren Brustkrebs erst viel später selbst ertastet. So aber erhielten sie ihre Diagnose früher. Mit fortlaufendem Screening-Programm, so die Idealvorstellung, müsste die Erkrankungsrate wieder sinken, da die Frauen mit Brustkrebs durch die Untersuchung bereits »herausgefischt« worden sind. Tatsächlich ist die Rate von 2009 an allmählich niedriger geworden –

hat jedoch bislang nicht die Ausgangsbasis zu Beginn des Programms erreicht. Gründe dafür könnten das deutlich häufiger diagnostizierte DCIS (Duktales Carcinoma in situ) und Überdiagnosen sein. Eine andere Ursache: Der bisherige Zeitraum ist möglicherweise noch zu kurz.

Trugschlüsse und Täuschungen

Etwas mehr als die Hälfte aller Frauen im Alter zwischen 50 und 69 Jahren gehen derzeit bei uns zum Mammografie-Screening[6] – in den neuen Bundesländern mehr als in den alten. Bei den Teilnehmerinnen handelt es sich hauptsächlich um gesunde beschwerdefreie Frauen. »Ich gehe alle zwei Jahre hin und denke, damit tue ich mir etwas Gutes. Wenn da früh was erkannt wird, verhindert das einen Brustkrebs«, ist sich Monika, 65, aus Dresden sicher.

Für Frauen gibt es viele Gründe, sich für oder gegen die Teilnahme an dieser Reihenuntersuchung zu entscheiden. Sabine*, 57, aus München will eigentlich nicht mehr zum Screening : »Doch immer wieder verunsichern mich Berichte und Fernsehsendungen. Meine Gynäkologin empfiehlt mir diese Untersuchung dringend.« Viermal verschob Sabine den letzten Termin, bis sie schließlich doch mitmachte. »Ich weiß nicht, ob ich mich in Zukunft traue, nicht hinzugehen. Was, wenn ich eines Tages Brustkrebs habe? Dann denke ich doch hinterher: Wäre ich damals besser gegangen. Eine gute Motivation ist das aber nicht.«

Dass die Berichterstattung über dieses Screening-Programm oftmals große Mängel aufweist, werblich daherkommt und für Missverständnisse sorgt, zeigt unsere aktuelle Umfrage unter teilnahmeberechtigten Frauen. Auch legen ihre Aussagen nahe, dass das Verhältnis zwischen Arzt und Patientin oftmals paternalistisch geprägt ist. Silvia, 60, aus München betont, dass ihre Frauenärztin sie alle 2 Jahre zum Mammografie-Screening drängt. »Mal gehe ich hin, mal nicht. Die hat so einen gewissen Ton. Sehr bestimmend: ›Das müssen Sie machen! Das ist ganz wichtig, um Brustkrebs zu erkennen. Ein Superprogramm.‹ Beim letzten Mal in ihrer Praxis fragte sie: ›Waren Sie jetzt bei der Mammografie?‹ Als ich antwortete: ›Ich glaube schon‹, fuhr sie mich an: ›Was heißt, Sie glauben schon? Wo ist das Schreiben? Sie müssen mir das Schreiben bringen.‹« Dabei schlug die Ärztin mehrmals mit der flachen Hand auf den Tisch.

Eine ständig wachsende Zahl an wissenschaftlichen Veröffentlichungen zeigt, dass die Meinungsverschiedenheiten über Nutzen und Schaden des Mammografie-Screenings seit seiner Einführung zu- anstatt abgenommen haben. In kaum einem anderen medizinischen Bereich stehen sich Kritiker und Befürworter so unversöhnlich gegenüber. Besonders kritisch äußert sich das unabhängige Forschungszentrum Nordic Cochrane Centre in Kopenhagen in seinem Merkblatt zum Mammografie-Screening: »Tatsächlich scheinen neuere, gründliche Studien darauf hinzuweisen, dass Screening nicht mehr effektiv ist.«[7] Peter Gøtzsche, Direktor des Nordic Cochrane Centre, und sein Kollege Karsten Juhl Jørgensen betonen in ihrer systematischen Übersichtsarbeit: »Die Chance, dass eine Frau vom Mammografie-Screening profitiert, ist im besten Fall klein und – gestützt auf randomisierte Studien – zehnmal kleiner als das Risiko, dass sie ernsthaft Schaden nimmt bezüglich Überdiagnosen.« Weitere Autoren systematischer Reviews, bei denen Wissenschaftler bereits veröffentlichte Arbeiten zusammentragen und erneut auswerten, sehen das ähnlich.[8]

Dagegen fasst der aktuelle Jahresbericht des Deutschen Mammographie-Screenings positiv zusammen: »Die Ergebnisse der Evaluation des Mammographie-Screening-Programms und die Ergebnisse der Qualitätssicherung [...] bestätigen umfänglich die beständig hohe Qualität und Effektivität des Programms bei einer möglichst geringen Belastung der hauptsächlich gesunden untersuchten Frauen.«[9] Ein krasser Widerspruch.

Mehr als die Hälfte aller Patientinnen besprechen das Screening mit ihrem Frauenarzt. Und die meisten verlassen die Praxis mit einer eindeutigen Empfehlung für diese Untersuchung, ohne wirklich informiert zu sein. In der Forschung geht man häufig davon aus, dass es die Patientinnen sind, die Schwierigkeiten im Umgang mit Gesundheitsstatistiken haben, nicht jedoch die Ärzte. Zahlreiche Studien zeigen, dass diese Annahme falsch ist.[10] »Die meisten ÄrztInnen verstehen die Gesundheitsstatistiken nicht, selbst die ihres eigenen Fachgebiets«, schreibt Odette Wegwarth vom Max-Planck-Institut für Bildungsforschung, Harding-Zentrum für Risikokompetenz in Berlin, die zum Thema Risikokommunikation forscht. Lediglich 34 von 160 befragten Gynäkologen konnten beispielsweise ein positives Testergebnis beim Mammografie-Screening richtig interpretieren. Sie sollten angeben, wie viele der 10 Frauen, die wegen eines auffälligen Befunds erneut einbestellt worden waren, tatsächlich Brustkrebs haben. Die optimale Antwort lautet: etwa 1 Frau. Fälschlicherweise nahm die Mehrheit der Ärzte an, dass 9 der 10 erkrankt sind. Diese Fehleinschätzung schlägt sich dann auch in den Gesprächen mit ihren Patientinnen nieder.

Die meisten der Gynäkologen empfahlen mit Nachdruck das Mammografie-Screening, ohne jedoch konkrete Zahlen zum erfragten Nutzen zu nennen oder nennen zu können. Einige wenige gaben Prozentzahlen an. Diese bezogen sich auf die reduzierte Sterblichkeit, wenn Frauen am Screening teilnehmen, und lagen teilweise viel zu hoch, nämlich bei bis zu

50 Prozent statt der tatsächlichen 20 Prozent.[11] Grundsätzlich zeigt sich: Wird der Nutzen einer Behandlung oder Untersuchung in Prozentzahlen ausgedrückt – was beim Mammografie-Screening häufig passiert –, bewerten Ärzte den zu erwartenden Effekt unrealistisch hoch ein.

In einer weiteren Studie zum Mammografie-Screening bei Frauen und zum PSA-Screening bei Männern wünschten sich 4 von 5 vor dem Screening Informationen zum Schaden bei dieser Untersuchung. Nicht einmal 10 Prozent der 317 Personen erhielten, worum sie gebeten hatten.[12] Noch schwerer wiegt jedoch: Mehr als zwei Drittel der Teilnehmer gaben an, dass sie das Screening nicht beginnen würden, wenn die Zahl der Überdiagnosen tatsächlich so hoch ist, wie in der Studie angegeben: etwa 10 Überdiagnosen pro gerettetem Leben.[13]

»Zum potenziellen Schaden des Screening-Verfahrens beschrieb die Mehrzahl der Gynäkologen die Nachteile für vernachlässigbar […] Niemand erwähnte die Risiken der Überdiagnose und der Überbehandlung«, schreibt Psychologin Wegwarth.[14] Schlechte Voraussetzungen für Patientinnen. Wegwarths vernichtendes Urteil: »Eine Frau, die sich über Nutzen und Schaden der Mammografie informieren möchte, würde zum einen gar keine Zahlen, missverständliche Zahlen, unvollständige Zahlen oder falsche Zahlen von ihrem Gynäkologen erhalten.«[15]

Frauen möchten wissen, um wie viel sich die Brustkrebssterblichkeit senken lässt, wenn sie regelmäßig am Screening-Programm teilnehmen. Konkret sieht das so aus: Die Brustkrebssterblichkeit reduziert sich von etwa 5 auf 4 Frauen pro 1000, wenn diese 10 Jahre lang am Screening teilnehmen, also um 1 Frau. Der Unterschied zwischen 4 und 5 Personen in Prozent ausgedrückt ergibt gigantische 20 Prozent! Zahlreiche Ärzte geben diesen Vorteil der Untersuchung in

Prozent statt in konkreten Zahlen an. Der Grund: Prozentzahlen wirken mächtiger und beeindrucken viel stärker als absolute Zahlen – führen die Menschen jedoch leichter in die Irre, wie Studien zur Risikoabschätzung belegen.[16] Wegwarth wies in Untersuchungen nach, wie schnell Menschen sich verwirren lassen, wenn es an klaren Bezugsgrößen fehlt: »75 Prozent der Deutschen glaubten irrtümlicherweise, dass 100 und mehr von je 1000 Frauen weniger an Brustkrebs sterben, wenn diese an der Früherkennung teilnehmen.« Interviewte man ausschließlich Ärzte, lag die Spanne zwischen 1 bis 750 von 1000 Frauen.[17]

Zahlen für Frauen ab 50 Jahre, die 10 Jahre oder länger am Screening teilgenommen oder nicht teilgenommen haben.		
	1000 Frauen ohne Screening	1000 Frauen mit Screening
Nutzen		
Wie viele Frauen sind an Brustkrebs gestorben?	5	4
Wie viele sind insgesamt an Krebs gestorben?	21	21
Schaden		
Wie viele Frauen ohne Krebs wurden durch Fehldiagnosen falsch alarmiert oder hatten eine Biopsie?	–	ca. 100
Wie viele mit nicht-progressivem Krebs hatten eine unnötige teilweise oder vollständige Entfernung der Brust?	–	5

Abb. 1: Brustkrebsfrüherkennung: Nutzen und Schaden auf einen Blick *[nach: P. C. Gøtzsche und K. J. Jørgensen: Cochrane Database of Systematic Reviews, 2013, Jun 4 (6): CD001877; www.hardingcenter.mpg.de/de/gesundheitsinformationen/faktenboxen/massnahmen-der-krebsfrueherkennung/brustkrebs-frueherkennung]*

Woher kommen das Missverständnis und damit die Unkenntnis? »Eine systematische Verwirrung der Öffentlichkeit durch nicht transparente Informationen hat gute Chancen, ganz oben auf der Ursachenliste zu stehen«, schreibt Wegwarth. In zahlreichen Patientenbroschüren und selbst in medizinischen Fachzeitschriften wird der Nutzen vorrangig in Prozent angegeben, also als relative Risikoreduktion. Die »vergrößernde« Wirkung der relativen Risikoangaben macht Ärzte wie Patienten glauben, dass die Früherkennung besonders viel nutzt.

Wer die Ausgangsbasis nicht kennt, muss falsche Schlüsse ziehen. Ingrid Mühlhauser, Vorsitzende vom Deutschen Netzwerk Evidenzbasierte Medizin, sagt: »Das Entscheidende bei diesen Schätzwerten ist nicht, ob 1, 2 oder 5 Frauen von 1000 weniger an Brustkrebs sterben innerhalb von 10 Jahren in einem Mammografie-Screening-Programm, sondern dass die Dimension erfasst wird. Dazu braucht man absolute Zahlen.« Jede Frau sollte bei ihrem Arzt darauf bestehen.

Vom Nutzen des Mammografie-Screenings …

Je kleiner der Krebs bei der Diagnose ist, und wenn zudem die Lymphknoten keine Krebszellen aufweisen, desto weniger aggressiv muss er üblicherweise behandelt werden. Und desto größer ist normalerweise die Chance für die Frau, dass sie die Erkrankung lange überlebt und später an etwas anderem stirbt. Das Screening soll vor einem vorzeitigen Tod bewahren und obendrein die Lebensqualität der Frauen verbessern. Rund vier Fünftel der beim Screening in Deutschland entdeckten invasiven Karzinome, also der Brusttumore, die bereits in das umliegende Gewebe gelangt sind, sind maximal 2 Zentimeter groß und haben die Lymphknoten noch nicht befallen.[18] Das spricht für eine weniger invasive Behandlung und den Erfolg des Screenings.

Gegner des Programms bemängeln häufig, dass die Krebsrate mit einem fortgeschrittenen Brustkrebs trotz Screening unverändert bleibe. Als fortgeschritten gelten bösartige Tumore, die größer als 2 Zentimeter sind oder bei denen die Lymphknoten Krebszellen aufweisen, die trotz kleinem Tumor bereits dahin eingewandert sind. Die Studienlage dazu fällt kontrovers aus. Nun liegt eine aktuelle Studie mit Frauen aus der Region Münster in Nordrhein-Westfalen mit überraschenden Ergebnissen vor. Die Forscher der Universität Münster analysierten gemeinsam mit dem Krebsregister Nordrhein-Westfalen sämtliche weiblichen Brustkrebsfälle im Alter zwischen 45 und 79 Jahren in der Zeit von 2000 bis 2013 in dieser Region. Fortgeschrittene Krebsstadien stiegen dort zunächst ebenfalls ab 2005, nach Einführung des Programms. Jedoch schon wenige Jahre später sank die Anzahl dieser Diagnosen unterhalb des Levels, der vor der Einführung des Programms bestand. Das galt jedoch nicht, wie erwartet, für alle Frauen: Die deutliche Verringerung war nur unter Frauen zwischen 55 und 69 Jahren zu beobachten.[19] »Diese altersspezifischen Unterschiede lassen vermuten, dass der Rückgang an ungünstigen Stadien von Brustkrebs in älteren Gruppen dadurch entstand, dass Tumore im Frühstadium bereits in jüngeren Altersgruppen entdeckt wurden«, schließt der Studienleiter Hans-Werner Hense daraus, der den Bereich Klinische Epidemiologie an der Universität Münster leitet.

Damit Frauen den Nutzen und die Risiken des Mammografie-Screenings besser einschätzen können, haben Wissenschaftler des IQWiG kürzlich die bisherige Broschüre »Mammographie-Screening – eine Entscheidungshilfe« überarbeitet und dazu sämtliche systematischen Übersichtsarbeiten erneut analysiert und ausgewertet. »Bei den Zahlen, die wir ableiten, haben wir uns bewusst entschieden, Spannen anzugeben. Man kann nur eine gute Schätzung abgeben und durch die Spanne die bestehende Unsicherheit beschreiben«, erläutert Klaus Koch, Ressortleiter Gesundheitsinformation beim IQWiG, das Vorgehen.

Diese Schätzung sieht dann folgendermaßen aus: Von 1000 Frauen im Alter von 50 bis 59, die 10 Jahre lang am Screening teilnehmen, wird 1 Frau vor dem Tod durch Brustkrebs bewahrt. Bei 1000 Frauen zwischen 60 und 69 sind es in derselben Zeit 2 bis 3 Frauen.[20] »Diese Frauen, die durch das Mammografie-Screening vermeiden, an Brustkrebs zu sterben, ziehen sicher einen persönlichen Nutzen aus dieser Röntgenuntersuchung. Sind Sie eine davon, dann sind Sie froh«, sagt Marie-Luise Dierks. Nur weiß eben keine, ob sie nicht zu den anderen 997 gehört, von denen manche durch die Untersuchung einen erheblichen Schaden davontragen.

Weitere nicht zu unterschätzende Pluspunkte des Screening-Programms: die gut gewarteten, ständig geprüften strahlungsarmen Geräte und die eigens für das Programm trainierten Ärzte. Letztere müssen nachweisen, dass sie jährlich 5000 Röntgenbilder prüfen und erfolgreich zwischen gesundem und krankem Brustgewebe unterscheiden können. Jeweils zwei Ärzte begutachten die Brustaufnahmen zeitlich und räumlich unabhängig voneinander. Diesen hohen Standard bei der Mammografie finden Frauen kaum bei ihren niedergelassenen Gynäkologen. Hinzu kommt, dass in dem Programm auch die für die Diagnose entscheidende feingewebliche Beurteilung nur durch zertifizierte Pathologen erfolgen darf. Und der Entscheidung zur Therapie muss stets eine interdisziplinäre Fallkonferenz vorausgehen. »Die hohe Qualität, die das Mammografie-Screening-Programm in den speziell dafür eingerichteten Einheiten bietet, finden wir sonst nirgendwo im deutschen Gesundheitswesen«, sagt Hense.

... und von seinem Schaden

Dem dramatisch überschätzten Nutzen stehen die in der Bevölkerung eher unbekannten Risiken des Mammografie-Screenings gegenüber. »Ach so, es gibt auch einen Schaden«, ist Silvia, 60, erstaunt. »Davon habe ich noch nie gehört.« Ähnlich äußern sich weitere Frauen, die wir zu den Nachteilen eines Mammografie-Screenings befragten. Dass es so etwas wie Überdiagnosen gibt, wusste beispielsweise keine. Das war für sie neu und verblüffend. Dabei hatte die Mehrheit mit ihren Gynäkologen gesprochen. Monika, 65, sagt: »Nee, Überdiagnosen kenn' ich nicht.« Silvia vermutet: »Die sagen dann, Sie haben Krebs, aber dann ist da gar keiner.« Hier verwechselt sie Überdiagnosen mit einem falsch positiven Befund, also einem Fehlalarm. Und Karin, 55, winkt ab: »Keine Ahnung, ich verlass' mich da auf meine Ärztin.« Die Aufklärung der Frauen? Nicht vorhanden. Unsere Ergebnisse decken sich mit denen der Forscher des Universitätsklinikums Hamburg-Eppendorf, die die neue vom IQWiG überarbeitete Broschüre zum Mammografie-Screening testeten. Dabei stellten sie fest: »Alle Frauen hatten Schwierigkeiten, die Informationen zur Überdiagnose zu verstehen. Ein Großteil der Frauen fasste die Überdiagnosen als falsch positive Befunde auf. [...] Viele Frauen äußerten sich im Nachhinein erschrocken darüber, dass es den Nachteil der ›Überdiagnose‹ und seine Folgen gibt.«[21] In der neuen Broschüre sollen deshalb Überdiagnosen kurz erklärt werden.

»Unter Überdiagnose versteht man einen Krebs, den man beim Screening findet, den es ohne dieses Screening nie gegeben hätte«, sagt Gesundheitswissenschaftlerin Mühlhauser. Die Internistin weiter: »Dazu gehören einerseits sehr langsam wachsende oder nicht fortschreitende Veränderungen.

Oder die Frau stirbt an einer anderen Ursache, bevor sich der Brustkrebs bemerkbar machen konnte.« Es ist gar nicht so selten, und für uns zunächst überraschend, dass Tumore manchmal nicht groß etwas machen: Der Mensch stirbt nicht am Krebs, sondern mit einem Krebs, der nicht entdeckt worden ist. Das kommt vor und ist aus Obduktionen bekannt. Dann wäre es für die Frau besser gewesen, sie hätte nie etwas davon erfahren. Denn einmal entdeckt, werden diese Zellstrukturen auch behandelt. Es folgen chirurgische Eingriffe, Bestrahlung, manchmal auch Chemotherapie, mit den bekannten schwerwiegenden Nebenwirkungen und Komplikationen.

Die große Spanne der Schätzungen zu Überdiagnosen in Reihenuntersuchungen umfasst 5 Prozent bis hin zu mehr als 50 Prozent aller gefundenen Brustkrebsfälle.[22] »Wie hoch der Anteil der Überdiagnosen ist, darüber lässt sich trefflich streiten, weil kein Mensch es genau weiß«, sagt Mühlhauser. Eine Orientierung gibt beispielsweise das Harding-Zentrum für Risikokompetenz in Berlin. Danach erhalten rund 5 von 1000 Frauen, die 10 Jahre oder länger am Screening teilgenommen haben, ab einem Alter von 50 Jahren eine Überdiagnose. Die Berechnungen vom IQWiG gehen davon aus, dass von den 6 Tumoren, die bei 1000 untersuchten Frauen im Screening gefunden werden, 1 als Überdiagnose zählt. »Die ›Berechnung‹ der Überdiagnosen ist sehr komplex, nie exakt, sondern immer eine Abschätzung, die vor allem von den zugrunde liegenden Annahmen abhängt«, sagt auch Hense von der Universität Münster. Weil sie unvermeidlich durch indirekte Schlüsse zustande kommen, sind sie keine stichhaltigen empirischen Analyseergebnisse, sondern stets Schätzungen. Ist aber erst einmal das mögliche Ausmaß der Überdiagnosen bekannt, beunruhigt das Frauen sehr.

Von 50–59: Wenn 1000 Frauen 10 Jahre am Mammographie-Programm ...

	Wie viele Frauen versterben an Brustkrebs?	Wie viele Frauen erhalten eine Brustkrebsdiagnose?
... nicht teilnehmen	6	20–24
... teilnehmen	5	20
Das heißt: Von 1000 Frauen	wird 1 Frau vor dem Tod durch Brustkrebs bewahrt	erhalten 4–6 Frauen eine Überdiagnose

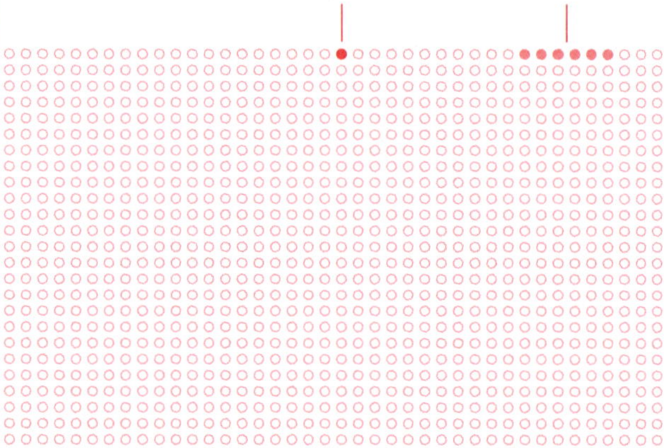

Abb. 2: Überdiagnosen beim Screening: Ein Krebs, den es ohne Screening nie gegeben hätte
[nach: »Ergebnisse der qualitativen Nutzertestung«, Oktober 2015, Einladungsschreiben und Entscheidungshilfe zum Mammographie-Screening (P14-03), Universitätsklinikum Hamburg-Eppendorf, Zentrum für Psychosoziale Medizin; Institut und Poliklinik für Medizinische Psychologie, S. 12, in: IQWiG-Berichte – Nr. 435; Einladungsschreiben und Entscheidungshilfe zum Mammographie-Screening; Auftrag: P14-03 Version: 1.0, Stand: 16.09.2016, Abschlussbericht]

Überdiagnosen haben viel mit einer ganz bestimmten Form von Zellveränderungen zu tun, dem Duktalen Carcinoma in situ, kurz DCIS genannt. In situ bedeutet, dass sich die Ver-

Von 60–69: Wenn 1000 Frauen 10 Jahre am Mammographie-Programm ...	Wie viele Frauen versterben an Brustkrebs?	Wie viele Frauen erhalten eine Brustkrebsdiagnose?
... nicht teilnehmen	8	20–30
... teilnehmen	5–6	55
Das heißt: Von 1000 Frauen	werden 2–3 Frauen vor dem Tod durch Brustkrebs bewahrt	erhalten 5–7 Frauen eine Überdiagnose

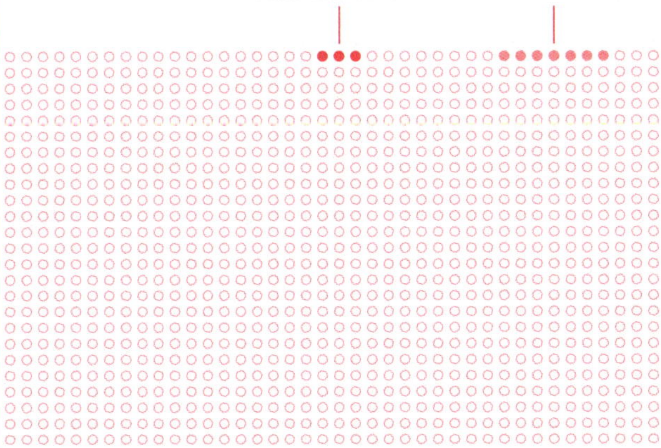

änderungen am Ursprungsort befinden und nicht gestreut haben. Dabei handelt es sich um vermehrte und veränderte Zellen innerhalb der Milchgänge der Brust – man spricht auch von Mikroverkalkungen. Normalerweise verursacht DCIS keine Beschwerden. »Man kann diese Veränderungen weder sehen, tasten noch spüren«, sagt Mühlhauser. Deshalb werden sie auch erst bei einer Mammografie sichtbar. Im aktuellen Screening diagnostizierte man bei einem Fünftel aller gefundenen Brustkrebsfälle ein In-situ-Karzinom (DCIS).[23] Bevor die Reihenuntersuchung eingeführt wurde, entdeckte man diese Form selten. Weil sich DCIS schwer einordnen lässt, sehen die einen darin einen Risikofaktor für Brustkrebs, andere eine Vorstufe oder eine Frühform von Krebs.

Das Unberechenbare daran: DCIS ist nicht gleich DCIS. Das eine Karzinom entwickelt sich mit der Zeit zu einem invasiven Brustkrebs, der über die Grenzen der Milchgänge hinauswächst und unbedingt behandelt werden muss. Ein anderes macht das nicht, ist – flapsig ausgedrückt – eher harmlos. »Zurzeit gibt es keine verlässlichen wissenschaftlichen Untersuchungen darüber, ob und wann sich ein DCIS zu einem invasiven Tumor weiterentwickelt oder nicht«, so Mühlhauser, die mit Kollegen eine Entscheidungshilfe für Frauen mit DCIS in einer Studie prüft. Im Moment untersucht eine auf über 10 Jahre angelegte randomisierte Studie (LORIS) in Großbritannien unterschiedliche Vorgehensweisen. Dabei werden Frauen mit einem im Screening entdeckten, niedriggradigen DCIS nach dem Zufallsprinzip zwei unterschiedlichen Gruppen zugeordnet: »Aktiv beobachten und abwarten«, ohne Operation mit jährlicher Mammografie gilt für die eine Gruppe. In der anderen erhalten die Frauen einen chirurgischen Eingriff und weitere Behandlungen. Frauen mit ausgeprägten Zellveränderungen sind von der Studie ausgeschlossen.[24] »Bis diese Untersuchung ein Ergebnis liefert, dauert es aber noch lange«, sagt Epidemiologe Hense. Deshalb ist es schwierig bis fast unmöglich, evidenzbasiert, also wissenschaftlich begründet, zu entscheiden, wie man am besten in diesen Fällen vorgeht, betonen unter anderem Wissenschaftler wie Roman Gulati vom Krebsforschungszentrum in Seattle, USA.[25] Selbst wenn bevölkerungsbasierte Kohortenstudien nahelegen, dass ein niedriggradiger DCIS in manchen Fällen nicht sofort operiert werden müsste.[26] Bei uns empfehlen die Leitlinien, das DCIS vorsorglich zu entfernen und zu bestrahlen.[27]

Deshalb wäre es fair und ehrlich, wenn ein Arzt seiner Patientin sagen würde, dass solche Überdiagnosen im Screening auftreten können. Für manche gesunde und beschwerdefreie Frauen, die daran teilnehmen, bedeutet es nämlich, dass einige von ihnen unnötige Krebstherapien erhalten. »Die scheinbar größten Therapieerfolge betreffen dann jene Personen, die eine Krebsdiagnose erhalten, obwohl sie ohne Screening nie an Brustkrebs erkrankt wären«, fasst Mühlhauser zusammen. »Eine Frau, die auf diese Weise ›ihren Krebs überlebt‹, könnte fälschlicherweise meinen, dass das Screening ihr Leben gerettet hätte.«

Warum das Mitentscheiden kaum funktioniert

Ob Frauen bei der Behandlung eines DCIS informiert mitentscheiden können, untersucht ein Team an mehreren Brustzentren.[28] Dabei bieten die Forscher Frauen mit einem DCIS eine ausführliche Entscheidungshilfe an: Unterschiedliche Szenarien der Behandlung mit absoluten Zahlen und Erläuterungen. Mit speziell geschulten Entscheidungs-Coaches können die Frauen über vier Wahlmöglichkeiten ergebnisoffen diskutieren. Neben einer »brusterhaltenden Operation und Bestrahlung« gibt es noch »Abwarten und Beobachten«, eine »brusterhaltende Operation« und eine »Mastektomie«, also die Amputation der Brust – drei Verfahren, die in den Leitlinien für DCIS nicht vorgesehen sind. Eine Patientin könnte sich für eine der Optionen entscheiden, etwa aufgrund des Alters. Dabei wird die informierte Patientinnengruppe mit einer Kontrollgruppe verglichen. »Aus den ersten Analysen der Gespräche zeichnet sich ab, dass sich die Ärzte sehr schwer damit tun, zuzulassen, dass sich Frauen möglicherweise anders entscheiden, als sie es für richtig halten«, sagt Mühlhauser. Oft versuchen die Ärzte, die Patientinnen von ihrer Sicht zu überzeugen: »Dann haben die Frauen keine Chance sich durchzusetzen.«

Erschwert wird das dadurch, dass Brustzentren daran gemessen und zudem nur dann erneut zertifiziert werden, wenn sie in großem Ausmaß die Leitlinien-Empfehlungen umsetzen, die in diesem Fall lauten: operieren und bestrahlen! Die Wissenschaftlerin stellt fest: »So wie die Leitlinien derzeit entwickelt werden, stehen sie einem informiertem Mitentscheiden der Patientinnen entgegen.« Einerseits findet man dort nicht die Fakten, die jeder braucht für eine informierte Entscheidung. Das größte Problem ist jedoch, laut Mühlhauser, und das gilt nicht nur für DCIS, sondern für zahlreiche komplexe Fragen in der Medizin: »Für Patientinnen gibt es keine Nutzen-Schaden-Bilanzen, die neutral, differenziert und mit absoluten Zahlen versehen über verschiedene Behandlungswege aufklären. Hinzu kommt, dass selbst den Ärzten oft nur einseitige Informationen vorliegen.« Dann ist der Einäugige König unter den Blinden.

Fehlalarme, gar nicht so selten

Von 1000 untersuchten Frauen erhalten 30 eine erneute Einladung. Daraufhin folgen weitere ergänzende Untersuchungen. Bei 12 dieser 30 Frauen entnimmt der Arzt Gewebe aus der Brust, das untersucht wird. Für 6 von ihnen heißt es danach: Sie haben Brustkrebs. Das bedeutet aber auch: 24 Frauen bekommen einen falsch positiven Befund, der sich im Nachhinein als Fehlalarm herausstellt. Je jünger die Frauen sind, desto häufiger werden aufgrund des dichteren Brustgewebes falsch positive Diagnosen gestellt. Etwas mehr als die Hälfte aller Frauen, die am Screening teilnehmen, wissen nicht, dass ihnen das passieren kann.[29] »Deutlich ist, dass Frauen massiv unterschätzen, wie häufig es zu falsch positiven Ergebnissen nach dem Screening kommt«, sagt Gesundheitswissenschaftlerin Dierks.

Derzeit kursieren weltweit unterschiedliche Empfehlungen, ab wann gesunde Frauen mit durchschnittlichem Risiko zum Screening gehen sollten, um eine erhöhte Rate falsch positiver Ergebnisse zu vermeiden. Die American Cancer Society (ACS) empfiehlt in ihren neu aufgelegten Leitlinien, das Mammografie-Screening ab einem Alter von 45 Jahren zu beginnen. Laut Studienlage liege das 5-Jahres-Risiko der 45- bis 49-Jährigen für Brustkrebs ähnlich hoch wie bei den 50- bis 54-Jährigen.[30] Auch scheint das zweijährige Screenen dem jährlichen in der Altersgruppe ab 50 Jahren hinsichtlich falsch positiver Ergebnisse überlegen. Bei uns erhalten – wie bereits erwähnt – Frauen zwischen dem 50. und 69. Lebensjahr alle 2 Jahre eine Einladung.[31]

»Jeder Test ist fehlerbehaftet«, sagt Klaus Koch vom IQWiG. »Mit einer gewissen Wahrscheinlichkeit liefert er ein falsch positives Ergebnis, also einen Fehlalarm. Das führt erst einmal dazu, dass man einen Schrecken bekommt und weitere abklärende Untersuchungen stattfinden.« Diese Erfahrung machte auch Lilo, 56, aus München. Wenige Tage nach ihrem Screening erhielt sie eine erneute Einladung. Bei diesem Termin besprach man das weitere Vorgehen. Bei ihr entnahmen Ärzte mit einer Hohlnadel mehrere Gewebeproben aus der Brust:

> *Die nächsten Tage habe ich wenig geschlafen und konnte mich bei der Arbeit am Empfang in einer großen Firma kaum konzentrieren. Während ich nervös auf das Ergebnis wartete, fragte ich Freunde und Bekannte vorsichtshalber nach der besten Klinik hier in München. Mitten in Kundengesprächen tauchte der Gedanke auf: Sicher habe ich Brustkrebs. Das blockierte mich total. Dann wieder: Die Ärzte können sich doch auch irren. Meine Gefühle fuhren Achterbahn.*

Nach sieben Tagen kam der Befund: negativ. Also kein Krebs. Lilo strahlte tagelang und war zunächst sehr erleichtert. Seitdem fühlt sie sich jedoch nicht mehr so wirklich sicher. »Vielleicht ist ja da etwas, sonst hätten die doch damals nichts gesehen«, hat sich seitdem in ihrem Kopf festgesetzt. »Auf jeden Fall gehe ich wieder zum Mammografie-Screening.« Damit gehört Lilo zu der großen Zahl der Frauen, die nach einem Fehlalarm deutlich häufiger angeben, dass sie auch in Zukunft am Mammografie-Screening teilnehmen werden. Im Gegensatz zu Frauen, bei denen man keine Auffälligkeiten gefunden hatte.[32] Obwohl das nochmalige Prüfen Entwarnung gibt, wirkt sich das offensichtlich ungünstig auf das weitere Leben zahlreicher Frauen aus.

Evelyn, 60, aus Mannheim sagt beispielsweise, dass sie über ihren Fehlalarm nicht reden wolle. Zu groß sei die Angst, dass der Schrecken von damals wieder hochkommen könne. Einen Fehlalarm zu erleben ist nicht harmlos, sondern beunruhigt und belastet Frauen noch lange. Das zeigen zahlreiche Untersuchungen.[33] John Brodersen und sein Kollege Volkert Dirk Siersma führten in Dänemark eine aufsehenerregende Studie durch.[34] 3 Jahre lang befragten sie zunächst nach einem Monat, nach einem halben Jahr und zu späteren Zeitpunkten 454 Frauen, die aufgrund von Auffälligkeiten nochmals einbestellt worden waren. Beim ersten Mal gaben 174 aus dieser Frauengruppe an, eine Brustkrebsdiagnose bekommen zu haben. Bei den übrigen hatte es sich um Fehlalarme gehandelt. Die Kontrollgruppe bestand aus 908 Frauen, die zur gleichen Zeit gescreent worden waren. Ihr Befund: normal. Obwohl die Ärzte bei den Fehlalarmen definitiv einen Tumor in der Brust ausgeschlossen hatten, belegten die Forscher, dass bei diesen Frauen noch 3 Jahre später Schlafstörungen und Angstzustände auftraten. Probandinnen mit einem falsch positiven Befund fühlten sich stärker niedergeschlagen, unwohl und machten sich mehr Sorgen, an Brustkrebs zu erkranken, als die, bei denen die Untersuchung unauffällig verlaufen war. Zwar lag insgesamt die Lebensqualität der Frauen mit einem Fehlalarm höher als bei den Teilnehmerinnen mit einer Brustkrebsdiagnose. Dennoch erreichten sie zu keiner Zeit wieder den sorgenfreien Level der Frauen mit einem unauffälligen Befund. Die Fehlalarme wirkten sich auch belastend auf das Verhalten der Frauen aus, veränderten ihre Beziehungen innerhalb der Familie, zu Freunden und Bekannten und verschlechterten insgesamt die Lebensqualität.

Eine kürzlich erschienene Studie aus Schweden, die Frauen mit einem falsch positiven Ergebnis ein Jahr lang begleitete, zeigt ähnliche Auswirkungen. Für die wieder einbestellten Frauen lagen die Chancen doppelt so hoch, dass sie sich niedergeschlagen fühlten, Angst erlebten und an Schlafstörungen litten wie bei Teilnehmerinnen aus der Kontrollgruppe. Die Autoren der schwedischen Untersuchung wiesen zudem nach: Werden Frauen nach einem Fehlalarm erneut früher einbestellt, dann macht sie das nicht etwa sicherer, sondern scheint sie eher an der zuvor gestellten Diagnose zweifeln zu lassen. Als besonders stark belastet galten diejenigen, die Informationen vermissten und über eine fehlende psychosoziale Begleitung in dieser schwierigen Zeit berichteten.[35] Wie gut die Teilnehmerinnen professionell begleitet werden, spielt also eine wichtige Rolle.

Falsche Sicherheit: übersehene Tumore

Der Nutzen ist für mich diese Scheinsicherheit, wenn bei der Mammografie nichts gefunden wurde. Aber ich kann mich nicht darauf verlassen, dass das auch stimmt, was da herauskommt. Meine Schwester ist mit 52 Jahren an Brustkrebs

gestorben. Nur drei Monate nach einer Mammografie diagnostizierte der Arzt bei ihr Brustkrebs. Damit war für mich die Sicherheit des Mammografie-Screenings weg.
INGE,74, NIEDERBAYERN

Wie bei jedem diagnostischen Test, kann auch beim Mammografie-Screening ein Tumor übersehen werden. Dann spricht man von einem falsch negativen Ergebnis. Die Frau fühlt sich nach dem Screening erleichtert, weil nichts Auffälliges gefunden wurde. Doch diese Annahme stellt sich später als falsch heraus. Für solche falsch negativen Ergebnisse gibt es mehrere Gründe. Vielleicht konnte man im Mammogramm keine Veränderungen erkennen, weil der Tumor noch zu klein und diffus war. Manche Frau hat ein so dichtes Brustgewebe, dass ein Tumor nicht von gesunden Strukturen unterschieden werden kann. Gelegentlich hat sich aber auch der Untersucher in diesem Fall geirrt – unter anderem, weil technische Fehler aufgetreten sind.[36]

Die im Screening nicht erkannten Tumore rechnen Wissenschaftler zu den Intervallkarzinomen. Darunter fallen alle Brusttumore, die bei den Teilnehmerinnen des Programms innerhalb der 2 Jahre zwischen zwei Screening-Terminen diagnostiziert werden. Das IQWiG rechnet bei 1000 Frauen mit 2 Intervallkarzinomen. Für alle, die an der Reihenuntersuchung teilnehmen, bedeutet das: Selbst wenn Frauen nur zwei, drei Monate nach einem Screening-Termin eine Unregelmäßigkeit an ihrer Brust entdecken oder einen Knoten ertasten, sollten sie nicht ausschließen, dass das auch Krebs sein könnte, und sich untersuchen lassen.

Isolde*, 57, aus Niederbayern, hat wegen der Röntgenbelastung auf die letzte Reihenuntersuchung verzichtet: »Ich habe Angst, dass ich Brustkrebs durch das Mammografie-Screening fördere, durch die dabei entstehende Strahlenbelastung. Das sind mir einfach zu viele Röntgenaufnahmen. Kürzlich die Knochendichtemessung, letztes Jahr zweimal röntgen wegen meiner Lunge. Das reicht mir jetzt.«

Zunächst einmal: Alle Menschen sind einer geringen Belastung durch Röntgenstrahlen ausgesetzt. Beispielsweise auch der, die aus der Erde kommt. Das Bundesamt für Strahlenschutz (BfS) geht von einer durchschnittlichen natürlichen Strahlenbelastung von rund 2 Millisievert jährlich für jeden Bundesbürger aus. Je nach Region kann die Menge jedoch schwanken. Hinzu kommt die Strahlenbelastung aus anderen Quellen im Alltag, etwa beruflichen: Piloten, Flugbegleiter, Fachkräfte in der Radiologie, berufliche Vielflieger sowie Bergarbeiter bekommen mehr davon ab. Die Menge an aufgenommenen Röntgenstrahlen variiert also. Nach Schätzungen von Fachleuten kann sie bis auf 10 Millisievert pro Jahr steigen.[37] »Die sogenannte effektive Dosis liegt für die beidseitige Mammografie in zwei Ebenen im Mammografie-Screening bei 0,2 bis 0,4 Millisievert«, informiert Corinna Heinrich von der Kooperationsgemeinschaft Mammographie in Berlin. Vor der Reihenuntersuchung muss jede Frau selbst entscheiden, ob das für sie nun viel Strahlung bedeutet oder eher vernachlässigbar ist.

Es wäre deutlich einfacher, wenn man sagen könnte: Mammografie-Screening reduziert die Gesamtsterblichkeit. Doch das lässt sich mit keiner Studie nachweisen. »Schon allein deshalb nicht, weil der Tod durch Brustkrebs nur einen relativ kleinen Anteil in dieser Altersgruppe ausmacht, etwa 2 bis 3 von 100 Todesfällen«, sagt Klaus Koch. Den Vorteil der Mammografie-Reihenuntersuchung zu berechnen, ist auch deshalb so schwierig, weil sich im gleichen Zeitraum die Behandlungsstrategien bei Brustkrebs durch differenzierte und gezieltere Therapien deutlich verbessert haben und damit auch die Überlebenschancen der erkrankten Frauen.[38] Dass die Zahl der Neuerkrankungen an Brustkrebs in den vergangenen Jahren abgenommen hat, liegt sicher auch daran, dass Ärzte inzwischen deutlich seltener eine Hormontherapie bei Beschwerden in den Wechseljahren verschreiben.[39]

Der hitzige Streit um das Für und Wider dieser Reihenuntersuchung wird weitergehen. Egal welche Ergebnisse in Zukunft zu erwarten sind. Nach wie vor stehen sich zwei wissenschaftliche Lager unversöhnlich gegenüber. »Ein bisschen unfair ist das schon, diesen Streit auf dem Rücken der Frauen auszutragen«, sagt Marie-Luise Dierks. Jede Frau hat vor einem Screening ein Anrecht auf täuschungsfreie Informationen. »Die anspruchsberechtigten Frauen werden in den Begleitmaterialien zur Einladung noch nicht eindeutig genug darüber informiert, dass es in der Wissenschaft äußerst unterschiedliche Auffassungen zu Nutzen und Schaden des Mammografie-Screenings gibt«, bilanziert Dierks.[40] In den neuen Broschüren wird das zumindest verbessert.

Möglicherweise benötigen Frauen zudem andere Formen der Vermittlung. Es fehlen neutrale Orte, an denen sie umfassend aufgeklärt werden, vertiefende Fragen stellen können und bewusst und gut begründet für sich entscheiden – wie immer das aussieht. Diese Aufgabe übernehmen zum Teil Frauengesundheitszentren in den Großstädten. Den Weg dahin findet jedoch nur ein bestimmtes Klientel. Um Menschen eine informierte Entscheidung zu ermöglichen, haben politische Institutionen und das Gesundheitssystem noch einen weiten Weg vor sich.

9.

Depression

Der Mythos vom depressiven Geschlecht

9.

Depression

Der Mythos vom depressiven Geschlecht

Der »Krebs der Seele« breitet sich immer mehr und immer schneller aus. Nach aktuellen Schätzungen der Weltgesundheitsorganisation (WHO) kämpfen derzeit weltweit etwa 10 Prozent der Menschen mit Depressionen und starken Angstzuständen. 10 Prozent: Hinter dieser nüchternen Angabe verbirgt sich ein Heer von mehr als 700 Millionen Frauen, Männern und Kindern. Und täglich werden es mehr. Hält das rasante Wachstum an, könnte die bodenlose Schwermut in den Industrienationen bis zum Jahr 2030 sogar auf den Platz der häufigsten Erkrankung vorrücken – schon jetzt ist sie in diesen Ländern die am häufigsten gestellte psychische Diagnose.[1] Was sich bei aller Dynamik kaum verändert hat: Offenbar betreffen Depressionen weitaus häufiger Frauen. Die Krankheitsstatistiken belegen, dass sie daran etwa doppelt so oft wie Männer erkranken. Zahlreiche Studien bestätigen den auffälligen Geschlechterunterschied. Doch obwohl es an Erklärungsansätzen nicht mangelt, sind die Ursachen des »gender gaps« bis heute nicht restlos aufgeklärt. Ist er ein Zeichen dafür, dass Frauen psychisch labiler und anfälliger für das Seelenleid sind? Sind Depressionen eine Frauenerkrankung? »Die weibliche Etikettierung der Depression ist in unserer Kultur stark verankert und hat eine lange Tradition«, sagt die Wiener Internistin und Gendermedizinerin Alexandra Kautzky-Willer. Das heißt aber noch lange nicht, dass diese Zuschreibung auch zutreffen muss.

Fest steht: Frauen haben aus unterschiedlichen Gründen

ein größeres Risiko, an Depressionen zu erkranken. Und fest steht ebenso: Der Ruf des »traurigen« oder »depressiven« Geschlechts, der Frauen bis heute hartnäckig anhaftet, wirkt sich in der medizinischen Praxis fatal aus – und zwar für beide Geschlechter. Dazu die Gesundheitswissenschaftlerin Petra Kolip: »Der zentrale Punkt ist, dass auch die behandelnden Ärzte und Therapeuten solche Geschlechterklischees im Kopf haben. Im Unterschied zu Frauen hat man Männern lange Zeit keine Depression zugetraut.« Dies heißt im Klartext: Während bei Frauen eine klare Tendenz in Richtung Überdiagnose und Übertherapie besteht, werden depressive Männer eher unterversorgt oder falsch behandelt.

Bei Frauen häufiger diagnostiziert

Statistische Erhebungen sprechen eine klare Sprache: Bezogen auf den Zeitraum von 12 Monaten treten Depressionen bei 13,1 Prozent der Frauen und 6,4 Prozent der Männer zwischen 18 und 64 Jahren auf – so das Ergebnis der Studie zur Gesundheit Erwachsener in Deutschland von 2014. Das Risiko, einmal im Leben an der Schwermut zu erkranken, liegt bei Frauen bei 25 und bei Männern bei 12 Prozent.[2] Sieht man von geringfügigen Abweichungen ab, ist dieses markante Geschlechterverhältnis ein international stabiler Befund. »Wir beobachten es fast überall auf der Welt«, bestätigt Gendermedizinerin Kautzky-Willer. »Das hängt damit zusammen, dass die Strukturen der meisten Gesellschaften patriarchalisch sind und es mit der Gleichberechtigung noch nicht richtig klappt.« Selbst in den einzelnen Bevölkerungsgruppen und Schichten von Ländern klafft die Lücke zwischen den Geschlechtern auf. Die Überzahl von depressiven Frauen sei eines der stabilsten Ergebnisse aus der Depressionsforschung, resümiert der Psychiater und Depressionsexperte

Manfred Wolfersdorf. Gleichwohl schenkt er diesem Befund aus methodischen Zweifeln heraus wenig Glauben.[3]

Laut Statistik treten Depressionen bei Frauen auch vermehrt chronisch auf, und es kommt öfter zu Rückfällen. Untersuchungen von Krankenkassen und Rentenversicherungsträgern ist außerdem zu entnehmen, dass Frauen deutlich öfter depressionsbedingt krankgeschrieben und frühverrentet werden. So listete beispielsweise die DAK im Gesundheitsreport 2016 für das Vorjahr die zehn Krankheiten und Krankheitsgruppen auf, die Frauen und Männer am häufigsten von ihrem Arbeitsplatz fernhielten. Bei Frauen befanden sich darunter drei psychische Diagnosen, wovon Depressionen auf Platz eins der Rangliste standen. Männer setzte dagegen an erster Stelle eine Erkältung oder ein schmerzender Rücken außer Gefecht. Depressionen rangierten bei ihnen an dritter Stelle. Dazu passt, dass Frauen deutlich mehr Medikamente einnehmen: 2014 bekamen sie laut Arzneiverordnungsreport durchschnittlich 36,7 Tagesdosen Psychopharmaka verordnet – das sind 54 Prozent mehr als Männer (23,8 Tagesdosen) erhielten. In den USA gehen sogar 70 Prozent aller Antidepressiva an Frauen.[4]

Bis vor wenigen Jahren nahmen Forscher noch an, dass die Zahl der Diagnosen direkt mit der Anzahl der Erkrankungen korreliert. Inzwischen wissen sie aber, dass Statistiken nicht zwangsläufig die Realität abbilden. Entsprechend uneins sind sie sich bei der Interpretation der Zahlen. Gegen das Bild vom schwachen, depressiven Geschlecht kämpfen u.a. die Münchner Medizinsoziologin Anne-Maria Möller-Leimkühler und der Bayreuther Psychiater Manfred Wolfersdorf an. Beide betonen, dass in Wirklichkeit weitaus mehr Männer an Depressionen erkranken, als bislang gedacht. »Doch mit den gängigen Diagnosemethoden erfassen wir die männlichen

Patienten oft nicht«, sagt Möller-Leimkühler. Daher bleiben männliche Warnsignale in vielen Fällen unerkannt. Liegt der Grund für den Geschlechterunterschied also womöglich nur am selektiven Blick der behandelnden Ärzte?

Ganz so einfach ist es nicht. Es gibt genügend andere Hinweise dafür, dass es trotz verzerrter Diagnosestellungen einen realen Geschlechterunterschied in der Depressionshäufigkeit gibt.[5] Verantwortlich dafür ist ein Zusammenspiel aus biologischen, psychologischen, sozialen, und kulturellen Faktoren, das bei Frauen das Risiko für Depressionen erhöht. Was letztlich aber auch bedeutet: Frauen sind in unserer Kultur Benachteiligungen ausgesetzt, die sich depressionsfördernd auswirken können. Mit dieser Feststellung erhält das Thema Depression eine neue gesundheitspolitische Brisanz, die bisher kaum beachtet und thematisiert worden ist.

Depression: Ein Zusammenspiel vieler Faktoren

Experten gehen davon aus, dass die seelische Erkrankung eine Folge von Wechselwirkungen zwischen aktuellen oder chronischen Belastungen, psychischen Veränderungen und gestörten Funktionsabläufen im Gehirn ist. Wie bei vielen psychischen Krankheiten, spielt auch die **genetische Veranlagung** eine Rolle: Depressionen in der näheren Verwandtschaft erhöhen das Risiko. Unmittelbare Auslöser können einschneidende **Lebensereignisse oder anhaltender Stress** sein. Hinzu kommen **Verhaltensstörungen** wie eine Abgrenzungsschwäche gegenüber den Ansprüchen anderer Personen. Häufig münden **dysfunktionale negative Gedanken und Einstellungen,** die sich im Laufe des Lebens immer mehr einschleifen und dem persönlichen Wohlbefinden entgegenstehen, in eine Depression.

Die Ausprägung der depressiven Symptome, darunter bodenlose Traurigkeit, Verzweiflung, starke Erschöpfung und Schlaflosigkeit, werden auf **Veränderungen des Neurotransmitter-Haushaltes des Gehirns** zurückgeführt. Die Botenstoffe im zentralen Nervensystem sind unter anderem für die Stimmungslage wichtig. Antidepressive Medikamente sollen die gestörte Balance zwischen den Botenstoffen wiederherstellen. Diese Sichtweise gerät jedoch mehr und mehr ins Wanken. Inzwischen ist erwiesen, dass Antidepressiva bei leichten und mittelschweren Depressionen nicht besser als Placebos wirken. Dem trägt auch die neue S3-Leitlinie zur Behandlung von Depressionen Rechnung: Statt bei leichten und mittelschweren Fällen Medikamente zu verschreiben, wird Ärzten empfohlen, den Patienten psychologische Unterstützung, eine feste Tagesstruktur, mehr Bewegung und stärkere Selbsthilfe anzuraten.

Dass Frauen häufiger an Depressionen erkranken, führten die Verfechter von rein biologischen Erklärungsansätzen auf die Besonderheiten des weiblichen Körpers zurück – vor allem auf den Einfluss der weiblichen Geschlechtshormone. Diese Sicht ist heute überholt. Doch wegen ihrer langen Tradition hinterlässt sie noch immer Spuren. »Die Vorstellung der Frau als dem physisch und psychisch schwachen Geschlecht reicht bis ins ausgehende 18. Jahrhundert zurück«, sagt die Medizinsoziologin Möller-Leimkühler. »Aufgrund der angeblich minderwertigen biologischen Ausstattung von Frauen galt Weiblichkeit als Leidenszustand – und Frausein als Krankheit.« Aus dieser Logik heraus schien es plausibel, dass Frauen anfälliger für psychische Erkrankungen sind: »Männer galten dagegen als stark, ihr Körper wirkte kraftvoll, ihr Geist vernunftgesteuert und ihre Psyche überlegen.« Bei der

Behandlung psychisch kranker Frauen beschränkten sich die Ärzte damals vor allem auf die weibliche Biologie. So wurde die Ursache von Gemütserkrankungen meist in einer anormalen Menstruation gesehen – und nicht etwa in den besonders repressiven Lebensbedingungen für Frauen.

Heutige biologische Ansätze führen das erhöhte Depressionsrisiko von Frauen zwar ebenfalls auf körperliche Unterschiede bei den Geschlechtern zurück – aber nur noch bis zu einem gewissen Grad. Konsens ist: Biologische Unterschiede sind nicht der einzige und vermutlich auch nicht der ausschlaggebende Erklärungsschlüssel für die Geschlechterdifferenz. Und die Auffassung, dass Frauen aus genetischen Gründen stärker zu Depressionen neigen, gilt inzwischen als überholt. Noch ungeklärt ist indes, inwieweit der Einfluss der weiblichen Geschlechtshormone auf die Entstehung von Depressionen reicht. Einerseits belegen zahlreiche Studien, dass sie in Zeiten hormoneller Umstellungen gehäuft vorkommen. Andererseits widerlegen viele Untersuchungen einen direkten Zusammenhang zwischen Hormonschwankungen und dem Auftreten von Depressionen.

Nicht jede Frau wird durch die hormonellen Berg- und Talfahrten, beispielsweise in ihrem Monatszyklus, depressiv. Für die Gendermedizinerin Kautzky-Willer ist das ein Indiz, dass weibliche Hormone keine Depressionen auslösen, sondern allenfalls begünstigen: »Dass sie einen Einfluss haben, ist klar. Ausschlaggebend sind sie aber sicher nicht.« Im Fall der postpartalen Depression, die nach einer Geburt auftreten kann, diskutieren Wissenschaftler darüber, ob die Gründe nicht in erster Linie Geldsorgen, mangelnde soziale Unterstützung oder Schwierigkeiten mit der neuen Mutterrolle sind.[6]

Als weiteres Element ist die diagnostische Blindheit von Ärzten zu nennen, Depressionen bei Männern zu erkennen.

Daraus folgt: Die Geschlechterdifferenz ist zumindest teilweise hausgemacht, wie es die Artefakttheorie vermutet. Ein Erklärungsansatz ist das unterschiedliche »Hilfesuchverhalten« der Geschlechter: Demnach suchen Frauen in Krisenzeiten eher Unterstützung als Männer – bei Freunden wie auch bei Therapeuten und Ärzten. Dagegen ziehen sich Männer mit Problemen lieber allein in einen dunklen Winkel zurück. Und schweigen.

Außerdem nehmen Frauen körperliche und seelische Beschwerden meist besser und schneller als Männer wahr. Sie berichten auch ausführlicher und offener darüber. Dies liegt sowohl an ihrer Erziehung und Sozialisation als auch an den weiblichen Lebensbedingungen, Interessen und Orientierungen.[7] »Frauen wird von Kindesbeinen an nahegelegt, ihre Beschwerden zu zeigen. Sie erhalten dafür Zuwendung und Trost«, erklärt Kautzky-Willer. Über Probleme zu reden und Hilfe zu suchen, sieht die traditionelle Männerrolle nicht vor.

Ein anderer Faktor, der die Depressionsstatistiken verzerrt, ist der Einfluss des traditionellen Frauenbildes auf Ärzte und Therapeuten. Dass das überholte Bild der Frau als schwachem Geschlecht die Diagnose- und Therapieentscheidungen von Ärzten unbewusst beeinflussen kann, lässt sich durch Untersuchungen belegen.[8] Sie zeigen, dass bei Frauen schneller eine Depression diagnostiziert wird als bei Männern – auch wenn die gleichen Symptome vorliegen. Aufgrund des Geschlechterklischees werden Frauen eher als passiv, ängstlich und gefühlsbetont wahrgenommen. Diese »weiblichen« Attribute stimmen stärker mit klassischen Depressionsmerkmalen wie Niedergeschlagenheit oder Traurigkeit überein als »männliche« Charakterzüge, die sich aus stereotypen Männlichkeitsbildern speisen und »echte Kerle« als stark, zupackend und offensiv typisieren. Dazu Kautzky-Willer: »Wenn

Patientinnen über Schmerzen, Müdigkeit oder Schlaflosigkeit klagen, die sich nicht sofort einem körperlichen Krankheitsbild zuordnen lassen, wird oft allzu schnell auf eine depressive Störung geschlossen.«

Kräftezehrende Mehrfachbelastung – Kind, Küche & Karriere

Der Hauptgrund für das größere Depressionsrisiko von Frauen dürften ihre schwierigen Lebensumstände in unserer Gesellschaft sein. Zu diesem Ergebnis kommen zahlreiche Studien aus den letzten Jahren.[9] Frauen haben eine Unmenge von Erwartungen zu erfüllen: Sie sind berufstätig, ziehen Kinder groß und übernehmen immer noch den größten Teil der Hausarbeit. Dies stuften in einer DAK-Umfrage von 2013 rund 75 Prozent der befragten Mütter als auslaugend und erschöpfend ein. Oft kommt dann auch noch die Pflege kranker Eltern oder naher Verwandter hinzu. Die Mehrfachbelastung zerrt an den Nerven, besonders bei Frauen mit kleinen Kindern. Nach wie vor sind es in erster Linie Frauen, die die Hauptlast der Hausarbeit übernehmen. »Junge Paare verrichten die Hausarbeit oft noch gemeinschaftlich«, differenziert Kolip, »doch spätestens mit der Geburt des ersten Kindes holt sie die traditionelle Rollenverteilung ein.« Während sich die Mütter dann stärker um das Kind und die Hausarbeit kümmern, engagieren sich die Väter mehr im Beruf. Elternschaft ist für viele Frauen mit Karrierebruch und einem Rückfall in traditionelle Rollenmuster verbunden. Sie sind enttäuscht, unzufrieden und frustriert, weil die Unterstützung fehlt, und fühlen sich in den vorhandenen Strukturen gefangen.

Im »Stress of Caring« sieht Deborah Belle, Psychologin an der Harvard Universität, einen weiteren depressionsfördernden Faktor: Frauen leisten mehr Beziehungsarbeit und fühlen sich verantwortlich für das Wohl des Gegenübers. Grundsätzlich geben sie mehr Unterstützung und Hilfe als sie erhalten. Dieses Ungleichgewicht kann im Laufe der Jahre zu einem Mangel an Unterstützung und Anerkennung führen, der anfälliger für Depressionen macht.[10] Es hat also seinen Grund, dass verheiratete Frauen innerhalb von sechs Monaten dreimal häufiger Depressionen entwickeln als getrennt lebende, geschiedene oder alleinstehende Frauen. Von den Ehefrauen, die in einer unglücklichen Partnerschaft leben, wird sogar jede zweite schwermütig. Immerhin: Glücklich verheiratete Frauen haben ein geringeres Depressionsrisiko als Frauen ohne Trauschein, im Vergleich mit glücklich verheirateten Männern ist es allerdings immer noch fünfmal so hoch.[11] Dazu passt, dass Männer von einer Trennung besonders hart getroffen werden. Denn mit ihrer Partnerin geht ihnen die wichtigste Quelle für Unterstützung und Zuspruch verloren.

Auch im Erwerbsleben sind Frauen strukturell benachteiligt. Zwar senkt sich das Depressionsrisiko durch das Ausüben eines Berufs, doch Frauen verdienen in gleicher Position immer noch deutlich weniger als ihre männlichen Kollegen. In Deutschland ist das Verdienstgefälle besonders stark ausgeprägt: Obwohl gesetzlich gleichgestellt, verdienen Frauen hier knapp ein Viertel weniger als gleich qualifizierte männliche Arbeitsgenossen vom Nebentisch. Bildung wirkt sich ebenso auf die seelische Gesundheit aus. Weltweit betrachtet wird Frauen der Zugang dazu erschwert. Hinzu kommt, dass Frauen oft in Pflege- und Sozialberufen arbeiten, die von Haus aus schlecht bezahlt und wenig angesehen sind. Durch die Übernahme familiärer Pflichten stecken sie oft in Teilzeitjobs und prekären Beschäftigungsverhältnissen fest. Das wirkt sich nicht nur verheerend auf ihre Renten aus. Prinzipiell rutschen Frauen schneller in Armut ab – ein weiterer wichtiger Risikofaktor für Depression. Am schlimmsten trifft die Geldnot alleinerziehende Mütter, die neben der prekären finanziellen Situation auch noch die ganze Verantwortung für ihre Kinder tragen müssen. Sie haben das höchste Depressionsrisiko überhaupt.

Ein weiterer gesellschaftlicher Missstand, der Frauen anfälliger für psychische Erkrankungen macht, sind Gewalterfahrungen. Mädchen haben ein doppelt so hohes Missbrauchsrisiko wie Jungen. Missbrauchserfahrungen machen verletzlich und können bewirken, dass die Betroffenen später auf schwierige Lebenssituationen mit Depressionen reagieren. Im Erwachsenenalter sind etwa ein Viertel aller Frauen körperlichen oder sexuellen Übergriffen durch den Beziehungspartner ausgesetzt. Insgesamt werden 14 bis 25 Prozent aller Frauen mindestens einmal im Leben vergewaltigt. Als Folge davon treten in vielen Fällen Albträume, Schlafstörungen, anhaltendes Grübeln, Ängste, Beziehungsprobleme, Depressionen, Essstörungen oder Selbstmordgedanken auf. Das höhere Missbrauchsrisiko von Frauen gilt inzwischen als gesicherter Einflussfaktor für Depressionen.[12]

Wie stark Frauen auf solche depressionsfördernden Faktoren reagieren, hängt offenbar davon ab, inwieweit sie sich mit der traditionellen weiblichen Geschlechterrolle identifizieren. Zu diesem Ergebnis kam eine Projektgruppe unter Leitung der US-Psychologin Ellen McGrath, die sich intensiv mit dem Thema »Frauen und Depression« auseinandersetzte.[13] Demnach gilt: Je stärker Frauen traditionelle Rollenzuschreibungen verinnerlicht haben, desto anfälliger sind sie gegenüber Stress und Depression. Die »Gefangenschaft im Rollenkäfig« macht also manche Frauen krank.

Im Rahmen seiner Untersuchungen identifizierte das Forscherteam um McGrath einen bestimmten Persönlichkeitsstil, der häufiger bei Frauen anzutreffen ist als bei Männern und der das Depressionsrisiko erhöht. Er entspricht dem herkömmlichen Rollenverständnis, das Frauen stereotype Attribute wie körperliche Schwäche, Abhängigkeit vom Mann oder einen stark ausgeprägten Familiensinn zuweist. Frauen haben demnach auch längere »soziale Antennen« als Männer und sind im Vergleich besonders einfühlsam, duldsam, warmherzig und kommunikativ. Zugleich zeichnet sie angeblich eine besondere Zurückhaltung aus, die sie oft zaghaft, fügsam, passiv, ängstlich und schwach erscheinen lässt. In dieses Bild passen auch vermeidend-passive Verhaltensmuster und pessimistische Denk- und Verarbeitungsstile. Frauen grübeln offenbar häufiger. Im Vergleich mit Männern neigen sie auch zu negativen Selbstwert-, Hilflosigkeits- und Ohnmachtsgefühlen. All diese Eigenschaften bewegen sich, so McGrath, nahe an der Grenze zu einer depressiven Verstimmung.

Nun kann die kommunikative Ader von Frauen zwar durchaus zu ihrem Wohlbefinden beitragen. Stundenlang miteinander am Telefon quatschen, einander aushelfen, stiftet Verbundenheit und verbessert die Lebensqualität. Doch sobald Probleme im zwischenmenschlichen Bereich auftreten, wie aufreibende Konflikte mit dem Partner oder der Verlust eines Elternteils, trifft dies Frauen stärker als Männer. Die Beobachtungen von McGrath werden durch aktuelle Befunde aus Stressexperimenten gestützt. Dazu die Medizinsoziologin Möller-Leimkühler: »Belastungen durch soziale Beziehungen lösen bei Frauen stärkere Stressreaktionen aus und machen sie verletzlicher für Depressionen.« Laut Möller-Leimkühler ist die größere zwischenmenschliche Orientierung von Frauen sowohl evolutionsbiologisch als auch soziokulturell bedingt. Schon immer lag es im Bereich der weiblichen

Zuständigkeit, fürsorglich zu sein, Kinder aufzuziehen und sich um kranke und alte Menschen zu kümmern.

Gleichwohl sind Geschlechterrollen auch gesellschaftlich geprägt. Eine wichtige Rolle spielt hierbei Werbung, die oft klischeehafte Geschlechterbilder für ihre Zwecke nutzt und in einem sexualisierten Setting präsentiert. Bei der Werbung für Antidepressiva ist dies besonders offenkundig. Im Unterschied zu Deutschland dürfen verschreibungspflichtige Arzneimittel in Großbritannien, Kanada und den USA auch in den Massenmedien beworben werden. Verschiedene Studien, die sich mit der Antidepressiva-Werbung in diesen Ländern nach 1950 befassten, machten in den Anzeigen einen deutlichen Zusammenhang zwischen den Themen Depression, Weiblichkeit und Erschöpfung aus. Die Forscher fanden darin beispielsweise mehrheitlich Frauen abgebildet.[14] Trotz des fortschreitenden Rollenwandels der letzten Jahrzehnte wurden sie in Übereinstimmung mit der traditionellen Frauenrolle dargestellt. In neueren Annoncen wurde zunehmend die Doppelbelastung der Frauen durch Beruf und Haushalt thematisiert. Diese Art der Reklame festigt nicht nur das alte Vorurteil vom weiblichen Antlitz der Depression. Durch die Verbreitung bestimmter Geschlechterstereotype in den Massenmedien fördert es auch die Rollenidentifizierung von Frauen.

Antidepressiva: Zu oft und zu unkritisch verordnet?

Mit der Zunahme von Depressionen erhöht sich auch der Antidepressiva-Verbrauch. In Deutschland verdreifachten sich die Verordnungen in den letzten 15 Jahren. Heute nehmen etwa 6 Prozent der Erwerbstätigen die Stimmungsaufheller ein. Das Verschreibungsvolumen sei hierzulande wie auch in den USA und vielen anderen Ländern »irritierend hoch«, resümieren die Autoren des Arzneiverordnungsreports 2015. Kritiker sprechen von einem regelrechten Antidepressiva-Boom.

Dabei gibt es durchaus Zweifel an ihrer Wirksamkeit. Besonders die Serotonin-Wiederaufnahmehemmer (SSRI) wurden in ihrer Wirkung deutlich überschätzt – sie wirken bei leichten Depressionen nicht besser als Placebos. Dieser Befund geht auf die Arbeiten des Psychologen Irving Kirsch von der Harvard Medical School zurück. Mit seinem Team hatte er 2008 alle verfügbaren Studien über SSRI gesichtet – auch solche, die Pharmafirmen bis dahin geheim gehalten hatten.[15] Weitere Recherchen ergaben, dass die Branche nur jene Studien veröffentlicht hatte, die günstige Resultate für Antidepressiva zeigten. Dies erschütterte das Vertrauen in die Wirkstoffe.

Mittlerweile zweifeln viele Wissenschaftler auch den biochemischen Mechanismus an, mit dem die Industrie die Wirkweise der Medikamente erklärt. So auch die Bochumer Psychologen Jürgen Margraf und Silvia Schneider: »Es ist heute Standard, den Patienten und der Öffentlichkeit zu erzählen, dass ein aus dem Lot geratenes Neurotransmittersystem die Ursache für psychische Erkrankungen ist.«[16] Dabei sei nach wie vor nicht klar, ob dieses Phänomen Ursache oder Folge ist. Deshalb plädieren die beiden Forscher für eine Behandlung durch Psychotherapie.

Dies deckt sich mit der neuen S3-Leitlinie zur Depressionsbehandlung: Leichte bis mittelschwere Depressionen können durch eine psychotherapeutische Behandlung kuriert werden. Zudem setzen immer mehr Experten verstärkt auf Sport, Stressabbau und einen geregelten Lebensstil mit ausreichend Schlaf und wenig Alkohol. Nur bei schweren Depressionen bleiben Medikamente das Mittel der Wahl.

Gleichwohl werden die Stimmungsaufheller noch immer zu oft und zu schnell verschrieben. Laut Daten der AOK von 2013 bekommt etwa ein Drittel der Antidepressiva-Konsumenten die Medikamente ohne Depressionsdiagnose. Oft reichen Schlafprobleme, ein Trauerfall in der Familie, beruflicher Stress oder Befindlichkeitsstörungen aus – und schon verlassen die Patienten die Arztpraxis mit einem Antidepressiva-Rezept. Nach der Erstverordnung nehmen viele von ihnen die Medikamente jahrelang weiter ein, ohne dass wirklich Bedarf besteht. Ein anderer Grund ist das breite Anwendungsspektrum moderner Antidepressiva: Ärzte verschreiben diese auch gegen chronische Schmerzen, Schlafstörungen, Menstruationsbeschwerden, Prüfungsängste, Harndrang und andere Malaisen. Ein weiterer Aspekt: Wenn Menschen zum Arzt gehen, erwarten sie sofortige Hilfe in Form eines Rezeptes. Auf einen Psychotherapieplatz müssten sie dagegen durchschnittlich 6 Monate warten. So viel Geduld haben Patienten mit großem Leidensdruck nicht.

Immerhin: Laut Arzneiverordnungsreport 2015 flacht das seit Jahren steil ansteigende Verordnungsprofil von Antidepressiva aus der Gruppe der SSRI seit 2013 leicht ab. Doch lässt sich daraus folgern, dass Ärzte kritischer und unempfänglicher für Arzneimittelwerbung geworden sind? Oder sind die Patienten skeptischer gegenüber Psychopharmaka geworden? Eine klare Antwort auf diese Fragen wird erst möglich sein, wenn klar ist, wie sich der Verordnungstrend weiter entwickeln wird.

»Frauen werden depressiv – Männer bringen sich um«

Auf den ersten Blick scheint »männliches« Verhalten vor Depressionen zu schützen. Das »starke Geschlecht« ringt weitaus weniger mit der Doppelbelastung durch Familie und

Beruf. Außerdem wirken sich die Berufstätigkeit von Männern und die Rolle als Familienernährer erwiesenermaßen positiv auf ihre psychische Gesundheit aus sowie auch die Ehe. Einen Anhaltspunkt, dass Männer womöglich doch weitaus häufiger depressiv sind als angenommen, liefert das Geschlechterparadox beim Suizid. Obwohl laut Statistik auf zwei depressive Frauen nur ein schwermütiger Mann kommt, nehmen sich insgesamt mindestens dreimal mehr Männer das Leben. Das gibt zu denken, da etwa 90 Prozent aller Suizide die unmittelbare Folge psychischer Erkrankungen sind. Inzwischen gehen viele Fachleute davon aus, dass Depressionen beim Mann versteckt auftreten und, da unbehandelt, öfter im Suizid enden.

Manche Experten behaupten, zumindest ältere Männer seien fast genauso oft depressiv wie Frauen.[17] Was für eine hohe Dunkelziffer depressiver Männer spricht: Je fortgeschrittener und schwerer Depressionen sind, desto kleiner wird der Geschlechterunterschied. Dies könnte bedeuten, dass Männer die klassischen Frühsymptome einer Depression mit anderen Krankheitsanzeichen überspielen oder sie durch bestimmte Abwehrmechanismen verschleppen. Depressionen äußern sich bei Männern anders – zumindest in der Anfangsphase – auf dieser Annahme basiert das vor etwa 10 Jahren eingeführte Konzept der männlichen Depression, das in Fachkreisen aber noch nicht für hinreichend abgesichert gilt. Das Verhalten depressiver Männer richtet sich demnach stärker nach außen: Sie sind gereizt bis aggressiv, treiben unermüdlich Sport oder trinken regelmäßig zu viel Alkohol. »Depressive Frauen gehen entweder einkaufen, oder sie essen. Depressive Männer erobern ein anderes Land«, so hat die US-Kabarettistin Elayne Boosler die unterschiedlichen Verhaltensweisen der Geschlechter überspitzt zusammengefasst.[18] Die Medizinsoziologin Möller-Leimkühler bemerkt dazu: »Männer mit Depressionen bauen emotionalen Stress eher auf der Körper- oder Verhaltensebene ab. Sie stürzen sich noch mehr in die Arbeit, werden impulsiv und risikofreudiger. So können sie die männliche Fassade aufrechterhalten. Ihre Depression fällt dann weniger auf.« Ärzte bringen solche Verhaltensweisen oft nicht mit einer Depression in Verbindung, sondern halten den Patienten für alkoholabhängig oder persönlichkeitsgestört.

Warum Männer unter Druck und in seelischer Not anders reagieren als Frauen, lässt sich nur vor dem Hintergrund traditioneller Männlichkeitsvorstellungen ganz verstehen. Depressive Männer fühlen sich oft doppelt stigmatisiert: An einer Krankheit leiden und dazu noch an einer »weiblichen«, psychischen, ist »unmännlich«. Hilfesuchen ist im traditionellen Männerbild nicht vorgesehen, und finden sie doch einmal den Weg zum Arzt, wird ihnen dort häufig die falsche Diagnose gestellt. »Wenn ein Mann beim Arzt sagen würde, er käme schlecht aus dem Bett, sein Leben mache keinen Sinn, und er könne nicht mehr schlafen, käme wohl jeder Hausarzt sofort auf die Idee, dass es sich hier um eine Depression handeln könnte«, sagt die Gesundheitswissenschaftlerin Kolip. Stattdessen schildern Männer meist körperliche Symptome, die oft die Folge ihrer riskanten Bewältigungsstrategien und Abwehrmechanismen sind – etwa Sportverletzungen oder Magenschmerzen durch zu viel Alkohol. Bis hin zur Selbsttötung als letztem Ausweg. Die Männlichkeit zu wahren und den Selbstwert zu retten, wählen Männer vergleichsweise harte und drastische Wege. Die Selbstmordraten von Männern sind höher als die von Frauen, obwohl Letztere rund dreimal so oft wie Männer versuchen, ihr Leben zu beenden. Da sie dafür aber »weichere« Methoden wählen, wie eine Überdosis Medikamente, werden sie häufiger gerettet. Psychologen bewerten den vollzogenen männlichen Freitod als rationalen Akt, während sie den Tötungsversuch von Frauen als emotionale Handlung begreifen.[19]

Das traditionelle männliche Rollenbild bewirkt, dass Männer anderen Risikofaktoren für Depressionen unterliegen als Frauen. Eine leere Kasse bedroht das Gemüt von Männern stärker, ebenso der Verlust des Jobs oder mangelnde berufliche Anerkennung. Überhaupt sind Belastungen, die den gesellschaftlichen Status gefährden, die größte Gefahr für das männliche Seelenheil. »Männer, die nach der klassischen Geschlechterordnung erzogen wurden, sind sehr statusorientiert. Sie definieren sich vor allem über ihre berufliche Karriere und setzen auf Macht, Leistung und Wettbewerb«, sagt Möller-Leimkühler. Besonders einschneidend ist die Pensionierung: Auf einen Schlag verlieren sie die berufliche Aufgabe, den vormaligen gesellschaftlichen Status und ein Stück Macht. Auch chronische Krankheiten, die die männliche Leistungskraft bedrohen, erhöhen ihr Depressionsrisiko. Kommen dann auch noch Beziehungsprobleme mit drohender Trennung dazu, wirft das so manchen Mann endgültig aus der Bahn. Denn mit dem Alleinleben kommen Männer weitaus weniger gut zurecht als Frauen.

Männer reagieren nicht nur auf andere Risikofaktoren, sondern schützen durch ihr Verhalten die »starke« Männerfassade. Wenn Männern diese »Fluchtwege« versperrt werden, zeigen sie genau die gleichen Depressionssymptome wie Frauen – und erkranken auch gleich häufig. Dies geht aus Untersuchungen in jüdisch-orthodoxen Gemeinden und bei den Amisch hervor. In beiden Gruppen sind sowohl der Konsum von Alkohol als auch Selbsttötungen stark tabuisiert.[20] Die männlichen Depressionssymptome sind bei praktizieren-

Risikofaktoren	
Frauen	**Männer**
• Ehefrau	• Alleine leben
• Mutter	• Arbeitslosigkeit
• Alleinerziehende Mutter	• Berufliche Gratifikationskrisen
• Versorgung pflegebedürftiger Angehöriger	• Homosexualität
• Hausfrau sein	• Scheidung/Trennung
• Geringe soziale Unterstützung	• Chronische Erkrankungen
Für beide Geschlechter schlechte ökonomische Bedingungen	

Abb. 1: Risikofaktoren für Depressionen:
Zwischen Frauen und Männern bestehen große Unterschiede
[nach: A. M. Möller-Leimkühler: »Männer, Depression und ›männliche Depression‹«, in: Fortschr Neurol Psychiat, 2009; 77: 415]

den Ärzten noch nicht hinreichend bekannt. Auch die gängigen ärztlichen Diagnosehandbücher, ICD-10 (Internationale statistische Klassifikation der Krankheiten und verwandter Gesundheitsprobleme) oder DSM-5 (Diagnostic and Statistical Manual of Mental Disorders), sind noch einseitig auf die »weiblichen« Symptome geeicht. Dadurch werden Männer seltener als depressiv erfasst und bleiben öfter unbehandelt. Aus diesem Grund setzt sich Möller-Leimkühler mit Vehemenz für eine geschlechtersensible Depressionsdiagnostik ein, die die unterschiedlichen Symptome und Verhaltensweisen beider Geschlechter berücksichtigt: »Dass Frauen und Männer bei der gleichen Erkrankung unterschiedliche Symptome entwickeln, ist im Fall des Herzinfarkts schon länger bekannt. Eine solche Gendersensibilität brauchen wir nun auch für die Diagnostik seelischer Erkrankungen.«

Einen Vorstoß in diese Richtung macht die »Gotland-Skala zur Einschätzung von Depressionen bei Männern«, die der Psychiater Wolfgang Rutz im Rahmen eines Suizidpräventionsprogramms auf der schwedischen Insel Gotland entwickelte. Das Diagnoseinstrument berücksichtigt sowohl die klassischen Anzeichen einer Depression, wie sie hauptsächlich von Frauen bekannt sind, als auch Symptome, wie sie vor allem depressive Männer entwickeln. Viele Depressionsforscher halten die Gotland-Skala aber noch nicht für hinreichend gesichert. Bislang kam sie vor allem in Forschungsprojekten und internationalen Studien zum Einsatz. Auch in Australien und den USA sind mittlerweile geschlechtssensible Diagnosewerkzeuge für Depressionen entwickelt worden, angeblich differenzierter und ausgereifter als das schwedische Vorbild. In Deutschland hat Möller-Leimkühler diese Lücke vor Kurzem geschlossen, indem sie ein geschlechtersensibles Depressionsscreening ausgearbeitet hat. Die Sozialwissenschaftlerin hofft nun, dass es bald Einzug in die ärztlichen Praxen halten wird.

Eine an beide Geschlechter angepasste Depressionsdiagnostik könnte wesentlich dazu beitragen, die hohe Suizidrate bei Männern zu senken. Gleiches gilt für Fehldiagnosen wie Alkoholabhängigkeit oder Persönlichkeitsstörungen, mit denen depressive Männer häufig konfrontiert werden. »Wichtig ist aber auch, das Bewusstsein für die männerspezifischen Verhaltensweisen und Symptome in der breiten Öffentlichkeit zu schärfen«, sagt Möller-Leimkühler. Vermutlich würden die Betroffenen dann mehr Unterstützung von ihren Mitmenschen erfahren. Und vielleicht auch häufiger von sich aus beim Arzt oder Therapeuten Hilfe suchen.

Ein neues Rollenbild finden – für Frauen und für Männer

Seit einigen Jahrzehnten erodieren die traditionellen Geschlechterrollen mehr und mehr. Das Bild vom Mann als Alleinverdiener und Hauptenährer hat ausgedient. Frauen haben bei der Bildung stark nachgezogen, und auch die Frauenerwerbsquote hat deutlich zugenommen. Das »schwache Geschlecht« ist selbstbewusster, unabhängiger und emanzipierter als je zuvor. Männer sind heute dagegen viel familienorientierter als früher, sie kümmern sich mehr um den Nachwuchs und bringen sich stärker im Haushalt ein. »Der Rollenwandel hat dazu geführt, dass für beide Geschlechter mehr Möglichkeiten offenstehen«, so fasst die Gesundheitswissenschaftlerin Kolip die Entwicklung zusammen. Allerdings sind die Optionen nicht gleich verteilt: »Das Rollenspektrum der Frau hat sich stärker erweitert als das des Mannes.« Eine Broschüre des Bundesministeriums für Familie, Senioren, Frauen und Jugend beschreibt die momentane Situation mit den Worten: »Mehr Freiheiten für Frauen – mehr Unsicherheiten für Männer.«[21]

Erste Hinweise, dass sich dadurch auch die psychische Gesundheit ändert, gibt eine internationale Studie von 2009, die 73 000 Frauen und Männer in insgesamt 15 sowohl hoch- als auch wenig entwickelten Ländern befragte.[22] Eines ihrer Ergebnisse: Je emanzipierter die Frauen, desto weniger anfällig sind sie für Depressionen. Allerdings bringt ihnen die Gleichberechtigung verstärkt jene Krankheiten ein, unter denen zuvor hauptsächlich Männer litten, etwa Alkohol-, Nikotin- oder Drogenabhängigkeit. Die Sozialwissenschaftlerin Möller-Leimkühler hat dafür folgende Erklärung parat: »Wir finden inzwischen bei Frauen nicht mehr allein die Eigenschaften klassischer Weiblichkeit. Viele der heutigen Frauen sind psychisch androgyn. Das heißt, sie vereinen

›typisch weibliche‹ mit ›typisch männlichen‹ Eigenschaften.« Psychisch androgyne Frauen sind robuster gegenüber seelischen Erkrankungen als traditionell weiblich orientierte Geschlechtsgenossinnen. Sie verfügen über bessere Problembewältigungsstrategien und haben ein größeres Verhaltensrepertoire in Krisensituationen. »Allerdings haben sie sich auch männertypische Verhaltensweisen angeeignet, die gesundheitsgefährdend sind«, sagt Möller-Leimkühler. Bei Belastung und unter großem Druck reagieren sie empfindlicher auf Stress. Sie werden dann reizbar und aggressiv, das heißt, sie zeigen offensive und nach der bisher gültigen Vorstellung eher »männliche« Verhaltensweisen.

Frauen, die ein modernes Rollenbild verinnerlicht haben, zeigen in Stress- und Krisensituationen häufig die Symptome einer männlichen Depression: Sie überdecken die klassisch »weiblichen« Krankheitssymptome durch stärker ausagierende »männliche« Verhaltensweisen. Zu diesem Ergebnis kam eine Stress-Studie unter Leitung von Möller-Leimkühler, die 1000 Studierende ins Visier nahm.[23] Mithilfe der Gotland-Skala untersuchte sie das Wohlbefinden der Studierenden und ihr Risiko für eine männliche Depression. Das Ergebnis überraschte: Für die Studentinnen zeigte sich ein größeres Risiko, an einer männlichen Depression zu erkranken als für ihre männlichen Kommilitonen (28,9 Prozent versus 22,4 Prozent). Insgesamt waren bei den jungen Frauen sowohl die klassischen Depressionssymptome als auch die »männlichen« Abwehrmechanismen stärker ausgeprägt. Und da unsere Gesellschaft Aggressionen bei Frauen allmählich zu tolerieren beginnt, dürfte dies in Zukunft immer häufiger der Fall sein.

Männer empfinden die fortschreitende Emanzipation der Frauen mehrheitlich nicht als Entlastung, sondern als Bedrohung. Das alte und gewohnte Männerbild trägt nicht mehr –

vor allem junge Männer können sich nicht mehr damit identifizieren. Da ihnen aber noch eine klare neue Rolle fehlt, rutschen viele von ihnen in Identitätskrisen. Die große Verunsicherung heutiger Männer geht auch aus der großen deutschen Männer-Studie hervor, die das Allensbacher Institut für Demoskopie 2013 durchführte.[24] Offenbar wird die Liste der Dinge, die Frauen ebenso gut oder noch besser können als Männer, immer länger – beispielsweise Mitarbeiter führen, Entscheidungen treffen oder mehrere Dinge gleichzeitig tun. Bei den sozialen Kompetenzen liegen Frauen ohnehin schon weit vorn.

Der Konkurrenzdruck und die neuen Pflichten sind für viele Männer eine Herausforderung. »Männer sind heute durch die Einführung der ›Vätermonate‹ stärker in die Familienarbeit eingebunden«, sagt Gesundheitswissenschaftlerin Kolip, »dadurch wird die Vereinbarkeit von Familie und Beruf neuerdings auch für sie zu einem Thema.« In der deutschen Männerstudie gaben 64 Prozent der deutschen Männer an, dass es mit der Gleichberechtigung reicht! Rund 28 Prozent sagten: »Was da passiert, ist übertrieben!« Vermutlich wird es noch Jahrzehnte dauern, bis Männer ein neues und überzeugendes Rollenbild finden.

Zu guter Letzt

Die Schwierigkeiten, besonders für Frauen, zu einer selbstbestimmten Entscheidung in Gesundheitsfragen zu kommen, haben wir in diesem Buch ausführlich aufgezeigt. Erst kürzlich forderte Bundesgesundheitsminister Hermann Gröhe ein »deutsches Gesundheitsportal, auf dem alle wichtigen Informationen rund um das Gesundheitswesen zu finden sind – mit hoher Qualität und zugleich verständlich und leicht zu erfassen«.[1] Ein wünschenswertes Mammutprojekt. Denn es gibt zu vielen Untersuchungs- und Behandlungsangeboten noch zu wenig ausgewogene Informationen – etwa evidenzbasierte Nutzen-Schaden-Abwägungen. Zudem erschwert die Informationsflut aus den Medien –, besonders aus dem Internet –, den Zugang zu neutralen und verlässlichen Daten. Selbst Ärzte haben Probleme damit, seriöse Quellen im Internet als solche zu erkennen, stellte unlängst die Bertelsmann Stiftung in einer Untersuchung fest.[2]

Allerdings reicht das bloße Bereitstellen von verlässlichen Informationen nicht aus, um Patienten in die Lage zu versetzen, gute Entscheidungen für ihre Gesundheit zu treffen. Mehr als die Hälfte der Bundesbürger (54,3 Prozent) sind bei gesundheitsrelevanten Informationen überfordert – so das Ergebnis einer aktuellen Studie der Universität Bielefeld.[3] Sie haben Schwierigkeiten, ihren Arzt zu verstehen oder medizinische Leistungsangebote und Behandlungsoptionen zu beurteilen. »Es braucht eine neue Kultur der Leitlinienentwicklung, der Datenpräsentation, und Informationsmaterialien, die Patientinnen und Patienten auch verstehen können«, sagt Gesundheitswissenschaftlerin Ingrid Mühlhauser von der Universität Hamburg.

Doch schon jetzt zeichnen sich einzelne Einrichtungen und Organisationen durch medizinische Fachseiten mit hochwertigen und gut verständlichen Informationen aus. Frei von wirtschaftlichen Interessen liefern sie unabhängige und neutrale Auskünfte. Eine Auswahl davon haben wir auf den folgenden Seiten zusammengestellt.

Anhang

Wichtige Adressen auf einen Blick

www.igel-monitor.de
Hier werden die wichtigsten IGeL-Untersuchungen bewertet wie der vaginale Ultraschall der Eierstöcke, die Messung des Augeninnendrucks oder der PSA-Test. Auch weniger häufig angebotene Leistungen wie die Akupunktur in der Schwangerschaft und als Prophylaxe bei Spannungskopfschmerz werden kritisch besprochen.

www.patienten-information.de
Auf diesen Seiten des Ärztlichen Zentrums für Qualität in der Medizin (ÄZQ) können sich Patienten und Ärzte evidenzbasierten Rat holen, der mit hochwertigen Studien belegt ist. Dort finden sich auch verständliche Patienten-Leitlinien.

www.gesundheit.de
Ein wichtiges unabhängiges Portal des Instituts für Qualität und Wirtschaftlichkeit im Gesundheitswesen (IQWiG), das aufklärende Informationen zu Gesundheitsthemen liefert. Bei manchen Krankheiten werden die Behandlungsschritte genau erklärt.

www.verbraucherzentrale.de
Die überwiegend öffentlich finanzierte und gemeinnützige Einrichtung liefert auf ihrem Online-Portal neutrale Informationen.

www.frauengesundheitszentren.de
Unter der Adresse des Bundesverbands der Frauengesundheitszentren erhalten Mädchen und Frauen – auch vor Ort – unabhängige Informationen zu allen weiblichen Fragen.

www.donna-klara.de
Die Psychosoziale Frauenberatungsstelle Donna Klara e.V. berät und begleitet Frauen in schwierigen Lebenssituationen, u.a. bei Ängsten und depressiven Stimmungen.

www.bzga.de
Die Bundeszentrale für gesundheitliche Aufklärung (BZgA) hält viele allgemeine Gesundheitsinformationen und Broschüren bereit. Unter **www. frauengesundheitsportal.de** finden sich weitere aktuelle Hinweise zu Frauenthemen.

www.profamilia.de
Der Link führt zu einer bundesweiten Übersicht der Beratungsstellen von Pro Familia Deutsche Gesellschaft für Familienplanung, Sexualpädagogik und Sexualberatung e.V.

www.akf-info.de
Der Arbeitskreis Frauengesundheit in Medizin, Psychotherapie und Gesellschaft e.V. liefert solide und neutrale Informationen zur weiblichen Gesundheit.

www.ebm-netzwerk.de
Hier sind spezielle Informationen zu evidenzbasierter Medizin zu finden – für Ärzte und Patienten.

www.cochrane.de
Cochrane ist ein internationales Netzwerk von Wissenschaftlern und Ärzten, das sich an den Grundsätzen evidenzbasierter Medizin orientiert. Es erstellt ausgewogene und verlässliche Gesundheitsinformationen, die frei von kommerzieller Förderung sind.

www.awmf.org/leitlinien/leitlinien-suche.html
Die Arbeitsgemeinschaft der Wissenschaftlichen Medizinischen Fachgesellschaften (AWMF) hält auf ihrer Homepage neue und aktualisierte Leitlinien wie auch Patienteninformationen zum Herunterladen bereit.

Industrieunabhängige Informationen zum Thema **Antibabypille** bieten folgende Seiten an:

- **www.pille.tk.de**
- **www.risiko-pille.de**
- **www.aok.de/fileadmin/user_upload/Universell/05-Content-PDF/aok-faktenbox-pille.pdf www.profamilia.de/jugendliche/verhuetung.html**
- **www.profamilia.de/jugendliche/verhuetung.html**

Anmerkungen

Im Folgenden sind alle im Text verwendeten externen Quellen nach Kapiteln aufgeführt. Zitate, die mit keiner Drittquelle belegt sind, entstammen Gesprächen und Interviews.

Einleitung

1. Simone de Beauvoir, In den besten Jahren, rororo, Reinbek bei Hamburg 1969

Kapitel 1
Frausein gefährdet Ihre Gesundheit!

1. Dörner K., Die Gesundheitsfalle. Woran unsere Medizin krankt. Zwölf Thesen zu ihrer Heilung, Econ, München 2003
2. Hauffe U., Einst belächelt, jetzt etabliert: Die Erfolgsgeschichte der Frauengesundheitsbewegung. Vortrag anl. der Fachtagung zu 30 Jahre FGZ München, »Frauengesundheit im Wandel der Zeit«, 29.04.2016. http://www.fgz-muc.de/pdf/160429_Rede_UH_30JahreFGZMuenchen.pdf (Zugriff: 8.11.16)
3. Burgert C., Zwischen Selbstbestimmung und Fremdbestimmung. 40 Jahre Frauengesundheit in eigener Hand?!, in: clio 2014, 79, S. 4–7
4. Kolip P., Hurrelmann K. (Hg.), Handbuch Geschlecht und Gesundheit. Männer und Frauen im Vergleich. 2. vollständig überarbeitete und erweiterte Auflage, Hogrefe, Bern 2016
5. Duden B., Die Selbstbestimmungsfalle. In: Hebammenforum 2005, 2
6. Schröder W. et al., Gender differences in antibiotic prescribing in the community: a systematic review and metaanalysis, in: Journal of Antimicrobial Chemotherapy 2016, doi:10.1093/jac/dkw054
7. Zahlen aus: Arzneiverordnungsreport 2015 (Hg. Schwabe U., Paffrath D.), Heidelberg; Barmer GEK Arzneimittelreport 2012 (Glaeske G., Schicktanz C.), Barmer GEK Arzneimittelreport 2016 (Grandt, D., Schubert I.); TK Gesundheitsreport 2016 (Hg. Grobe T., Steinmann S.); Barmer GEK Arzneimittelreport 2012 (Hg. Glaeske G., Schicktanz C.)
8. Glaeske G., Und was nimmst Du so? Frauen und Medikamente, Vortragsmanuskript, Frauengesundheitskongress BZgA & BMG, Berlin, 1. Oktober 2014
9. Maschewsky-Schneider U., Frauen sind anders krank. Zur gesundheitlichen Lage der Frauen in Deutschland. Juventa, Weinheim 1997; Arzneiverordnungsreport 2015, a.a.O.
10. Büning-Fesel M., Rückert-John J., Warum essen Männer wie sie essen? Überlegungen aus ernährungs-und geschlechtersoziologischer Perspektive, Obst- und Gemüsekonsum in Deutschland, Bun-

desgesundheitsblatt 2016, 59, S. 950–956, doi:10.1007/s00103-016-2379-7, Springer-Verlag, Berlin, Heidelberg 2016, online publiziert: 22. Juni 2016

11. ec.Europa.eu/eurostat, April 2016. »Health in the European Union« (Zugriff: 30.10.16)
12. Starker A., Bericht zur gesundheitlichen Lage der Männer in Deutschland – Fazit und Herausforderungen für eine gendersensible Gesundheitsberichterstattung, Bundesgesundheitsblatt 2016, 59, S. 979–985, doi:10.1007/s00103-016-2383-y, Springer-Verlag, Berlin, Heidelberg 2016
13. Lampert T. et. al., Soziale Ungleichheit und Gesundheit, Stand und Perspektiven der sozialepidemiologischen Forschung in Deutschland. Bundesgesundheitsblatt 2016, 59, S. 153–165, doi:10.1007/s00103-015-2275-6, Springer-Verlag, Berlin, Heidelberg 2015
14. Büning-Fesel M., Rückert-John J., Warum essen Männer wie sie essen?, a.a.O.; Rabenberg M., Mensink GBM (2011), Obst- und Gemüsekonsum heute, Hg. Robert Koch-Institut Berlin, GBE kompakt 2 (6), www.rki.de/gbe-kompakt (Stand: 01.09.2011); Deutschland, wie es isst. Der BMEL Ernährungsreport 2016, repräsentative Befragung des Meinungsforschungsinstituts Forsa im Oktober 2015 im Auftrag des Bundesministeriums für Ernährung und Landwirtschaft (BMEL) von 1000 Bundesbürgerinnen und Bürgern ab 14 Jahre
15. u.a. Büning-Fesel M., Rückert-John J., Warum essen Männer wie sie essen?, a.a.O.; Rabenberg M, Mensink GBM (2011), Obst- und Gemüsekonsum heute, a.a.O.
16. Lange C., Kolip P., Geschlechterunterschiede, a.a.O.
17. Rabenberg M., Mensink GBM (2011), Obst- und Gemüsekonsum heute, a.a.O.
18. Robert Koch-Institut (Hg.), Gesundheit in Deutschland. Gesundheitsberichterstattung des Bundes. Gemeinsam getragen von RKI und Destatis. RKI, Berlin 2015
19. Ladwig K.-H., Waller C., Geschlechtsspezifische Aspekte bei der koronaren Herzkrankheit, Bundesgesundheitsblatt 2014, 57, S. 1083–1091, doi:10.1007/s00103-014-2020-6, online publiziert: 12. August 2014, Springer-Verlag, Berlin, Heidelberg 2014; Seeland U. et al., Genderaspekte bei koronarer Herzerkrankung, in: Der Kardiologe 2012,·6, S. 495–505, doi:1007/s12181-012-0474-z
20. Luy M., Wegner-Siegmundt C., Wiedemann A., Spijker J.: Life expectancy by education, income and occupation in Germany: estimations using the longitudinal survival method, in: Comparative Population Studies 2015, 40 (4), S. 399–436, doi:10.12765/CPoS-2015-16en, http://www.demografische-forschung.org/archiv/defo1602.pdf, Demografische Forschung aus erster Hand 2016, 13 (2. Quartal)
21. Lange C., Kolip P., Geschlechterunterschiede, a.a.O.
22. Sales S. et al., Gender, Contraceptives and Individual Metabolic Predisposition Shape a Healthy Plasma Lipidome, in: Nature, Scientific Reports 2016, 6, doi:10.1038/srep27710

23. Blutfettwerte: Genderunterschiede größer als vermutet, in: Aerzteblatt.de, 14. Juli 2016, http://www.aerzteblatt.de/nachrichten/69565 (Zugriff: 17.11.2016)
24. Zahlen: siehe Frauengesundheitsportal (Bundeszentrale für gesundheitliche Aufklärung). http://www.frauengesundheitsportal.de/themen/medikamente/wechselwirkungen/ (Zugriff: 18.11.2016)
25. Pallenbach E., Die stille Sucht. Missbrauch und Abhängigkeit bei Arzneimitteln, Wissenschaftliche Verlagsgesellschaft, Stuttgart 2009; Barmer GEK Arzneimittelreport 2012, a.a.O.; Glaeske G., Eine Pille für jede Beschwerde – Strategien für ein frauengerechtes Verschreibungsverhalten. Beitrag der Tagung des Netzwerkes Frauen/Mädchen und Gesundheit, 16. Februar 2005 in Oldenburg
26. Regitz-Zagrosek V., Geschlechterunterschiede in der Pharmakotherapie. Bundesgesundheitsblatt 2014, 57, S. 1067–1073, doi:10.1007/s00103-014-2012-6, online publiziert: 17. Juli 2014
27. Ladwig K.-H., Waller C., Geschlechtsspezifische Aspekte, a.a.O.; Seeland U. et al., Genderaspekte, a.a.O.
28. Statistisches Bundesamt Destatis, (Zugriff: 14.11. 2016), Brustkrebs-Todesfälle: 17.670/2014
29. The EUGenMed†, Cardiovascular Clinical Study Group, Regitz-Zagrosek V., et al., Gender in cardiovascular diseases: impact on clinical manifestations, management, and outcomes, European Heart Journal 2016, 37, S. 24–34, doi:10.1093/eurheartj/ehv598; Herzinfarkt: Schnelle Behandlung verbessert Überlebensrate, Deutsches Ärzteblatt, 6. April 2016; Seeland U. et al., Genderaspekte, a.a.O.
30. Seeland U. et al., Genderaspekte, a.a.O.
31. Pelletier R. et al., A Composite Measure of Gender and Its Association With Risk Factors in Patients With Premature Acute Coronary Syndrome, in: Psychosomatic Medicine, June 2015, 77, S. 517–526, 517; Pelletier R. et al., Sex Versus Gender-Related Characteristics. Which Predicts Outcome After Acute Coronary Syndrome in the Young?, in: Journal of the American College of Cardiology Foundation 2016, 67(2), http://dx.doi.org/10.1016/j.jacc.2015.10.067
32. Samayoa L. et al., Sex differences in cardiac rehabilitation enrollment: a meta-analysis, Canadian Journal of Cardiology, Juli 2014, 30(7), S. 793–800, doi:10.1016/j.cjca.2013.11.007, Epub 2013 Nov.12
33. Härtel U., Symannek, C., Männer und Frauen in der kardiologischen Rehabilitation. Erkenntnisse der Höhenrieder Studien, April 2016; Härtel U., Körperliche Aktivität von Frauen im Jahr nach akuter koronarer Herzkrankheit. Ergebnisse einer Fraueninterventionsstudie, in: Hartmann-Tews I. (Hg.), Gesundheit in Bewegung: Impulse aus Geschlechterperspektive. Academia, Sankt Augustin 2010
34. Possinger J., Gefangen in traditionellen Rollenmustern, in: DJI impulse, das Bulletin des Deutschen Jugendinstituts 1/2016; Meuser M., Der neue Vater entpuppt sich erst, in: DJI impulse, a.a.O.; Allmendinger J., Haarbrücker J., Lebensentwürfe heute, a.a.O.
35. Klenner Ch., Lott Y., Arbeitszeitoptionen im Lebensverlauf. Bedingun-

gen und Barrieren ihrer Nutzung im Betrieb, WSI Study 4, Hans-Böckler-Stiftung, November 2016
36. Possinger J., Gefangen in traditionellen Rollenmustern, a.a.O.
37. Staiger T., Familienarbeit und Erwerbsarbeit aus Geschlechterperspektive, in: Kolip P., Hurrelmann K., Handbuch Geschlecht und Gesundheit, a.a.O.; Büning-Fesel M., Rückert-John J., Warum essen Männer wie sie essen?, a.a.O.
38. Entspann dich, Deutschland. TK-Stressstudie, Oktober 2016
39. Wimmer-Puchinger B., Gutiérrez-Lobos K., Riecher-Rössler A. (Hg.), Irrsinnig weiblich – Psychische Krisen im Frauenleben. Hilfestellung für die Praxis, Springer-Verlag, Berlin, Heidelberg 2016
40. Ladwig K.-H., Waller C., Geschlechtsspezifische Aspekte, a.a.O.; Staiger T., Familienarbeit und Erwerbsarbeit, a.a.O.
41. Lampert T. et al., Soziale Ungleichheit, a.a.O.
42. AOK-Familienstudie 2014, Forschungsbericht des SINUS-Instituts, Teil 1: Repräsentativbefragung von Eltern mit Kindern von 4 bis 14 Jahren im Auftrag des AOK-Bundesverbandes Berlin, März 2014, Riecher-Rössler A., Weibliche Rollen und psychische Gesundheit, in: Wimmer-Puchinger B. et al. (Hg.), Irrsinnig weiblich, a.a.O.
43. Datenreport 2016. Ein Sozialbericht für die Bundesrepublik Deutschland. Bundeszentrale für politische Bildung
44. Staiger T., Familienarbeit und Erwerbsarbeit aus Geschlechterperspektive, a.a.O.
45. AOK-Familienstudie 2014, a.a.O.; Hurrelmann K., AOK-Studie, Belastungen und Bewältigungsstrategien von Eltern, Kurzstudie auf Basis einer Umfrage, 2016
46. Fölsch U.R. et al., »Klug-Entscheiden«-Initiative. Eine Mitgliederbefragung der Deutschen Gesellschaft für Innere Medizin, DGIM e.V., 2016

Kapitel 2
Schwangerschaft

1. Statistisches Bundesamt, Destatis, 2016 (Zugriff: 29.09.2016)
2. ebd.
3. http://www.familienplanung.de/schwangerschaft/praenataldiagnostik/was-ist-praenataldiagnostik/
4. Bolliger C., in: Brauer S. et al., Wissen, können, dürfen, wollen? Genetische Untersuchungen während der Schwangerschaft, Hochschulverlag AG an der ETH Zürich, 2016
5. ebd.
6. Richtlinien zur pränatalen Diagnostik von Krankheiten und Krankheitsdispositionen, in: Deutsches Ärzteblatt 95(50), 11. Dezember 1998, A-3236-3242
7. Richtlinien des Gemeinsamen Bundesausschusses über die ärztliche Betreuung während der Schwangerschaft und nach der Entbindung (»Mutterschafts-Richtlinien«) in der Fassung vom 10. Dezember 1985 (veröffentlicht im Bundesanzeiger Nr. 60 a vom 27. März 1986, zuletzt

geändert am 11. Februar 2016, veröffentlicht im Bundesanzeiger AT 09.11.2015, B1, in Kraft getreten am 5. April 2016
8. ebd.
9. Biehl L. M., Das Ersttrimester-Screening. Eine quantitative Erhebung zur Informiertheit, Motivation, Erwartungen, Einstellungen und Zufriedenheit schwangerer Frauen. Dissertation, aus der Forschungsstelle Ethik am Institut für Geschichte und Ethik der Medizin, Universität Köln, 2013
10. Schwangerschaftserleben und Pränataldiagnostik. Repräsentative Befragung Schwangerer zum Thema Pränataldiagnostik, Bundeszentrale für Sexuelle Aufklärung (Hg.), Köln 2006; Schäfers R., Kolip P., Gesundheitsmonitor, Zusatzangebote in der Schwangerschaft: Sichere Rundumversorgung oder Geschäft mit der Unsicherheit?, Bertelsmann Stiftung, 03/2015; Brauer S. et al., Wissen können, dürfen, wollen?, a.a.O.
11. Müller-Jentsch E., Kind hat Down-Syndrom – Eltern klagen vergeblich gegen Klinik, in: Süddeutsche Zeitung, 04. Februar 2016
12. Richtlinien des Gemeinsamen Bundesausschusses, a.a.O.
13. u.a. Brauer S. et al., Wissen können, dürfen, wollen?, a.a.O; Schwangerschaftserleben und Pränataldiagnostik, a.a.O.; Biehl L., Das Ersttrimester-Screening, a.a.O.; Schäfers R., Kolip P., Gesundheitsmonitor, a.a.O.
14. ebd.
15. Lohrey S., Forschungsarbeit zur Pränataldiagnostik: Mehr Möglichkeiten, mehr Unsicherheit, in: Deutsche Hebammen Zeitschrift, 2016, 68(2), S. 58–63. Diese Studie ist nicht repräsentativ, da die befragten Frauen besser gebildet und etwas älter waren als der bundesweite Durchschnitt
16. Rost K., Wenn ein Kind nicht lebensfähig ist. Das Austragen der Schwangerschaft nach infauster pränataler Diagnose – Erfahrungen betroffener Frauen, Universitätsverlag Osnabrück, Göttingen 2015
17. AQUA, Bundesauswertung zum Erfassungsjahr 2014, 16/1 – Geburtshilfe, Basisauswertung, erstellt am 23.06. 2015
18. Gesundheitsberichterstattung des Bundes, gemeinsam getragen von RKI und Destatis: Gesundheit in Deutschland, Berlin, November 2015
19. Rödel M., Geschlecht im Zeitalter der Reproduktionstechnologien: Natur, Technologie und Körper im Diskurs der Präimplantationsdiagnostik, 2014
20. AQUA, Bundesauswertung zum Erfassungsjahr 2014, 16/1, a.a.O.
21. Rost K., Wenn ein Kind nicht lebensfähig ist, a.a.O.
22. http://www.muenster-frauenarzt.de/leistungsspektrum/schwangerenvorsorge/doppler-ultraschall.html; http://www.gynaekologikum-berlin.de/content/wunschultraschall.html
23. Richtlinien des Gemeinsamen Bundesausschusses, a.a.O.
24. ebd.
25. Schäfers R., Kolip P., Gesundheitsmonitor, a.a.O.
26. Biehl L. M., Das Ersttrimester-Screening, a.a.O.

27. Institut für Qualität und Wirtschaftlichkeit im Gesundheitswesen (IQWiG), Ultraschallscreening in der Schwangerschaft: Testgüte hinsichtlich der Entdeckungsrate fetaler Anomalien, IQWiG-Berichte, Nr. 3, Köln 2008
28. ebd.
29. Rost K., Wenn ein Kind nicht lebensfähig ist, a.a.O.
30. Schmid M. et al., Drei Länder – Empfehlungen zum Einsatz von Nichtinvasiven pränatalen Tests (NIPT) zur Analyse der zellfreien DNA (cfDNA) im mütterlichen Blut zum Screening auf fetale Chromosomenstörungen in der klinischen Praxis. Cell-Free DNA Testing for Fetal Chromosomal Anomalies in clinical practice: Austrian-German-Swiss Recommendations for non-invasive prenatal tests (NIPT), in: Ultraschall in der Medizin, 2015, S. 507–510
31. Interview mit Professor Karl Oliver Kagan, Leiter der Pränatalmedizin an der Universitäts-Frauenklinik Tübingen (Mai 2016)
32. Brauer S. et al., Wissen können, dürfen, wollen?, a.a.O.
33. Schäfers R., Kolip P., Gesundheitsmonitor, a.a.O.
34. ebd.
35. Pressemitteilung des Berufsverbands der Frauenärzte e.V. und der Deutschen Gesellschaft für Gynäkologie und Geburtshilfe e.V., »Frauenärztliche Mutterschaftsvorsorge ist sinnvoll und notwendig«, 28. Juli 2015
36. Salem S., Lim K., Van den Hof M., Joint SOGC/CAR Policy Statement on Non-medical Use of Fetal Ultrasound, in: Journal of Obstetrics and Gynaecology Canada, 36(2), 2014, S. 184–185
37. ebd.
38. Chiossi G. et al., »The More the Better« Paradox of Antenatal Ultrasound Examinations in Low-Risk Pregnancy, in: American Journal of Perinatology, 33(7), 2016 Jun, S. 646–657, doi:10.1055/s-0035-1571200, Epub 2016
39. Richtlinien des Gemeinsamen Bundesausschusses, a.a.O; IQWiG-Berichte – Nr. 139, Aufklärung, Einwilligung und ärztliche Beratung zum Ultraschallscreening in der Schwangerschaft, Abschlussbericht, 16. August 2012
40. Interview mit Professor Karl Oliver Kagan, Mai 2016
41. Nicht alle Kinderärzte achten auf die Zeichen von FASD, 5 Fragen an Michael Klein, in: Deutsches Ärzteblatt, 19. August 2015; Süddeutsche Zeitung, 23. März 2016; AQUA, Bundesauswertung zum Erfassungsjahr 2014, 16/1, a.a.O.
42. Götz D. et al., Jahresbericht des Bundeslandes Sachsen-Anhalt zur Häufigkeit von congenitalen Fehlbildungen und Anomalien sowie genetisch bedingten Erkrankungen, 2015; Fehlbildungsmonitoring Sachsen-Anhalt an der Medizinischen Fakultät der Otto-von-Guericke-Universität Magdeburg, September 2016.
43. Gesundheitsberichterstattung des Bundes, a.a.O.
44. ebd.
45. u.a. Biehl L. M., Das Ersttrimester-Screening, a.a.O.; Rost K., Wenn

ein Kind nicht lebensfähig ist, a.a.O.; Brauer S., Wissen können, dürfen, wollen?, a.a.O.
46. Wegener H., Nur sehen, ob alles normal ist?, in: Bauchentscheidungen – aber mit Köpfchen. Hintergrundinformationen zu vorgeburtlichen Tests, Arbeitskreis Frauengesundheit in Medizin, Psychotherapie und Gesellschaft e.V. (Hg.), AWO Bundesverband, Netzwerk gegen Selektion durch Pränataldiagnostik, Gegendruck, Oldenburg 2012
47. Brauer S. et al., Wissen können, dürfen, wollen?, a.a.O.
48. http://www.fmf-deutschland.info/de/fmf-deutschland/
49. Wegener H., Nur sehen, ob alles normal ist?, a.a.O., Brauer S. et al., Wissen können, dürfen, wollen?, a.a.O.
50. Rost K., Wenn ein Kind nicht lebensfähig ist, a.a.O.
51. Biehl L. M., Das Ersttrimester-Screening, a.a.O., Brauer S. et al., Wissen können, dürfen, wollen?, a.a.O.; Rost K., Wenn ein Kind nicht lebensfähig ist, a.a.O.
52. Brauer S. et al., Wissen können, dürfen, wollen?, a.a.O.; Rost K., Wenn ein Kind nicht lebensfähig ist, a.a.O.; Wegener H., Nur sehen, ob alles normal ist?, a.a.O.
53. Rost K., Wenn ein Kind nicht lebensfähig ist, a.a.O.
54. Schmid M. et al., Drei Länder – Empfehlung zum Einsatz von Nicht-Invasiven pränatalen Tests (NIPT) zur Analyse der zellfreien DNA (cfDNA) im mütterlichen Blut zum Screening auf fetale Chromosomenstörungen in der klinischen Praxis, in: Ultraschall in der Medizin 2015, 36, S. 507–510
55. Mit einer Entdeckungsrate von rund 99 Prozent liegt die Güte der Methode bei Trisomie 21 sehr hoch, die für Trisomie 18 mit 96,3 Prozent niedriger. Insbesondere die Einschränkung der Testgüte bei Trisomie 13 mit 91 Prozent ist hervorzuheben.
56. Schmid M. et al., Drei Länder, a.a.O.
57. Brauer S. et al., Wissen können, dürfen, wollen?, a.a.O.
58. Antwort der Bundesregierung auf die Kleine Anfrage von Abgeordneten am 09. April 2015, Drucksache 18/4574 »Vorgeburtliche Blutuntersuchung zur Feststellung des Down-Syndroms«
59. Telefonat mit Gudrun Köster, G-BA, Stabsabteilung Öffentlichkeitsarbeit, am 19. August 2016
60. u.a. Brauer S. et al., Wissen können, dürfen, wollen?, a.a.O.; Antwort der Bundesregierung, Drucksache 18/4574, a.a.O.
61. Beneker Ch., Segen oder Fluch? Trisomie-Bluttest in der Diskussion, in: Medscape, 29. März 2016
62. Sandall J. et al., Midwife-led continuity models versus other models of care for childbearing women, in: Cochrane Database of Systematic Reviews, 28. April 2016; Sayn-Wittgenstein F. et al., Multicenterstudie Hebammenkreißsaal – Ergebnisse eines geburtshilflichen Versorgungskonzeptes, in: Zeitschrift für Geburtshilfe und Neonatologie, Thieme Verlag, Stuttgart 2011, 215–FV01_05, doi:10.1055/s-0031-1293215

63. Borde T. et al., Entbindung per Kaiserschnitt – Fakten und Debatten im transnationalen und transkulturellen Kontext zwischen Deutschland und der Türkei, in: Borde T., Esen E. (Hg.), Deutschland und die Türkei – Band III. Diversität in Gesellschaft, Gesundheit und Bildung, Siyasal Kitabevi, Ankara 2015, S. 309–334
64. Müttersterblichkeit in Norwegen am niedrigsten, in: Der Frauenarzt, 2015, Nr. 56(6), S. 462
65. siehe dazu auch Kolip P., Gesundheitsmonitor, Einflussfaktoren auf den Geburtsmodus: Kaiserschnitt versus Spontangeburt, 2012; Mylonas I., Friese K., The indications for and risks of elective cesarian section, in: Deutsches Ärzteblatt Int., 2015, 112, S. 489–495, doi:10.3238/arztebl.2015.0489
66. Kolip P., Gesundheitsmonitor, a.a.O.

Kapitel 3
IGeL

1. Gynäkologen gehen in die Offensive, in: Bild, 18. Mai. 2015; Ärzte Zeitung, 29. Mai 2015, www.aerztezeitung.de
2. »Individuelle Gesundheitsleistungen sind häufig unverzichtbar«, offener Brief des BVF-Präsidenten Dr. Christian Albring an den Patientenbeauftragten der Bundesregierung, Staatssekretär Karl-Josef Laumann (20. Mai 2015), in: Frauenarzt, 2015, 6(56), S. 467–469
3. Unter IGeL versteht die Bundesärztekammer Leistungen, »die generell oder im Einzelfall nicht der Leistungspflicht der GKV unterliegen, aus ärztlicher Sicht erforderlich oder empfehlenswert, zumindest aber vertretbar sind und von Patientinnen und Patienten ausdrücklich gewünscht werden.«, http://www.bundesaerztekammer.de/aertetag/beschlussprotokolle-ab-1996/109-daet-2006/punkt-vii/igel/1/
4. Böcken J. et al., Bürgerorientierung im Gesundheitswesen, Kooperationsprojekt der Bertelsmann Stiftung und der Barmer GEK, Gesundheitsmonitor, 2012
5. Zok K., Schuldzinski W., Private Zusatzleistungen in der Arztpraxis. Ergebnisse aus Patientenbefragungen, Verbraucherzentrale NRW, Wissenschaftliches Institut der AOK, Bonn 2005
6. http://www.kbv.de/media/sp/151120_KBV_Honorarbericht_1Q2014.pdf, Honorarbericht KBV für das Vierte Quartal 2013, Zahlen und Fakten (Zugriff: 07.04.2016)
7. Pressemitteilung Statistisches Bundesamt Nr. 408 vom 04.12.2013, Telefonat mit Miriam Eulenpesch von Destatis, 30. Juni 2016, die nächsten aktuellen Daten werden im Sommer 2017 veröffentlicht.
8. Vergleiche auch Hermanns P., Roscher B., Abrechnung IGeL 2015. Für Arztpraxis und Klinik, Springer-Verlag, Berlin, Heidelberg [6]2015
9. Beckermann M. et al., IGeL und WANZ: Wie die Ökonomisierung in der Medizin die ambulante Versorgung verändert – Beispiele aus gynäkologischen Praxen, in: Manzei A. et al. (Hg.), 20 Jahre Wettbewerb im Gesundheitswesen: Theoretische und empirische Analysen zur Öko-

nomisierung von Medizin und Pflege, in der Reihe Gesundheit und Geschlecht, Springer-Verlag, Berlin, Heidelberg 2014
10. Wolf T., IGel-Angebote beim Arzt. Was Sie über private Zusatzleistungen wissen müssen, Verbraucherzentrale NRW, Düsseldorf 2015
11. https://de.statista.com/infografik/; Grobe T. G. et al., Barmer GEK Arztreport, 2016
12. Grobe T. G. et al., Barmer GEK Arztreport, 2016
13. Zok K., Private Zusatzleistungen in der Arztpraxis, a.a.O.
14. Infoblatt Patientenrechte des Bundesministeriums für Justiz als PDF unter: http://www.bmg.bund.de
15. Kurzbericht der Evaluation des IGeL-Monitors, Juli 2016
16. TK aktuell, Nr. 1, 2016
17. Böcken J. et al., Bürgerorientierung im Gesundheitswesen, a.a.O.
18. Medizinstudierende fordern Qualitätskontrollen für IGeL, in: Deutsches Ärzteblatt, 21. Mai 2012, http://www.aerzteblatt.de/nachrichten/50232
19. Beschwerde-Statistik des Beschwerdeforums IGeL-Ärger.de, Auswertungszeitraum 01. September 2014–29. Februar 2016
20. Forderungs- und Positionspapier der Verbraucherzentrale Nordrhein-Westfalen zum Markt der Individuellen Gesundheitsleistungen (IGeL), Stand: 02. Juni 2016
21. »Die Leistungen müssen ausreichend, zweckmäßig und wirtschaftlich sein; sie dürfen das Maß des Notwendigen nicht überschreiten.« Das gibt das Sozialgesetzbuch V für Leistungen vor, die zulasten der gesetzlichen Kassen gehen. http://www.gesetze-im-internet.de/sgb_5/_12-html
22. Quellen für verlässliche Gesundheitsinformationen siehe: Wichtige Adressen auf einen Blick, S. 283
23. AWMF, S3-Leitlinie Diagnostik, Therapie und Nachsorge maligner Ovarialtumoren, Leitlinienprogramm Onkologie, Version 1.1, Juni 2013
24. Ovarian cancer screening and mortality in the UK. Collaborative Trial of Ovarian Cancer Screening (UKCTOCS): a randomised controlled trial, in: The Lancet, March 5, 2016, 387
25. AWMF, S3-Leitlinie Diagnostik, a.a.O.
26. E-Mail-Kontakt mit der AOK Bayern vom 22. Juni 2016
27. ebd.
28. Gigerenzer G., Wagner G. G., Information oder Werbung?, in: Süddeutsche Zeitung, 18. April 2016; zusätzliche Literatur zu diesem Kapitel: u.a. von Eiff W. (Hg.), Ethik und Ökonomie in der Medizin, in: medhochzwei, 2014; Schaefer, C., Individuelle Gesundheitsleistungen, in: Die Hebamme, 2015, 28, S. 254–257; Buchberger B. et al., IGeL-Monitor, Ergänzende Ultraschalluntersuchungen in der Schwangerschaft, 13.06.2016, inklusive: Review; Eikermann, M., Medizinischer Dienst des Spitzenverbandes Bund der Krankenkassen e.V.; Wolf T., IGeL-Angebote beim Arzt, a.a.O.; (MDS), Essen; Koch K. et al., IGeL oder Nicht-IGeL. Krebsfrüherkennung braucht immer eine umfas-

sende Aufklärung, Bundesgesundheitsblatt, Gesundheitsforschung, Gesundheitsschutz, 3, Springer-Verlag, Berlin, Heidelberg 2014, S. 334–342, doi:10.1007/s00103-013-1909-9, online veröffentlicht: 20. Februar 2014

Kapitel 4
Schönheitsmedizin

1. Hainzl M., Pinkl P., Lebensspuren hautnah. Eine Kulturgeschichte der Tätowierung, Sonderausstellung 2003, Lebensspuren; Museum der Siegel und Stempel, Wels, Österreich
2. Kasten E., Body-Modification. Psychologische und medizinische Aspekte von Piercing, Tattoo, Selbstverletzung und anderen Körperveränderungen, Ernst Reinhardt Verlag, Berlin 2006
3. Kasten E., Body-Modification, a.a.O.
4. Borkenhagen A. et al., Die neue Macht der Schönheit – Schönheitsideale und Selbstbild der Deutschen Bevölkerung – Ergebnisse einer Repräsentativerhebung 2014, in: Borkenhagen A. et al., Schönheitsmedizin. Kulturgeschichtliche, ethische und medizinpsychologische Perspektiven, Psychosozial-Verlag, Gießen 2016; Rudert S. C., Reutner L., Greifeneder R., Walker M., Faced with exclusion: Perceived facial warmth and competence influence moral judgments of social exclusion, in: Journal of Experimental Social Psychology 2016, doi:10.1016/j.jesp.2016.06.005; Dunkake I. et al., Schöne Schüler, schöne Noten? Eine empirische Untersuchung zum Einfluss der physischen Attraktivität von Schülern auf die Notenvergabe durch das Lehrpersonal, in: Zeitschrift für Soziologie, April 2012, 41(2), S. 142–161
5. Apotheken Umschau, Repräsentativbefragung zum Thema »Attraktivität 3« durch die GfK, 2014, insgesamt 1977 befragte Personen
6. http://www.isaps.org/news/isaps-global-statistics (Zugriff: 25.07.2016)
7. www.fachinfo.de/pdf/009611, Zusammenfassung der Merkmale des Arzneimittels, Fachinformation, Februar 2015
8. https://medlineplus.gov/botox.html
9. Hibbeler B., Siegmund-Schulze N., Ästhetisch-Kosmetische Medizin. Schönheit hat ihren Preis, in: Deutsches Ärzteblatt, Juli 2011, 108(26), S. A 1484–A 1472
10. Global Beauty Trends 2016, Pharm Allergan
11. Telefonat mit Stephanie Sendler, Consultant Office Havas PR Germany, zu den Ergebnissen der Untersuchung »Global Beauty Trends 2016«
12. Imhof M., Podda M., Sommer B., Leitlinie der Deutschen Dermatologischen Gesellschaft, Ästhetische Botulinumtoxin-Therapie, aktueller Stand: 11/2012
13. Borkenhagen A., ›Visualize the new you‹. Die digitale Transformation des Körpers am Beispiel der Schönheitsmedizin, in: Psychoanalyse im Widerspruch, 2016, 55, S. 51–60
14. Antwort der Bundesregierung auf die Kleine Anfrage der Abgeordneten Ploetz Y. et al., Gesundheitsgefährdung und Diskriminierung

durch medial verbreitete Schönheitsideale, Drucksache 17/10656, 11. September 2012
15. Langer M., Die Psychologie der Schönheitsmedizin vor dem Hintergrund gesellschaftlicher Körpernormen, in: Puchinger B. et al. (Hg.), Irrsinnig weiblich – Psychische Krisen im Frauenleben, Hilfestellung für die Praxis, Springer-Verlag, Berlin, Heidelberg 2016
16. Apotheken Umschau, Repräsentativbefragung zum Thema »Attraktivität 3«, a.a.O.
17. Billner M. et al., Poly Implant Prothèse and Rofil Substandard Breast Implant. Explantations from a Large German Single Centre from 2011 to 2014: A Comparative Study, in: Aesthetic Plastic Surgery 2016, 40, S. 507–513
18. Hibbeler B., PIP-Brustimplantate. Skandal ohne Folgen, in: Deutsches Ärzteblatt, 110(50), 13. Dezember 2013
19. Wazir U. et al., The Clinical Implications of Poly Implant Prothèse Breast Implants: An Overview, in: Archives of Plastic Surgery 2015, 42, S. 4–10
20. http://www.bfarm.de/SharedDocs/Risikoinformationen/Medizinprodukte/DE/Silikon_Brustimplantate_PIP.html (Zugriff: 19.12.2016)
21. http://www.bmg.bund.de/fileadmin/dateien/Downloads/M/Medizinprodukte/151203_7a__PosterNr.5b_8__dt.pdf; http://www.bmg.bund.de/fileadmin/dateien/Downloads/M/Medizinprodukte/Medizin_Produkte_Marktzugangsvoraussetzungen_fuer_Medizinprodukte.pdf
22. http://www.dgaepc.de/aesthetisch-plastische-chirurgie/brust/brustvergroesserung/; Wazir U. et al., The Clinical Implications, a.a.O.
23. Mehr Sicherheit für Patienten, in: Deutsches Ärzteblatt, 24. Juni 2016, 113(25), S. A1200; Niederländer machen Tempo, in: Deutsches Ärzteblatt, Februar 2016, 113, S. A307, http://www.bmg.bund.de/themen/gesundheitssystem/medizinprodukte.html
24. Siehe unter anderem: Wan D., Rohrich R., Revisiting the Management of Capsular Contracture in Breast Augmentation: A Systematic Review, in: American Society of Plastic Surgeons, 2016
25. Ducic I. et al., Nerve Injuries in Aesthetic Breast Surgery: Systematic Review and Treatment Options, in: Aesthetic Surgery Journal, 2014, 34(6), S. 841–856
26. Wazir U. et al., The Clinical Implications, a.a.O.
27. Antwort auf eine E-Mail-Anfrage vom 16. August 2016
28. Derby B., Codner M., Textured Silicone Breast Implantat Use in Primary Augmentatio: Core Data Update and Review, American Society of Plastic Surgeons, 2014
29. ebd., und: Headon H. et al., Capsular Contracture after Breast Augmentation: An Update for Clinical Practice, in: Archives of Plastic Surgery 2015, 42, S. 532–543
30. Daten für die Kapselfibrose liegen beispielsweise in folgenden Studien vor: Wan D., Rohrich, R., Revisiting the Management of Capsular Contracture, a.a.O; Headon H. et al., Capsular Contracure after Breast Augmentation, a.a.O.; Duxbury P., Harvey J., Systematic review of

the effectiveness of polyurethane-coated compared with textured silicone implants in breast surgery, in: Journal of Plastic, Reconstructive & Aesthetic Surgery, 2016, 69, S. 452–460
31. Maddern G. et al., Breast prosthesis implantation for reconstructive and cosmetic surgery: a rapid review, ASERNIP-S Report no. 82, December 2014
32. ebd.
33. Martin Spiering, eine Auswertung der DGÄCP, E-Mail vom 06. Juli 2016
34. Hibbeler B., Siegmund-Schultze N., Ästhetisch-kosmetische Medizin. Schönheit hat ihren Preis, in: Deutsches Ärzteblatt, 1. Juli 2011, 108(26)
35. Borkenhagen A., Kosmetische Genitalchirurgie, in: Geburtshilfe und Frauenheilkunde, 2013, 73, S. 1087–1090
36. Kasten E., Body-Modification, a.a.O.
37. Borkenhagen A., Das weibliche Genitale als öffentlicher Ort!? Weibliche Genitalchirurgie als Normalisierungspraktik, in: Wimmer-Puchinger B., Gutiérrez-Lobos K., Riecher-Rössler A. (Hg.), Irrsinnig weiblich, a.a.O., S. 45–53
38. Borkenhagen A., Kosmetische Genitalchirurgie, a.a.O.
39. Borkenhagen A., Kosmetische Genitalchirurgie, a.a.O.
40. Braun V., Female Genital Cosmetic Surgery: A Critical Review of Current Knowledge and Contemporary Debates, in: Journal of Women's Health, 2010, 19(7), S. 1393–1407
41. Harding T., Female genital cosmetic surgery: Investigating the role of the general practitioner, Research, Reprinted from AFP, November 2015, 44(11), S. 822–825
42. www.labialibrary.org.au (Zugriff: 18.08.2016)
43. Pressemitteilung, Vaginalverengung, G-Punkt-Vergrößerung, Schamlippen-OP, Deutsche Gesellschaft für Gynäkologie und Geburtshilfe e.V. (DGGG), 14. Juli 2009
44. Oranges C. M. et al., Labia Minora Reduction Techniques: A Comprehensive Literature Review, in: Aesthetic Surgery Journal, 2015, 35(4), S. 419–431
45. Zitiert in: Borkenhagen, A., Das weibliche Genitale als öffentlicher Ort!?, a.a.O.; Borkenhagen A., Kosmetische Genitalchirurgie, a.a.O.
46. Braun V., Female Genital Cosmetic Surgery, a.a.O.

Kapitel 5
Hormone

1. Angier N., Frau. Eine intime Geographie des weiblichen Körpers, C. Bertelsmann Verlag, München 2000
2. Interview mit Beckermann M., aus: Pillenreport 2015. Ein Statusbericht zu oralen Kontrazeptiva (Hg.: SOCIUM Forschungszentrum Ungleichheit & Sozialpolitik,Universität Bremen), S. 48
3. Pillenreport 2015, a.a.O.

4. Auf der Website www.risiko-pille.de, die Kathrin Weigele mit initiierte, finden sich zahlreiche Erfahrungsberichte von betroffenen Frauen über erlittene Thrombosen, Embolien und Schlaganfälle. Siehe auch: Pillenreport 2015, a.a.O.
5. arznei-telegramm, 2015, 46, S. 41–42
6. Pillenreport 2015, a.a.O.
7. http://www.hbdg.de/kampagnenelement/die-schonste-seite-der-verhutung/ (Zugriff: 8.11.2016)
8. Kleine-Gunk B., Das Frauen-Hormone-Buch, Trias Verlag, Stuttgart 2013
9. ebd.
10. Zitiert nach Schneider S., Goldgrube Gynäkologie. Das große Geschäft mit der Angst der Frauen, Wirtschaftsverlag Ueberreuter, Wien 2004
11. siehe dazu: http://www.krebsinformationsdienst.de/vorbeugung/risiken/hormone-als-risiko.php. Hier finden sich auch Links zu weiteren Informationen.
12. Edelman A. B., Gallo M. F., Jensen J. T. et al., Continuous or extended cycle versus cyclic use of combined oral contraceptives for contraception, Cochrane Database of Systemic Reviews 2005, 3, CD004695
13. Bundeszentrale für gesundheitliche Aufklärung (BZgA), Verhütungsverhalten Erwachsener, Köln 2007. Ergebnisse der Repräsentativbefragung
14. Tekal R., Sorry, das waren die Hormone! Was uns im Leben wirklich steuert, Orell Füssli Verlag, Zürich 2013
15. Romans S., Clarkson R., Einstein G., Petrovic M., Stewart D., Mood and the menstrual cycle: a review of prospective data studies, in: Gender Medicine, Oct. 2012, 9(5), S. 361–384, doi:10.1016/j.genm.2012.07003
16. ebd.
17. Prämenstruelles Syndrom (Hg. Institut für Qualität und Wirtschaftlichkeit im Gesundheitswesen, IQWiG), 2013, https://www.gesundheitsinformation.de/praemenstruelles-syndrom-pms.2112.de.html
18. www.gesundheitsinformationen.de
19. Nähere Informationen zum Training selbst und zu den Anmeldemodalitäten finden sich im Internet unter: https://www.iterapi.se/sites/praemensis/ (Zugriff: 26.10.2016)

Kapitel 6
Wechseljahre

1. Engelmann D., Wechsel im Wandel, in: Apotheken Umschau B11/2016
2. Die US-amerikanische SWAN-Studie (Study of Women's Health Across the Nation) wurde 1994 initiiert und läuft bis heute. Ausführliche Informationen zum Design der Studie und den bisherigen Ergebnissen finden sich unter: http://www.swanstudy.org/about/about-swan/ (Zugriff: 02.09.2016)
3. GfK (Gesellschaft für Konsumforschung), Wechseljahre, Umfrage im Auftrag der Apotheken Umschau, 2. Classic Bus 2016, 091/092, September 2016

4. Weidner K. et al., Klimakterische Beschwerden über die Lebensspanne? Ergebnisse einer repräsentativen Umfrage in der deutschen Allgemeinbevölkerung, in: Psychotherapie, Psychosomatik, Medizinische Psychologie 2012, 62(7), S. 266–275; Universitätsklinikum Carl Gustav Carus Dresden, Sinkender Hormonspiegel selten für Beschwerden in den Wechseljahren verantwortlich, Pressemitteilung vom 27.3.2015, https://www.uniklinikum-dresden.de/de/presse/aktuelle-medien-informationen/27-marz-2015-sinkender-hormonspiegel-selten-fur-beschwerden-in-den-wechseljahren-verantwortlich (Zugriff: 31.08.2016); Mende A., Nur Schwitzen ist typisch, in: Pharmazeutische Zeitung, 15/2015
5. Siehe auch: Mende A., Nur Schwitzen ist typisch, a.a.O.
6. GfK, Wechseljahre 2, a.a.O.
7. Rössler W. et al., Does menopausal transition really influence mental health? Findings from the prospective long-term Zurich study, in: World Psychiatry 2016, 15(2), S. 146–154
8. Hamm S., Meiners U., Wechseljahre. Abschied und Neubeginn. Was Frauen über Menopause und Klimakterium wissen sollten, Buchverlag für die Frau, Leipzig 2015
9. Wechseljahre (Hg. Institut für Qualität und Wirtschaftlichkeit im Gesundheitswesen), https://www.gesundheitsinformation.de/wechseljahre.2171.de.html (Zugriff: 10.08.2016)
10. Onken, J., Feuerzeichenfrau. Ein Bericht über die Wechseljahre, C.H. Beck Verlag, München 2006.
11. Schultz-Zehden B., Klimakterium, in: Brähler E., Hoefert H. W. (Hg.), Lexikon der modernen Krankheiten, MWV Medizinisch Wissenschaftliche Verlagsgesellschaft, Berlin 2014; Schultz-Zehden B., Scham und Menopause: Die Wechseljahre als Phase des Wandels und Auslöser von Schamgefühlen, in: Kleiber D., Grüsser S., Knoll N., Brähler E. (Hg.), Tabuzonen der Frauen- und Männergesundheit, Psychosozial-Verlag, Gießen 2009
12. Stolzenberg R., Wie entstehen Menopause-Symptome? Das Erleben der Wechseljahre im transkulturellen Vergleich, 1995, https://www.datadiwan.de/netzwerk/index.htm?/stiftung_paracelsus/sp_004d_.htm (Zugriff: 02.09.2016)
13. Zur Geschichte der Hormontherapie siehe auch: Bopp A., Wechseljahre. Den eigenen Weg finden (Hg. Stiftung Warentest), Berlin 2010; Hamm S., Meiners U., Wechseljahre, a.a.O.
14. Deutsche Ausgabe: Wilson R. A., Die vollkommene Frau, Kindler Verlag, München 1966
15. Wilson R. A., Die vollkommene Frau, zitiert nach: Hamm S., Meiners U., Wechseljahre, a.a.O., S. 266
16. ebd.
17. Zawinell A., Dören M., Tritt auf die Verordnungsbremse, in: Gesundheit und Gesellschaft 2003, 12(3), S. 30–33; Höfling-Engels N., Wechselwirkungen?! Frauen im mittleren Lebensalter, in: Frauenblicke auf das Gesundheitssystem (Hg. Kolip P., Lademann J.). Beltz Juventa,

Weinheim, München 2010, S. 125–140; Bopp A., Wechseljahre. Den eigenen Weg finden (Hg. Stiftung Warentest), Berlin 2010

18. Zitiert nach Bopp, A., Wechseljahre, a.a.O.
19. ebd.
20. Zitiert nach Bopp, A., Wechseljahre, a.a.O.
21. Deutsche Gesellschaft für Gynäkologie und Geburtshilfe et al., in: Deutsches Ärzteblatt 2000, 97, S. A2512-3
22. Cauley J. A. et al., Effects of hormone replacement therapy on clinical fractures and height loss: the heart and estrogen/progestin replacement study (HERS), in: JAMA 2001, 110(6), S. 442–450; s. auch: Nimtz-Köster R., Die große Hormon-Blamage, in: Der Spiegel 2001, 30, S. 140–142
23. Schwabe U., Paffrath D. (Hg.), Arzneiverordnungs-Report 2015, Springer-Verlag, Berlin, Heidelberg 2015; arznei-telegramm 6/2016, S. 1–3
24. Die Leitlinie ist sowohl in der Langfassung als auch in gekürzter Form unter http://www.awmf.org/leitlinien/detail/ll/015-062.html einsehbar
25. Klauber J. et al., Wechseljahre in der Hormontherapie. Informationsquellen und ärztliche Einstellungen in der Praxis, Wissenschaftliches Institut der AOK, Bonn 2005
26. Florenske A., Rückkehr der Hormontherapie, Radiofeuilleton Deutschlandradio Kultur, 11.05.2013, http://www.deutschlandradiokultur.de/rueckkehr-der-hormontherapie.1067.de.html?dram:article_id=246281 (Zugriff: 15.10.2016)
27. Schierbeck L. L. et al., Effect of hormone replacement therapy on cardiovascular events in recently postmenopausal women: randomised trial, in: BMJ 2012, 345, e6409
28. arznei-telegramm 6/2016, S. 1–3
29. Gemeinsames Medienstatement vom 04. Mai 2016 des Berufsverbandes der Frauenärzte e.V., der Deutschen Gesellschaft für Gynäkologie und Geburtshilfe e.V., der Deutschen Menopause Gesellschaft e.V. und der Deutschen Gesellschaft für Gynäkologische Endokrinologie und Fortpflanzungsmedizin e.V., http://bvf.de/presse_info.php?r=2&m=0&s=0&page=1&rc=15&artid=521
30. Mueck A. O., WHI-Autoren mahnen: Millionen von Frauen müssen unnötig leiden! in: Der Frauenarzt 2016, 57(5), S. 442f.
31. DKFZ, Vermeidbare Risikofaktoren für Brustkrebs identifiziert, Presseerklärung vom 18. Januar 2011, http://www.a-turl.de/?k=iepg (Zugriff: 18.09.2016)
32. Vgl. Ärzte Zeitung Online, 12.09.2016: Hitzewallungen: Welchen Effekt haben Phytoöstrogene?, http://www.aerztezeitung.de/medizin/krankheiten/hormonstoerungen/menopause/article/917397/hitzewallungen-welchen-effekt-phytooestrogene.html (Zugriff: 21.09.2016)
33. https://www.krebsinformationsdienst.de/vorbeugung/risiken/hormonersatztherapie1.php (Zugriff: 21.09.2016)

Kapitel 7
Gebärmutterentfernung

1. Statistisches Bundesamt, DRG-Statistik 2013-2014; Statistisches Bundesamt, 2015; die Erhebung erstreckt sich auf alle Krankenhäuser, die nach dem DRG-Vergütungssystem abrechnen.
2. Prütz F. et al., Prävalenz von Hysterektomien bei Frauen im Alter von 18 bis 79 Jahren. Ergebnisse der Studie zur Gesundheit Erwachsener in Deutschland (DEGS1), Bundesgesundheitsblatt 2013, 56, S. 716–722, Springer-Verlag, Berlin, Heidelberg 2013; Prütz F., von der Lippe E., Hysterektomie, Robert Koch-Institut Berlin (Hg.), 2014, GBE kompakt 5(1), www.rki.de/gbe-kompakt (Stand: 06.02.2014)
3. Deutsche Gesellschaft für Gynäkologie und Geburtshilfe, Leitlinienprogramm, Indikation und Methodik der Hysterektomie bei benignen Erkrankungen. S3-Leitlinie, April 2015
4. Prütz F. et al., Hysterektomie, a.a.O.
5. Kaganov H., Ades A., Uterine fibroids: Investigation and current management trends, The Royal Australian College of General Practitioners 2016, Reprinted from AFP 45(10), Oct 2016
6. Patel A. et al., Alternative therapies in management of leiomyomas, Department of Obstetrics and Gynecology, Uniformed Services University of the Health Sciences; and Program in Reproductive and Adult Endocrinology, Eunice Kennedy Shriver National Institute of Child Health and Human Development, National Institutes of Health, Bethesda, Maryland, September 2014, 102(3)
7. Deutsche Gesellschaft für Gynäkologie, a.a.O.
8. Prütz F. et al., Hysterektomie, a.a.O.; IQWiG – Institut für Qualität und Wirtschaftlichkeit im Gesundheitswesen (Hg.), 2013, Gesundheitsinformation.de; Starke Regelblutung (Hypermenorrhoe), http://www.gesundheitsinformation.de/ (Zugriff: 17.10.2016)
9. Prütz F. et al., Hysterektomie, a.a.O.
10. Siehe u.a.: Angier N., Frau. Eine intime Geographie des weiblichen Körpers, C. Bertelsmann Verlag, München 2000; Ehret-Wagener B. et al., Gebärmutter – Das überflüssige Organ? Sinn und Unsinn von Unterleibsoperationen, Rowohlt, Reinbek bei Hamburg 1994
11. Borkenhagen A., Aspekte der Geschichte psychogener weiblicher Genitalchirurgie, in: Wimmer-Pachinger B., Gutiérrez-Lobos K., Riecher-Rössler A. (Hg.), Irrsinnig weiblich …, a.a.O.
12. Prütz F. et al., Prävalenz von Hysterektomien, a.a.O.
13. Prütz F., von der Lippe E., Hysterektomie, a.a.O.
14. Wilson L. F., Mishra G. D., Age at Menarche, Level of Education, Parity and the Risk of Hysterectomy: A Systematic Review and Meta-Analyses of Population-Based Observational Studies, in: PLoS ONE 2016, 11(3), e0151398, doi:10.1371/journal.pone.0151398
15. Siehe u.a. ebd.; Stang A. et al., Educational level, prevalence of hysterectomy, and age at amenorrhoea: a cross-sectional analysis of 9536 women from six population-based cohort studies in Germany, in: BMC

Women's Health, 2014, 14:10, http://www.biomedcentral.com/1472-6874/14/10; Stang A., Merrill R. M., Kuss O., Hysterectomy in Germany: a DRG-based nationwide analysis, 2005–2006, in: Deutsches Ärzteblatt Int. 2011, 108(30), S. 508–514, doi:10.3238/arztebl.2011.0508; Prütz, F. et al., Prävalenz von Hysterektomien, a.a.O.

16. Wilson L.F., Mishra G. D., Age at Menarche, a.a.O.; Cooper R., Lucke J., Lawlor D. A. et al., Socioeconomic position and hysterectomy: A cross-cohort comparison of women in Australia and Great Britain, in: Journal of Epidemiology & Community Health, 2008, 62, S. 1057–1063
17. Dietz B.M. et al., Botanicals and Their Bioactive Phytochemicals for Women's Health, in: Pharmacol Rev. 2016, 68(4), S. 1026–1073; Jang S. H. et al., Effects and treatment methods of acupuncture and herbal medicine for premenstrual syndrome/premenstrual dysphoric disorder: systematic review, BMC Complement Altern Med., Jan 10 2014; 14:11, doi:10.1186/1472-6882-14-11
18. Deutsche Gesellschaft für Gynäkologie und Geburtshilfe, Leitlinienprogramm, a.a.O.
19. Siehe u.a. Neis K. J. et al., Deutsche Gesellschaft für Gynäkologie und Geburtshilfe, Leitlinienprogramm, a.a.O., Kaganov H., Ades A., Uterine fibroids, a.a.O.; Chittawar P. B., Kamath M. S., Review of nonsurgical/minimally invasive treatments and open myomectomy for uterine fibroids, in: Curr Opin Obstet Gynecol, Dec 2015, 27(6), S. 391–397, doi:10.1097/GCO.0000000000000223
20. Siehe u.a. ebd.; Patel A. et al., Alternative therapies, a.a.O., Gupta J. K. et al., Uterine artery embolization for symptomatic uterine fibroids, Cochrane Database of Syst. Rev., Dec 26 2014, 12, CD005073, doi:10.1002/14651858.CD005073.pub4
21. Siehe u.a. ebd.
22. Stang, A. et al., Educational level, a.a.O.
23. Antwort auf eine Anfrage an Dagmar Kluska, Pressereferentin von Barmer GEK, vom 24. Oktober 2016 sowie an die Pressereferentin Christine Lübbers-Lake von der TK, die etwas höhere Angaben machte: 4497,66 Euro für eine vaginale Hysterektomie, 3851,83 Euro für eine laparoskopisch durchgeführte. Möglicherweise wurde hier ein Mittelwert angegeben, da Hysterektomien aufgrund von Krebserkrankungen aufwendiger und teurer sind.
24. Geraedts M., Malik M., Regionale Unterschiede bei Hysterektomien und Ovarektomien, in: Klauber J., Geraedts M., Friedrich J., Wasem J. (Hg), Krankenhaus-Report 2012, Schwerpunkt: Regionalität, Schattauer, Stuttgart 2012
25. Stang A. et al., Hysterectomy in Germany, a.a.O., S. 508–514
26. Grobe T. G. et al., Barmer GEK Arztreport 2015, Schriftenreihe zur Gesundheitsanalyse Bd. 30
27. Prütz F. et al., Prävalenz von Hysterektomien, a.a.O.
28. Nachgefragt, Dr. Barbara Ehret, Überflüssige Gebärmutter? Es ist oft nicht nötig, die Gebärmutter zu entfernen, Gute Pillen – Schlechte Pillen, Unabhängige Informationen zu Ihrer Gesundheit, ohne Einfluss

der Pharmaindustrie und ohne Werbung, 3/2013, http://gutepillen-schlechtepillen.de/nachgefragt-dr-barbara-ehret/
29. Abdelazin A. et al, Ovarian function and ovarian blood supply following premenopausal abdominal hysterectomy, in: Prz Menopausalny Dec 2015, 14(4), S. 238–242, doi:105114/pm.2015.56312
30. Muka T. et al., Association of Age at Onset of Menopause and Time Since Onset of Menopause With Cardiovascular Outcomes, Intermediate Vascular Traits, and All-Cause Mortality: A Systematic Review and Meta-analysis, in: JAMA Cardiol, Sep 14, 2016 (Epub ahead of print), doi:10.1001/jamacardio.2016.2415; Parker W. H., Jacoby V., Shoupe D., Rocca W., Effect of bilateral oophorectomy on women's long-term health, in: Women's Health 2009, 5(5), S. 565–576
31. Deutsche Gesellschaft für Gynäkologie und Geburtshilfe, Leitlinienprogramm, a.a.O.
32. Radosa J. C. et al., Influences of Different Hysterectomy Techniques on Patients' Postoperative Sexual Function and Quality of Life, in: The Journal of Sexual Medicine 2014, 11(9), S. 2342–2350
33. Siehe u.a. Farrell S. A., Kieser K., Sexuality after hysterectomy, in: Journal of Obstetrics and Gynecology, 2000, 95(6Pt 2), S. 1045–1051; Komisaruk B. R., Frangos E., Whipple B., Hysterectomy improves sexual response? Addressing a crucial omission in the literature, in: Journal of Minimally Invasive Gynecology 2011, 18(3), S. 288–295
34. Pauls R. N., Impact of gynecological surgery on female sexual function, in: International journal of impotence research, 2010, 22(2), S. 105–114
35. Komisaruk B. R., Frangos E., Whipple B., Hysterectomy improves sexual response?, a.a.O.
36. ebd.
37. Ehret B., Roepke-Buncsak M., Frauen – Körper – Gesundheit – Leben. Das große Brigitte-Buch der Frauenheilkunde, Diana-Verlag, München 2008

Kapitel 8
Mammografie-Screening

1. Jahresbericht Evaluation 2013. Deutsches Mammographie-Screening-Programm. Kooperationsgemeinschaft Mammographie, Berlin, Juni 2016
2. Unter anderem: Myers E. et al., Benefits and Harms of Breastcancer Screening, A Systematic Review, in: JAMA 2015, 314(15), S. 1615–1634, doi:10.1001/jama.2015.13183; Wegwarth O., Medizinische Risikokommunikation. Nutzen und Schaden transparent kommunizieren, in: Forum 2015, 30, S. 208–213, doi:10.1007/s12312-015-1303-7; Marmot M. G., The benefits and harms of breast cancer screening: an independent review, in: British Journal of Cancer 2013, 108, S. 2205–2240, doi:10.1038/bjc.2013.177; Mühlhauser I., Screening auf Brustkrebs/Mammografie-Screening, in: Deutsche Zeitschrift für Onkologie 2013, 45, S. 80–85; Wegwarth O., Gigerenzer G., Risk

communication. »There is nothing to worry about«: Gynecologists' counseling on mammography, in: Patient Education and Counseling 2011, 84, S. 251–256

3. Unter anderem: Dierks M. L., Schmacke N., Mammografie-Screening und informierte Entscheidung: mehr Fragen als Antworten, in: Böcken J. et al., Gesundheitsmonitor 2014, Bürgerorientierung im Gesundheitswesen, Bertelsmann-Stiftung, Barmer GEK, 2014, S. 55–91; Wegwarth O., Gigerenzer G., Risk communication, a.a.O., Wegwarth O., Medizinische Risikokommunikation, a.a.O.
4. Albert U. S. et al., Wissenschaftlicher Bericht. »Inanspruchnahme des qualitätsgesicherten Mammographie-Screenings – Follow-Up Studie 2012«, 2012; Dierks M. L., Schmacke N., Mammografie-Screening, a.a.O.
5. Krebs in Deutschland 2011/2012. 10. Ausgabe. Robert Koch-Institut und die Gesellschaft der epidemiologischen Krebsregister in Deutschland e.V. (Hg.), Berlin, 2015
6. Jahresbericht Evaluation 2013. Deutsches Mammographie-Screening-Programm. Kooperationsgemeinschaft Mammographie, Berlin, Juni 2016
7. http://nordic.cochrane.org/sites/nordic.cochrane.org/files/uploads/images/mammography/mammography-leaflet.pdf (Zugriff: 19.09.2016)
8. Gøtzsche P. C., Jørgensen K. J., Screening for breast cancer with mammography. Cochrane Database of Systematic Reviews, 2013, 6, Art. No.: CD001877, doi:10.1002/14651858.CD001877.pub5, siehe dazu auch: Nelson H. D. et al., Effectiveness of Breast Cancer Screening: Systematic Review and Meta-analysis to Update the 2009 U.S. Preventive Services Task Force Recommendation, in: Annals of Internal Medicine, February 16, 2016, 164(4), S. 244–263, http://annals.org/on09/15/2016
9. Jahresbericht Evaluation 2013. Deutsches Mammographie-Screening-Programm, a.a.O.
10. Unter anderem: Wegwarth O., Gigerenzer G., Risk communication, a.a.O.; Wegwarth O., Medizinische Risikokommunikation, a.a.O.; Wegwarth O., Krebsfrüherkennung und Risikokommunikation, in: Therapeutische Umschau, 2013, 70(4), doi:101024/0040-5930/a000396
11. Wegwarth O., Medizinische Risikokommunikation, a.a.O.
12. Wegwarth O., Gigerenzer G., Overdiagnosis and Overtreatment: Evaluation of What Physicians Tell Their Patients About Screening Harms, in: JAMA International Medicine, Dec 9/23, 2013, 173(22), S. 2086–2087
13. ebd.
14. Wegwarth O., Krebsfrüherkennung und Risikokommunikation, a.a.O.
15. Wegwarth O., Medizinische Risikokommunikation, a.a.O.
16. Wegwarth O., Medizinische Risikokommunikation, a.a.O.; Wegwarth O., Gigerenzer G., Overdiagnosis, a.a.O.
17. Gigerenzer G., Wegwarth O., Risikoabschätzung in der Medizin am Beispiel der Krebsfrüherkennung, in: Zeitschrift für Evidenz, Fortbildung und Qualität im Gesundheitswesen (ZEFQ) 2008, 102, S. 513–519

18. Jahresbericht Evaluation 2013, Deutsches Mammographie-Screening-Programm, a.a.O.
19. Simbrich A. et al., Trends in advanced breast cancer incidence rates after implementation of a mammography screening program in a German population, in: Cancer Epidemiology, 2016, 44, S. 44–51
20. Mammographie-Screening. Eine Entscheidungshilfe. Programm zur Früherkennung von Brustkrebs für Frauen zwischen 50 und 69 Jahren, in: IQWiG, Institut für Qualität und Wirtschaftlichkeit im Gesundheitswesen, Einladungsschreiben und Entscheidungshilfe zum Mammographie-Screening, Vorbericht, Auftrag: P14-03, Version: 1.0, Stand: 25. Februar 2016
21. Härter M. et al., Bericht: Ergebnisse der qualitativen Nutzertestung, Oktober 2015, Einladungsschreiben und Entscheidungshilfe zum Mammographie-Screening (P14-03), Universitätsklinikum Hamburg-Eppendorf, Zentrum für Psychosoziale Medizin; Institut und Poliklinik für Medizinische Psychologie, in: IQWiG, Institut für Qualität und Wirtschaftlichkeit im Gesundheitswesen, Einladungsschreiben und Entscheidungshilfe zum Mammographie-Screening, Vorbericht, Auftrag: P14-03, Version: 1.0, Stand: 25. Februar 2016
22. Unter anderem: Etzoni R., Gulati R., Recognizing the Limitations of Cancer Overdiagnosis Studies: A First Step Towards Overcoming Them, in: Journal of the National Cancer Institute, 2016, 108(3), djv345, S. 1–5; Gulati R. et al., Conditions for Valid Empirical Estimates of Cancer Overdiagnosis in Randomized Trials and Population Studies, in: American Journal of Epidemiology, 2016, 184(2), S. 140–147; Falk R. S. et al., Overdiagnosis among women attending a population-based mammography screening program, in: International Journal of Cancer 2013, 133, S. 705–713, Gøtzsche P. C., Jørgensen K. J., Screening for breast cancer, a.a.O.; Mühlhauser I., Screening auf Brustkrebs, a.a.O.
23. Jahresbericht Evaluation 2013, Deutsches Mammographie-Screening-Programm, a.a.O.
24. Francis A. et al., Addressing overtreatment of screen detected DCIS, the LORIS trial, in: European Journal of Cancer, 2015, 51, S. 2296–2303
25. Etzioni R., Gulati R., Active Surveillance for Ductal Carcinoma in Situ: Shining Light Into the Modeling Abyss, in: Journal of the National Cancer Institute, 2016, 108(5), djv378
26. Sagara Y. et al., Survival Benefit of Breast Surgery for Low-Grade Ductal Carcinoma In Situ: A Population-Based Cohort Study, in: JAMA Surg., 2015, 150(8), S. 739–745, doi:10.1001/jamasurg.2015.0876
27. Kreienberg R. et al., Interdisziplinäre S3-Leitlinie für die Diagnostik, Therapie und Nachsorge des Mammakarzinoms, AWMF-Register-Nummer: 032–045OL, Kurzversion 3.0, Juli 2012
28. Berger-Höger B. et al., Informed shared decision-making supported by decision coaches for women with ductal carcinoma in situ: study protocol for a cluster randomized controlled trial, Trials, 2015, Oct 12, 16:452, doi:10.1186/s13063-015-0991-8

29. Dierks M. L., Schmacke N., Mammografie-Screening und informierte Entscheidung, a.a.O.
30. Oeffinger K. C. et al., Breast Cancer Screening for Women at Average Risk: in: JAMA, 2015, 314(15), S. 1599–1614, doi:10.1001/jama.2015.12783
31. Siehe u.a.: Myers E., Benefits and Harms of Breast Cancer, a.a.O.; Brodersen J., Siersma V. D., Long-Term Psychosocial Consequences of False-Positive Screening Mammography, Annals of Familiy Medicine, www.annfammed.org, 11(2), March/April 2013
32. Tosteson A. et al., Consequences of False-Positive Screening Mammograms, in: JAMA Internal Medicine, 2014, 174(6), S. 954–961, doi:10.1001/jamainternmed.2014.981, online veröffentlicht: 21. April 2014
33. Salz T. et al., Meta-analyses of the effect of false-positive mammograms on generic and specific psychosocial outcomes, in: Psycho-Oncology, 2010, 19, S. 1026–1034, online veröffentlicht: 28. Juni 2010, in: Wiley Online Library, www.wileyonlinelibrary.com, doi:101002/pon.1676
34. Brodersen J., Siersma V. D., Long-Term Psychosocial Consequences of False-Positive, a.a.O.
35. Bolejko A. et al., Prevalence, Long-term Development, and Predictors of Psychosocial Consequences of False-Positive Mammography among Women Attending Population-Based Screening, Cancer Epidemiology Biomarkers & Prevention, veröffentlicht: 1. September 2015, doi:101158/1055-9965.EPI-15-0060, Cancer Epidemiology, Biomarkers & Prevention, September 2015, 24, 1388
36. Urbschat I., Heidinger O., Ermittlung der Rate von Intervallkarzinomen im deutschen Mammographie-Screening-Programm mit Hilfe epidemiologischer Krebsregister, Bundesgesundheitsblatt 2014, 57, S. 68–76, doi:10.1007/s00103-013-1883-2, online veröffentlicht: 20. Dezember 2013
37. Die Daten stammen u.a. aus der Broschüre vom Bundesamt für Strahlenschutz, »Röntgen: Nutzen und Risiko mit Röntgenpass«, www.krebsinformationsdienst.de/vorbeugung/frueherkennung/mammographie-frueherkennung.php#inhalt17; sowie: http://www.uni-bonn-radiologie.de/front_content.php?idart=430
38. Siehe u.a.: Welch G. H. et al., Breast-Cancer Tumor Size, Overdiagnosis, and Mammography Screening Effectiveness, in: The New England Journal of Medicine, 2016, 375, S. 1438–1447, October 13, 2016, doi:10.1056/NEJMoa160249
39. Zbuk K., Anand S., Declining incidence of breast cancer after decreased use of hormone-replacement therapy: magnitude and time lags in different countries, in: Journal of Epidemiology & Community Health, 2012, 66:1e7, doi:10.1136/jech.2008.083774
40. Dierks M. L., Schmacke N., Mammografie-Screening und informierte Entscheidung, a.a.O.

Kapitel 9
Depression

1. Konferenz der WHO in Washington, April 2016, sowie Depressionsatlas – Auswertungen zu Arbeitsunfähigkeit und Arzneiverordnungen. (Hg. Techniker Krankenkasse). Hamburg 2014
2. Jacobi F., Höfler M., Siegert J. et al., Twelve-month prevalence, comorbidity and correlates of mental disorders in Germany: the Mental Health Module of the German Health Interview and Examination Survey for Adults (DEGS1-MH), in: International Journal of Methods in Psychiatric Research 2014; Gesundheitsberichterstattung des Bundes, Heft 51, Depressive Erkrankungen (Hg. Robert Koch-Institut), Berlin 2010
3. Wolfersdorf M., Schulte-Wefers H., Straub R., Klotz T., Männer-Depression: Ein vernachlässigtes Thema – ein therapeutisches Problem, in: Blickpunkt der Mann, 2006, 4(2), S. 6–9; Teuber N., Das Geschlecht der Depression, Bielefeld 2011
4. McGrath E., Keita G. P., Stickland B. R., Russo N. F., Frauen und Depression: Risikofaktoren und Behandlungsfragen, Mackinger Verlag, Bergheim 1993; Depressionsatlas – Auswertungen zu Arbeitsunfähigkeit und Arzneiverordnungen (Hg. Techniker Krankenkasse), Hamburg 2014; Arzneiverordnungsreport 2015 (Hg. U. Schwabe, D. Paffrath), Springer-Verlag, Berlin, Heidelberg 2015.
5. Robert Koch-Institut (Hg.), Diagnose Depression: Unterschiede bei Frauen und Männern, GBE Kompakt 2/2013, 4. Jahrgang
6. Merbach M., Brähler E., Geschlechterunterschiede bei psychischen Störungen, in: Handbuch Geschlecht und Gesundheit. Männer und Frauen im Vergleich (Hg. P. Kolip, K. Hurrelmann). Hogrefe, Bern 2016, S. 240–253
7. Vgl. Teuber N., Das Geschlecht der Depression, a.a.O.; Pfuhl, J., Das »traurige« Geschlecht. Sind Frauen depressiver als Männer?, in: Kolip P., Lademann J. (Hg.), Frauenblicke auf das Gesundheitssystem, Beltz Juventa, Weinheim, München 2010, S. 141–160
8. Maserejian N. N. et al., Disparities in physicians ›interpretations‹ of heart disease symptoms by patient gender: results of a video vignette factorial experiment, in: Journal of Women's Health 2009, 18(19), S. 1661–1667
9. Siehe bei Möller-Leimkühler A. M., Männer, Depression und »männliche Depression«, in: Fortschritte der Neurologie-Psychiatrie, 2009, 77, S. 412–422
10. McGrath E. et. al., Frauen und Depression, a.a.O.
11. Weissmann M. M., Klerman G.L., Sex differences and the epidemiology of depression, in: Archives of General Psychiatry, 1977, 34, S. 98–111
12. Pfuhl J., Das »traurige« Geschlecht, a.a.O.; Robert Koch-Institut, Themenheft 41, Psychotherapeutische Versorgung, Berlin 2008; Koss M. P., Rape: scope, impact, interventions and public responses, in: American Psychologist, 1993, 48, S. 1062–1066

13. McGrath E. et al., Frauen und Depression, a.a.O.
14. Teuber N., Das Geschlecht der Depression, a.a.O.
15. Kirsch I. et al., Initial Severity and Antidepressant Benefits: A Meta-Analysis of Data Submitted to the Food and Drug Administration, in: PLoS Med, 26. Feb. 2008, 5(2), e45, doi:10.1371/journal.pmed.0050045, http://dx.doi.org/10.1371/journal.pmed.0050045
16. Margraf J., Schneider S., From neuroleptics to neuroscience and from Pavlov to psychotherapy: More than just the »emperor's new treatments« for mental illnesses?, in: EMBO Molecular Medicine, 2016, doi:10.15252/emmm.201606650
17. Löffler C., Wagner B., Wolfersdorf M., Männer weinen nicht. Depression bei Männern, Goldmann Verlag, München 2012
18. Zitiert nach Möller-Leimkühler A. M., Wie Sie die »männliche Depression« erkennen, in: Der Neurologe & Psychiater, 2006, 11, S. 25–30
19. Canetto S. S., Sakinofsky I., The gender paradox in suicide, in: Suicide and Life-Threatening Behavior, 1998, 28(1), S. 1–23
20. Löwenthal K., Goldblatt V., Gorton T. et al., Gender and depression in Anglo-Jewry, in: Psychological Medicine, 1995, 25, S. 1051–1063; Jakubaschk J., Depression and Aggression bei Amischen, in: Nervenarzt, 1994, 65, S. 590–597
21. Bundesministerium für Familie, Senioren, Frauen und Jugend (Hg.), 20-jährige Frauen und Männer heute. Lebensentwürfe, Rollenbilder, Einstellungen zur Gleichstellung, Heidelberg 2007
22. Seedat S. et al., Cross-National Associations Between Gender and Mental Disorders in the World Health Organiszation World Mental Health Surveys, in: Archives of General Psychiatry Journal, 2009, 66(7), S. 785–795
23. Möller-Leimkühler A. M., Yücel M., Male depression in females? Research Report, in: Journal of Affective Disorders, 2010, 121, S. 22–29
24. Der Mann 2013: Arbeits- und Lebenswelten – Wunsch und Wirklichkeit. Eine Studie von Bild der Frau. Durchführung der Untersuchung und Auswertung: Institut für Demoskopie, Allensbach

Zu guter Letzt

1. Mihm A., Gröhe will deutsches Gesundheitsportal im Internet, FAZ, 08.01.2017
2. Bittner A., Informierte Patienten und unzureichend vorbereitete Ärzte?, Gesundheitsmonitor, Bertelsmann Stiftung, BarmerGEK, 02, 2016
3. Schaeffer D., Berens E. M., Vogt D.: Gesundheitskompetenz der Bevölkerung in Deutschland. Ergebnisse einer repräsentativen Befragung, Deutsches Ärzteblatt International 2017, 114: S. 53–60

Dank

An dieser Stelle möchten wir uns bei allen bedanken, die dieses Buch direkt oder indirekt unterstützt und so überhaupt erst möglich gemacht haben. Unser Dank richtet sich insbesondere an Britta Egetemeier vom Knaus Verlag, die von Anfang an von dem Thema begeistert war. Meiken Endruweit lektorierte das Manuskript mit großer Sorgfalt und viel Geschick.

Ärztinnen und Ärzte, Wissenschaftlerinnen und Wissenschaftler sowie Freundinnen und Freunde haben uns auf vieles aufmerksam gemacht. In zahllosen Gesprächen und Interviews ließen sie uns an ihrem Wissen teilhaben, gaben weiterführende Hinweise und regten uns zum Nachdenken an. Ganz besonders danken wir allen Frauen, die ihre Erfahrungen freimütig mit uns teilten und uns Einblicke in mitunter sehr persönliche Lebenssituationen gaben.

Tausend Dank, Ullrich Jackus, dass du das Manuskript von A bis Z gelesen hast. Heribert Zapf hat uns in schwierigen Zeiten unterstützt. Und dir, Martin Heindl danken wir für deine zahlreichen Hintergrundinformationen.

Unsere Partner Martin Wolfrum und Martin Rechenauer, die in hektischen Zeiten locker und gelassen geblieben sind, haben das Projekt von der Idee bis zur Druckfahne mitgetragen und gute Stimmung verbreitet. Dafür ein inniges Dankeschön. Besonders Mathilda Marschall, die oft genug zurückstecken musste, sei für ihr Verständnis und ihren Langmut aufs Liebevollste gedankt.